妇产诊疗与超声诊断

主 编 张翠娟 朱凯丽 王晓霞

吉林科学技术出版社

图书在版编目（CIP）数据

妇产诊疗与超声诊断 / 张翠娟, 朱凯丽, 王晓霞主
编. -- 长春 : 吉林科学技术出版社, 2022.4
ISBN 978-7-5578-9554-9

Ⅰ.①妇… Ⅱ.①张… ②朱… ③王… Ⅲ.①妇产科
病 – 诊疗②妇产科病 – 超声波诊断 Ⅳ.①R71

中国版本图书馆CIP数据核字(2022)第135880号

妇产诊疗与超声诊断

主　　编　　张翠娟　朱凯丽　王晓霞
出 版 人　　宛　霞
责任编辑　　孟　盟
封面设计　　潍坊高新区行人广告设计中心
制　　版　　山东道克图文快印有限公司
幅面尺寸　　185mm×260mm
字　　数　　600 千字
印　　张　　21.25
印　　数　　1-1500 册
版　　次　　2022年4月第1版
印　　次　　2023年3月第1次印刷

出　　版　　吉林科学技术出版社
发　　行　　吉林科学技术出版社
地　　址　　长春市福祉大路5788号
邮　　编　　130118
发行部电话/传真　　0431-81629529 81629530 81629531
　　　　　　　　　　　　81629532 81629533 81629534
储运部电话　　0431-86059116
编辑部电话　　0431-81629518
印　　刷　　三河市嵩川印刷有限公司

书　　号　　ISBN 978-7-5578-9554-9
定　　价　　128.00元

编 委 会

主　编　张翠娟　朱凯丽　王晓霞

副主编　谭华云　伦爱霞　蔺冬菊　李永慧
　　　　　郭　曼　王红梅　乔灵巧　李　珊
　　　　　李梦灵　张　丽　张宇鹏　徐　艳
　　　　　韩晓静

目 录

第一章 女性生殖系统生理

第一节 女性一生各阶段的生理特点

女性从新生儿到老年，是一个渐进的生理过程。虽可按年龄划分为几个时期，但并无截然的界限，可因遗传、环境、营养等条件影响而有个体上的差异。

一、新生儿期

出生后4周内称为新生儿期。

二、幼年期

从出生4周到12岁称为幼年期。

三、青春期

从月经初潮至生殖器官逐渐发育成熟的时期称为青春期。这一时期的生理特点是身体及生殖器官发育迅速，第二性征形成，开始出现月经。

（一）全身发育

随着青春期的到来，全身成长迅速，逐步向成熟过渡。

（二）生殖器官的发育

下丘脑与垂体促性腺激素分泌量的增加及作用的加强，使卵巢发育与性激素分泌逐渐增加，内、外生殖器也有明显变化，称为第一性征。

（三）第二性征

除生殖器官以外，女性所特有的征象称为第二性征。此时女孩的音调变高；乳房丰满而隆起；出现阴毛及腋毛；骨盆横径的发育大于前后径；胸、肩部的皮下脂肪更多，显现出女性特有的体态。

（四）月经来潮

月经来潮是青春期开始的一个重要标志。由于卵巢功能尚不健全，故初潮后月经周期也多无一定规律，须经逐步调整方能接近正常。

四、性成熟期

卵巢功能成熟并有性激素分泌及周期性排卵的时期称为性成熟期。一般自18岁左右开始逐渐成熟，持续约30年。在性成熟期，生殖器各部和乳房也都有不同程度的周期性改变。此期妇女生育活动最旺盛，故又称生育期。

五、绝经过渡期

女性卵巢功能逐渐衰退，生殖器官开始萎缩向衰退过渡的时期称为绝经过渡期。

六、绝经后期

此期卵巢功能进一步衰退、老化。

第二节　月经及月经期的临床表现

一、月经的定义

月经是指有规律的、周期性的子宫出血，是生殖功能成熟的外在标志之一。

二、月经初潮

月经第一次来潮称为月经初潮。月经初潮年龄多在13~15岁，但可能早在11~12岁，晚至17~18岁。体弱或营养不良者月经初潮可较迟，而体质强壮及营养好者，月经初潮可提早。

三、月经周期

出血的第1日为月经周期的开始，两次月经第1日的间隔时间称为一个月经周期，一般为28~30日。提前或延后5日左右仍属正常范围，周期长短因人而异。

四、月经持续时间及出血量

正常月经持续时间为2~7日，少数为3~5日。月经血量多于80mL即为病理状态。一般月经第2~3日的出血量最多。

五、月经血的特征

月经血一般呈暗红色，除血液外，尚含有子宫内膜碎片、宫颈黏液及脱落的阴道上皮细胞。月经血的主要特点是不凝固，但在正常情况下偶尔也有些小凝块。

第三节　卵巢功能与卵巢周期性变化

一、卵巢的生理功能

卵巢为女性的性腺，其主要功能为产生卵子并排卵及分泌女性激素，这两种功能分别称为卵巢的生殖功能和卵巢的内分泌功能。

二、卵巢发育、黄体形成的周期改变

（一）卵泡的发育及成熟

未发育的卵泡称为原始卵泡。在新生儿卵巢内约有10万个以上的原始卵泡，但在妇女一生中仅400～500个卵泡发育成熟，其余的卵泡发育到一定程度即自行退化，这个过程称为卵泡闭锁。临近青春期，原始卵泡开始发育，在卵细胞成长的同时，周围的梭形细胞变为方形，并由单层增生成复层，因其细胞胞浆内含有颗粒故称为颗粒细胞。颗粒细胞增生很快，卵细胞最后被多层无血管的颗粒细胞群所围绕，并可出现含有液体的空腔，这时卵泡周围的间质细胞亦环绕卵泡排列，并逐渐增厚形成两层卵泡膜，即卵泡内膜与卵泡外膜，这时的卵泡称为生长卵泡。在上述许多生长卵泡中，每一个月经周期一般只有1个卵泡达到成熟程度，称为成熟卵泡。成熟卵泡直径可达18～23mm。

（二）排卵

排卵多发生在两次月经中间，一般在下次月经来潮前14日左右。

（三）黄体形成

排卵后7～8日（相当于月经周期第22日左右）黄体发育达到最高峰，称为成熟黄体，它的大小差异很大，其直径一般为1～2cm，程度不等地突出于卵巢表面，外观色黄。

（四）黄体退化

若卵子未受精，在排卵9～10日黄体开始萎缩，血管减少，细胞呈脂肪变性，黄色消退。一般黄体的寿命为12～16日，平均为14日。

三、卵巢的内分泌功能

卵巢主要合成及分泌两种女性激素，即雌激素和孕激素，同时亦合成与分泌少量雄激素。除卵巢外，肾上腺皮质亦能分泌少量雌激素和孕激素。

（一）雌、孕激素的周期性变化

1. 雌激素　卵巢主要合成雌二醇及雌酮两种雌激素。在卵泡开始发育时，雌激素分泌量很少，随着卵泡渐趋成熟，雌激素分泌也逐渐增加，于排卵前形成一高峰，排卵后分泌稍减少，在排卵后7～8日黄体成熟时，形成又一高峰，但第二高峰较平坦，峰的均值低于第一高峰。黄体萎缩时，雌激素水平急剧下降，在月经前达最低水平。

2. 孕激素　黄体酮是卵巢分泌具有生物活性的主要孕激素，于排卵后孕激素的分泌量开始增加，在排卵后7～8日黄体成熟时，分泌量达到最高峰，以后逐渐下降，到月经来潮时恢复到排卵前水平。

（二）雌、孕激素的生理作用

1. 雌激素的生理作用

（1）促使子宫发育，肌层变厚，血运增加，并使子宫收缩力增强，以及增加子宫平滑肌对催产素的敏感性。

（2）使子宫内膜增生。

（3）使宫颈口松弛，宫颈黏液分泌增加，质变稀薄，易拉成丝状。

（4）促进输卵管发育，加强输卵管节律性收缩的振幅。

（5）使阴道上皮细胞增生和角化，阴唇发育、丰满。

（6）使乳腺管增生，乳头、乳晕着色。促进其他第二性征的发育。

（7）雌激素对卵巢的卵泡发育是必需的，从原始卵泡发育到成熟卵泡，均起到一定的作用，有助于卵巢积储胆固醇。

（8）雌激素通过对下丘脑和垂体的正负反馈调节，控制脑垂体促性腺激素的分泌。

（9）促进钠与水的潴留。

（10）促进骨中钙的沉积，青春期在雌激素影响下可使骨骺闭合；绝经期后由于雌激素缺乏而发生骨质疏松。

2. 孕激素的生理作用

（1）使子宫肌松弛，活动能力降低，对外界刺激的反应能力低落；降低妊娠子宫对催产素的敏感性，有利于受精卵在子宫腔内生长发育。

（2）使增生期子宫内膜转化为分泌期内膜，为受精卵着床做好准备。

（3）使宫颈口闭合，黏液减少、变稠，拉丝度减少。

（4）抑制输卵管节律性收缩的振幅。

（5）使阴道上皮细胞脱落加快。

（6）在已有雌激素影响的基础上，促进乳腺腺泡发育。

（7）孕激素通过对下丘脑的负反馈作用，影响脑垂体促性腺激素的分泌。

（8）孕激素通过中枢神经系统有升温作用，正常妇女在排卵后基础体温可升高0.3～0.5℃。这种基础体温的改变，可作为排卵的重要指标，亦即排卵前基础体温低，排卵后由于孕激素作用基础体温升高。

（9）孕激素能促进水与钠的排泄。

3. 孕激素与雌激素的协同和拮抗作用　雌激素的作用主要在于促使女性生殖器和乳房的发育，而孕激素则在雌激素作用的基础上，进一步促使它们的发育，为妊娠准备条件，可见二者有协同作用；雌激素和孕激素又有拮抗作用，表现在子宫的收缩、输卵管的蠕动、宫颈黏液的变化、阴道上皮细胞角化和脱落，以及钠和水的潴留与排泄等。

（三）雄激素

卵巢能分泌少量雄激素——睾酮，它不仅是合成雌激素的前体，而且是维持女性正常生殖功能的重要激素，能促进阴毛和腋毛的生长。雄激素还与性欲有关。

第四节　子宫内膜及生殖器其他部位的周期性变化

一、子宫内膜的周期性变化

在卵巢周期的卵泡期雌激素作用下，子宫内膜上皮与间质细胞呈增生状态，称为增生期；至黄体形成后孕激素作用下，使子宫内膜呈分泌反应，称为分泌期。

1. 增生期　行经时功能层子宫内膜剥脱，随月经血排出，仅留下基底层。在雌激素影响下，内膜很快修复，逐渐生长变厚，细胞增生。增生期又可分早、中、晚3期。

（1）增生期早期：内膜的增生与修复在月经期已开始。在月经周期的第5~7日。

（2）增生期中期：在月经周期的第8~10日。

（3）增生期晚期：在月经周期的第11~14日。

2. 分泌期　占月经周期的后一半。排卵后，卵巢内形成黄体，分泌雌激素与孕激素，能使子宫内膜继续增厚，腺体增大。分泌期也分早、中、晚期3期。

（1）分泌期早期：在月经周期的第15~19日。此期内膜腺体更长，屈曲更明显。腺上皮细胞的核下开始出现含糖原的小泡，间质水肿，螺旋小动脉继续增生。

（2）分泌期中期：在月经周期的第20~23日。

（3）分泌期晚期：在月经周期的第24~28日。

二、生殖器其他部位的周期性变化

1. 阴道黏膜的周期性变化　在月经周期中，阴道黏膜呈现周期性改变，这种改变在阴道上段最明显。

2. 宫颈黏液的周期性变化　在卵巢性激素的影响下，宫颈腺细胞分泌黏液，其物理、化学性状及其分泌量均有明显的周期性改变。排卵期宫颈黏液最适宜精子通过。

雌、孕激素的作用使宫颈在月经周期中对精子穿透发挥着生物阀作用。

3. 输卵管的周期性变化　输卵管的周期性变化包括形态和功能两个方面。

第五节　月经周期的调节

卵巢功能受垂体控制，垂体的活动受下丘脑的调节，下丘脑又接受大脑皮层的支配。但卵巢所产生的激素还可以反过来影响下丘脑与垂体的功能，即所谓的反馈作用。通常将三者合称为下丘脑-垂体-卵巢轴。

卵巢具有排卵与产生激素两种功能。卵巢周期性变化可分为卵泡成熟期、排卵期及黄体期。

卵巢分泌的性激素作用于子宫内膜，使其发生周期性变化。卵巢性激素不断升高则反过来影响下丘脑的分泌功能，这种作用称为反馈作用。使下丘脑兴奋，分泌性激素增多者称为正反馈；反之，使下丘脑抑制，分泌性激素减少者称为负反馈。大量雌激素抑制下丘脑分泌FSH-RH（负反馈）；同时又兴奋下丘脑分泌LH-RH（正反馈）。大量孕激素对LH-RH呈抑制作用（负反馈）。

垂体在下丘脑所产生的激素控制下，分泌促卵泡激素（follicle stimulating hormone，FSH）与黄体生成素（luteinizing hormone，LH），二者直接控制卵巢的周期性变化。FSH在整个月经周期中都有产生，但在排卵前1~2日水平最高，形成高峰，能刺激成熟的卵泡排卵，促使排卵后的卵泡变成黄体，并产生孕激素与雌激素。

腺垂体嗜酸粒细胞能分泌一种纯蛋白质，称为催乳激素（prolactin，PRL），其功能与刺激泌乳有关；其分泌的调节与下丘脑有关：下丘脑分泌的催乳激素抑制激素（prolact ininhibitory hormone，PIH）能抑制催乳激素的分泌，而促甲状腺素释放激素（thyrotropin releasing hormone，TRH）除能促使垂体分泌甲状腺激素外，还能刺激催乳激素的分泌。PIH与促性腺激素释放激素（gonadotropin-releasing hormone，GnRH）对同一刺激或抑制作用常同时发生效应，因此，GnRH受到抑制可出现促性腺激素水平下降，而催乳激素水平上升。临床上所见闭经泌乳综合征，其原因可能即在于此。某些甲状腺功能减退的妇女，由于TRH的升高，也可能出现乳汁分泌现象。

第二章 女性生殖系统炎症

第一节 外阴部炎症

外阴炎

外阴炎（vulvitis）主要指外阴部的皮肤与黏膜的炎症。以大、小阴唇的炎症最为多见。

一、病因

1. 阴道分泌物、月经血、产后恶露、尿液、粪便的刺激均可引起外阴不同程度的炎症。

2. 尿瘘、粪瘘、糖尿病患者。

3. 穿紧身化纤内裤、使用卫生巾、局部经常潮湿等。

二、病情评估

（一）临床表现

1. 症状　外阴皮肤瘙痒、疼痛或灼热感，性交、活动、排尿、排便时加重，病情严重时形成外阴溃疡而致行走不便。

2. 体征　外阴充血、肿胀、糜烂，常有抓痕，严重时形成溃疡或湿疹。慢性外阴炎患者，外阴局部皮肤或黏膜增厚、粗糙、皲裂等。

（二）辅助检查

1. 常规阴道分泌物检查有无滴虫、假丝酵母菌、淋菌、衣原体等病原体。

2. 检查血糖、尿糖，大便有无蛲虫等。

3. 外阴溃疡者，必要时做活组织病理检查。

三、治疗原则

1. 病因治疗　积极寻找病因，若发现糖尿病应及时治疗糖尿病；由尿瘘、粪瘘引起的外阴炎应及时修补。

2. 局部治疗　保持外阴部清洁、干燥，每日用1∶5000的高锰酸钾液坐浴，擦干后用抗生素软膏涂抹患处。急性期应卧床休息，避免性生活，停用刺激外阴部的药物，还可选用微波或红外线局部物理治疗。

四、护理

1. 治疗指导　教会患者外阴坐浴的方法，包括液体的配制、温度、坐浴时间及注意事项。每日用1∶5000的高锰酸钾液坐浴，液体为淡玫瑰红色，约40℃，每天2次，每次15~30分钟，5~10次为一疗程。注意配制的溶液浓度不宜过浓，以免灼伤皮肤。也可用10％的洁肤净溶液坐浴。坐浴时，应使会阴部浸没于溶液中，月经期禁止坐浴。

2. 健康指导　注意个人卫生，保持外阴清洁、干燥。不穿紧身化纤内裤，做好经期、孕期、分娩期及产褥期卫生。勿饮酒，不吃辛辣食物，外阴部严禁搔抓，勿用刺激性药物或肥皂擦洗。外阴破溃者要预防继发性感染，使用柔软无菌会阴垫，减少摩擦和混合感染的机会。

前庭大腺炎

前庭大腺炎（bartholinitis）是病原体侵入前庭大腺引起的炎症，包括前庭大腺脓肿和前庭大腺囊肿。前庭大腺位于两侧大阴唇后1／3深部，腺管开口处位于小阴唇内侧。在性交、分娩等情况污染外阴部时易发生炎症。

一、病因及发病机制

主要病原体为葡萄球菌、大肠埃希菌、链球菌、肠球菌等。随着性传播疾病发病率增加，淋病奈瑟菌及沙眼衣原体已成为常见病原体。

二、病情评估

前庭大腺炎可分为3种类型：前庭大腺导管炎、前庭大腺脓肿和前庭大腺囊肿。

三、临床表现

1. 症状　感染多为一侧。初起时局部肿胀、疼痛、灼热感，行走不便，有时会导致大小便困难，常伴发热，腹股沟淋巴结有不同程度肿大。脓肿形成时，疼痛加剧，囊肿大者，外阴有坠胀感或性交不适。

2. 体征　初期感染阶段，检查可见患侧前庭大腺开口处呈白色小点，有明显触痛。如已形成脓肿，则可触及肿块有波动感，触痛明显加剧，脓肿大小为3~6cm。脓肿继续增大，表面皮肤变薄，可自行破溃，症状随之减轻，若破孔大，可自行引流，炎症较快消退而痊愈；若破孔小，脓液引流不畅，炎症持续不散，并可反复急性发作。当急性炎症消退后，腺管口粘连闭塞，分泌物不能排出，腺体内的脓液逐渐转为清夜而形成前庭大腺囊肿。检查见囊肿多呈椭圆形，大小不等，位于外阴部后下方，可向大阴唇外侧突起。

3. 辅助检查 在前庭大腺开口处取分泌物做常规检查或细菌培养可查到病原菌。

四、治疗原则

1. 急性期，需卧床休息；取开口处分泌物做细菌培养和药敏试验，根据病原体选择抗生素；局部选用清热、解毒的中药热敷或坐浴。

2. 脓肿形成后，行切开引流及造口术。

五、护理

1. 急性炎症发作时，需卧床休息，保持局部清洁卫生。

2. 选用清热、解毒的中药局部热敷、熏洗或坐浴。

3. 遵医嘱应用抗生素及止痛剂。

4. 脓肿或囊肿行切开引流术及造口术后，局部放置引流条，引流条需每日更换。外阴用10%的碘伏棉球擦洗，每天2次，直至伤口愈合，改用10%洁肤净洗剂坐浴，每天2次。

5. 育龄期妇女，做好卫生宣教，发现外阴肿痛等症状时及时就医。

第二节 阴道炎症

滴虫性阴道炎

一、病因及发病机制

滴虫性阴道炎（trichomonal vaginitis）是由阴道毛滴虫引起的常见的阴道炎。滴虫呈梨形，无色透明如水滴。适宜生长的温度为25～40℃、pH为5.2～6.6的潮湿环境。滴虫不仅寄生于阴道，还侵入尿道或尿道旁腺，甚至膀胱、肾盂以及男性的包皮皱褶、尿道或前列腺中。

二、传染途径

滴虫的传染途径有：

1. 经性交直接传播。

2. 间接传播，经公共浴池、浴盆、浴巾、游泳池、坐式便器、衣物等间接传播。

3. 医源性传播，通过污染的器械及敷料传播。

三、病情评估

（一）临床表现

1. 症状 潜伏期4～28天。主要症状是白带增多及外阴瘙痒，白带为稀薄脓性、黄绿色、泡沫状、有臭味。瘙痒部位主要为阴道口及外阴，间或有灼热、疼痛、性交痛等。阴道毛滴虫能吞噬精子，并能阻碍乳酸生成，影响精子在阴道内存活，可致不孕。若有尿道感染，可有尿频、尿痛，有时可见血尿。

2. 体征 妇科检查时见阴道黏膜充血，严重者有散在出血斑点，后穹隆有大量白带，呈灰黄色、黄白色稀薄液体或黄绿色脓性分泌物，常呈泡沫状。少数患者阴道内有滴虫存在而无炎症反应，称为带虫者。

（二）辅助检查

取阴道分泌物常规镜检可发现阴道毛滴虫。

四、治疗原则

切断传染途径，杀灭阴道毛滴虫，恢复阴道正常pH，保持阴道自净功能，防止复发。

1. 全身用药 甲硝唑片400mg，2～3次／天，7天为一疗程；对初患者单次口服甲硝唑2g，可收到同样效果。口服吸收好，疗效高，毒性小，应用方便。同时治疗性伴侣。孕早期及哺乳期妇女慎用。

2. 局部用药 可以局部单独给药，也可全身及局部联合用药，以联合用药效果佳。甲硝唑200mg每晚塞入阴道1次，10次为一疗程。局部用药前，可先用1％乳酸液或0.1％～0.5％醋酸液冲洗阴道，改善阴道内环境，以提高疗效。

五、护理

1. 自护指导 注意个人卫生，保持外阴部清洁、干燥，尽量避免搔抓外阴部而导致皮肤破损。治疗期禁止性生活、勤换内裤。内裤、坐浴及洗涤用物应煮沸消毒5～10分钟，避免交叉和重复感染的机会。

2. 检查配合 做分泌物培养之前24～48小时避免性交、阴道灌洗或局部用药。分泌物取出后应及时送检并注意保暖，否则滴虫活动力减弱，造成辨认困难。

3. 用药指导 告知患者各种剂型的阴道用药方法，酸性药液冲洗阴道后再放药的原则。在月经期间暂停坐浴、阴道冲洗及阴道用药。由于甲硝唑抑制乙醇在体内氧化而产生有毒的中间代谢产物，故用药期间应禁酒。甲硝唑可透过胎盘到达胎儿体内，亦可从乳汁中排泄，故妊娠20周前或哺乳期禁用。

4. 观察用药反应 甲硝唑口服后偶见胃肠道反应，如食欲减退、恶心、呕吐。此外，偶见头痛、皮疹、白细胞减少等，一旦发现应报告医师并停药。

5. 治愈标准及随访 滴虫阴道炎常于月经后复发，故治疗后检查滴虫阴性时，仍应每次月经干净后复查白带，若经连续3次检查均阴性，方可称为治愈。向患者解释坚持按照医嘱正规治疗的重要性。治疗后检查滴虫阴性时，仍应于下次月经后继续治疗一个疗程，以巩固疗效。已婚者还应检查男方是否有生殖器滴虫病，前列腺液有无滴虫，若为阳性，应同时治疗，才能达到理想效果。

外阴阴道假丝酵母菌病

外阴阴道假丝酵母菌病（vulvovaginal candidiasis，VVC）是常见外阴、阴道炎症，也称外阴阴道念珠菌病。约75%的妇女一生中至少患过1次外阴阴道假丝酵母菌病。

一、病因及发病机制

80%～90%的病原体为白假丝酵母菌。酸性环境适宜其生长，假丝酵母菌对热的抵抗力不强，加热至60℃，1小时即可死亡，但对于干燥、日光、紫外线及化学制剂的抵抗力较强。白假丝酵母菌为条件致病菌。当阴道内糖原增加、酸度增高、局部细胞免疫力下降，适合假丝酵母菌的繁殖时引起炎症，故多见于孕妇、糖尿病患者及接受大量雌激素治疗者。此外，长期应用广谱抗生素，改变了阴道内微生物之间的相互制约关系；服用类固醇皮质激素或免疫缺陷综合征患者使机体的抵抗力降低；穿紧身化纤内裤、肥胖者可使会阴局部的温度及湿度增加，也易使假丝酵母菌得以繁殖而引起感染。

二、传染途径

假丝酵母菌除寄生于阴道外，还可寄生于人的口腔、肠道，这3个部位的假丝酵母菌可互相传染，当局部环境条件适合时易发病。此外，少部分患者可通过性交直接传染或接触感染的衣物间接传染。

三、病情评估

（一）临床表现

1. 症状　主要为外阴瘙痒、灼痛，严重时坐卧不安，异常痛苦，还可伴有尿频、尿痛及性交痛。急性期白带增多，白带特征是白色稠厚呈凝乳或豆腐渣样。

2. 体征　检查可见外阴皮肤抓痕，小阴唇内侧及阴道黏膜附有白色膜状物，擦除后露出红肿黏膜面，急性期还可见到糜烂及浅表溃疡。

（二）辅助检查

1. 取阴道分泌物常规检查可发现假丝酵母菌的芽生孢子或假菌丝。

2. 对于有症状而多次检查阴性或顽固病例可采用培养法。

3. 对于年老肥胖或顽固病例应检查尿糖、血糖及做糖耐量试验。

四、治疗原则

1. 消除诱因　积极治疗糖尿病，及时停用广谱抗生素、雌激素、类固醇皮质激素。

2. 局部用药　先用2%~4%碳酸氢钠液或10%的洁肤净洗剂冲洗阴道或坐浴，改变阴道酸碱度，再选用咪康唑栓剂、克霉唑栓剂或片剂、制霉菌素栓剂或片剂等药物放入阴道内，每晚一次，连用7~10天。

3. 全身用药　若局部用药效果差或病情较顽固者可选用伊曲康唑、氟康唑、酮康唑等口服。

五、护理

基本同滴虫性阴道炎。为提高疗效，可用2%~4%碳酸氢钠液坐浴或阴道冲洗后再上药。鼓励患者坚持用药，不随意中断疗程。妊娠期合并感染者，为避免胎儿感染，应坚持局部治疗，甚至到妊娠8个月。性伴侣应进行假丝酵母菌的检查和治疗。

老年性阴道炎

绝经后阴道局部抵抗力低下，致病菌感染所致的阴道炎症，严重时可引起阴道狭窄甚至闭锁。

一、病因及发病机制

老年性阴道炎（senile vaginitis）常见于自然绝经或卵巢去势后妇女，因卵巢功能衰退，雌激素水平降低，阴道壁萎缩，黏膜变薄，上皮细胞内糖原含量减少，阴道内pH增高，局部抵抗力降低，致病菌容易入侵繁殖引起炎症。

二、病情评估

（一）临床表现

1. 症状　主要症状为阴道分泌物增多及外阴瘙痒、灼热感。阴道分泌物稀薄，呈淡黄色，严重者呈脓血性白带。

2. 体征　妇科检查见阴道呈萎缩性改变，上皮皱襞消失，萎缩，菲薄。阴道黏膜充血，常伴有小出血点，严重者可出现浅表小溃疡。

（二）辅助检查

1. 阴道分泌物镜检可发现大量白细胞而未见阴道毛滴虫或假丝酵母菌，可明确诊断。

2. 有血性白带者，应做宫颈刮片、子宫分段诊刮术或局部活组织检查。

三、治疗原则

1. 抑制细菌生长　用1%乳酸液或0.1%～0.5%醋酸液冲洗阴道，1次／天，增加阴道酸度，抑制细菌生长繁殖。

2. 增加阴道抵抗力　针对病因给予雌激素制剂，局部用药为甲硝唑200mg或氧氟沙星100mg，或己烯雌酚0.125～0.25mg，放入阴道深部，1次／天，7～10天为一个疗程。全身用药可口服尼尔雌醇，首次4mg，以后每2～4周1次，每晚2mg，维持2～3个月。

四、护理

1. 心理护理　由于老年患者思想保守，不愿到医院做妇科检查，应给予心理支持和关心，讲解老年期卫生保健常识。

2. 卫生指导　保持外阴部清洁，勤换内裤，不要穿化纤内衣，减少刺激。

3. 用药护理　告知局部用药方法及注意事项，用药前洗净双手及会阴部，以减少感染的机会。自己用药有困难者，指导其家属协助用药或由医务人员帮助使用。

第三节　子宫颈炎症

子宫颈炎症（cervicitis）是妇科最常见的疾病，包括宫颈阴道部炎症及宫颈管黏膜炎症，有急性和慢性两种。临床以慢性子宫颈炎多见。

一、病因及病理

（一）病因

多见于分娩、流产或手术损伤宫颈后，病原体侵入引起感染。临床多无急性过程的表现。病原体主要为葡萄球菌、链球菌、大肠杆菌及厌氧菌等，沙眼衣原体、淋病奈瑟菌及单纯疱疹病毒也可通过性交或间接接触感染。病原体侵入宫颈黏膜，并在此处隐藏，由于宫颈黏膜褶皱多，感染不易彻底清除。

（二）病理

1. 宫颈糜烂　是慢性宫颈炎最常见的一种病理改变。宫颈外口处的宫颈阴道部呈细颗粒状的红色区，称为宫颈糜烂。糜烂面边界与正常宫颈上皮界限清楚。糜烂面为完整的单层宫颈管柱状上皮所覆盖，由于宫颈管柱状上皮抵抗力低，病原体易侵入发生炎症。糜烂面可表现为单纯性、颗粒型及乳头型糜烂。

2. 宫颈肥大　由于慢性炎症的长期刺激，宫颈组织充血、水肿，腺体和间质增生，在腺体深部有黏液潴留形成囊肿，使宫颈呈不同程度的肥大，硬度增加但表面多光滑，有时可见到潴留囊肿突起。

3. 宫颈息肉　慢性炎症长期刺激使宫颈管局部黏膜增生并向宫颈外口突出而形成息肉。息肉为一个或多个不等，色红，呈舌形，质脆，易出血，极少恶变但易复发。

4. 宫颈腺囊肿　在宫颈糜烂愈合过程中，新生的鳞状上皮覆盖宫颈管口或伸入腺管，将腺管口阻塞，腺体分泌物引流受阻、潴留形成囊肿。检查时见宫颈表面突出多个青白色小囊泡，内含无色液体。

5. 宫颈黏膜炎　又称宫颈管炎。病变局限于宫颈管黏膜及黏膜下组织，由于炎性细胞浸润及结缔组织增生，可致宫颈肥大。

二、病情评估

（一）临床表现

1. 症状　主要症状是阴道分泌物增多。阴道分泌物的性状依据病原体的种类、炎症的程度而不同，可呈乳白色黏液状，或呈淡黄色脓性，或血性白带。当炎症沿骶子宫韧带扩散到盆腔时，可有腰骶部疼痛、下腹部坠痛等。宫颈黏稠脓性分泌物不利于精子穿过，可造成不孕。

2. 体征　妇科检查可见宫颈有不同程度糜烂、肥大，有时质较硬，有时可见息肉、裂伤及宫颈腺囊肿。

（二）辅助检查

慢性宫颈炎宫颈糜烂时应与早期宫颈癌鉴别，需做宫颈刮片检查或宫颈活检以明确诊断。

三、治疗原则

进行治疗前先行宫颈刮片检查、碘试验或宫颈组织切片检查，排除早期宫颈癌。慢性炎症以局部治疗为主，可采用物理治疗、药物治疗及手术治疗，以物理治疗最常用。

1. 物理治疗　是最常用的有效治疗方法。临床常用激光、冷冻、红外线凝结疗法及微波疗法等。其原理都是将宫颈糜烂面破坏，结痂脱落后，新的鳞状上皮覆盖创面，为期3～4周，病变较深者，需6～8周，宫颈恢复光滑外观。

2. 药物治疗　局部药物治疗适用于糜烂面积小和炎症浸润较浅者。临床多用康妇特栓剂，简便易行，疗效满意，每天放入阴道一枚，连续7～10天。中药有许多验方、配方，临床应用有一定疗效。

3. 手术治疗　有宫颈息肉者行息肉摘除术。对宫颈肥大、糜烂面较深广且累及宫颈管者，可考虑行宫颈锥切术或LEEP刀术。

四、护理

1. 疾病预防　注意个人卫生，经常换洗内裤，保持外阴清洁、干燥。分娩、流产或手术时尽量减少对宫颈的损伤，产后发现宫颈裂伤应及时缝合。指导妇女定期做妇科检查，发现宫颈炎症予以积极治疗。治疗前常规行宫颈刮片细胞学检查，以排除癌

14

变可能。

2. 一般护理　急性宫颈炎感染期注意休息，加强营养，禁止性生活。

3. 物理治疗的护理　治疗应选择月经干净后3~7天内进行。有急性生殖器炎症者列为禁忌。术后每天清洗外阴2次，保持外阴清洁，禁止性交和盆浴4~8周。患者在宫颈创面痂皮脱落前，阴道有大量黄水流出，在术后1~2周脱痂时可有少量血水或少许流血，如出血量多者需急诊处理。治疗后需定期复查，观察创面愈合情况，注意有无宫颈管狭窄。

第四节　盆腔炎症

盆腔炎（pelvic inflammatory disease，PID）指女性上生殖道及其周围组织的炎症，包括子宫内膜炎、输卵管炎、输卵管卵巢炎、输卵管卵巢脓肿、盆腔腹膜炎，最常见的是输卵管炎及输卵管卵巢炎。盆腔炎大多发生在性活跃期、有月经的妇女，初潮前、绝经后或未婚者很少发生盆腔炎。盆腔炎有急性和慢性两类。引起盆腔炎的病原体有两个来源，一是来自原寄居于阴道内的菌群，包括需氧菌及厌氧菌；二是来自外界的病原体如淋病奈瑟菌、沙眼衣原体、结核分枝杆菌等。

急性盆腔炎

急性盆腔炎（acute pelvic inflammatory disease，APID）发展可引起弥漫性腹膜炎、败血症、感染性休克，严重者可危及生命。

一、病因及发病机制

1. 产后或流产后感染　分娩后或流产后产道损伤，组织残留于宫腔内，或手术无菌操作不严格，均可发生急性盆腔炎。

2. 宫腔内手术操作后感染　如刮宫术、放置宫内节育器、宫内节育器取出术、子宫输卵管通液术、子宫输卵管造影术、子宫镜检查等，由于无菌技术操作不严格引起感染或术前适应证选择不当引起炎症发作并扩散。

3. 经期卫生不良　使用不洁的卫生垫、经期性交等，均可引起病原体侵入而导致炎症。

4. 感染性传播疾病　不洁性生活史、早年性交、多个性伴侣、性交过频者可致性传播疾病的病原体入侵，引起炎症。

5. 邻近器官的炎症　直接蔓延，如阑尾炎、腹膜炎等导致炎症蔓延。

6. 慢性盆腔炎急性发作。

二、病情评估

（一）临床表现

因炎症轻重及范围大小而有不同的临床表现。

1. 症状 发病时下腹疼痛伴发热，病情严重者可有寒战、高热、头痛、食欲减退。

2. 体征 患者呈急性病容，体温高，心率加快，下腹部有肌紧张、压痛及反跳痛，肠鸣音减弱或消失。妇科检查阴道充血，有大量脓性分泌物；穹隆有明显触痛，宫颈充血、水肿、举痛明显；宫体增大，有压痛，活动受限；子宫两侧压痛明显，若有脓肿形成则可触及包块且压痛明显。

（二）辅助检查

1. 宫颈管分泌物及后穹隆穿刺液可做常规涂片培养及药物敏感试验，可见大量白细胞；可找到淋病奈瑟菌或衣原体等。

2. 子宫内膜活检可见子宫内膜炎。

3. B超或磁共振检查显示充满液体的增粗输卵管，伴有或不伴有盆腔积液、输卵管卵巢肿块。

4. 腹腔镜检查发现输卵管炎。

三、治疗原则

采用支持疗法、药物治疗、中药治疗和手术治疗等控制炎症、消除病灶。

四、护理

1. 卧床休息，可采用半卧位，以利炎症局限。

2. 给予高热量、高蛋白、高维生素流质或半流质饮食，补充液体，纠正电解质紊乱和酸碱失衡。

3. 高热患者可采用物理降温。

4. 若有腹胀应行胃肠减压。

5. 积极治疗，48小时内及时、足量应用广谱抗生素降低后遗症的发生。

6. 有手术指征者，做好术前准备。

7. 做好经期、孕期及产褥期的卫生宣教。

8. 指导性生活卫生，经期禁止性生活，减少性传播疾病。

慢性盆腔炎

慢性盆腔炎（chronic pelvic inflammatory disease，CPID）常为急性盆腔炎未彻底治疗，或患者体质较差病程迁延所致，但亦可无急性盆腔炎病史。慢性盆腔炎病情较顽固，当机体抵抗力较差时，可有急性发作。

一、病理

主要病理改变为盆腔组织破坏、广泛粘连、增生及瘢痕形成，导致慢性子宫内膜炎、慢性输卵管炎及输卵管积水、输卵管卵巢炎及输卵管卵巢囊肿、慢性盆腔结缔组织炎。

二、病情评估

（一）临床表现

1. 症状　全身症状多不明显，可有低热、乏力。由于病程时间较长，部分患者有神经衰弱症状，如精神不振、周身不适、失眠等。慢性盆腔痛是慢性炎症形成的瘢痕粘连以及盆腔充血，常引起下腹部坠胀、隐痛及腰骶部酸痛，常在劳累、性交后及月经前后加剧。慢性炎症导致盆腔淤血，患者可出现经量增多；卵巢功能损害时可致月经失调；输卵管粘连堵塞时可致不孕；异位妊娠的发生率是正常妇女的8～10倍。慢性盆腔炎易反复发作。

2. 体征　子宫后倾、后屈，活动受限或粘连固定。输卵管炎症时，子宫一侧或两侧触及呈索条状的增粗输卵管，伴有轻度压痛。输卵管积水或输卵管卵巢囊肿时，盆腔一侧或两侧可触及囊性肿物，活动受限。盆腔结缔组织炎时，子宫一侧或两侧有片状增厚、压痛，骶子宫韧带增粗、变硬、有触痛。

（二）辅助检查

腹腔镜检查：可用于慢性盆腔炎诊断困难时。

三、治疗原则

采用综合性方案控制炎症，包括中药治疗、物理治疗、药物治疗和手术治疗。同时注意增强营养，加强锻炼，提高局部和全身的抵抗力。

四、护理

1. 心理护理　因慢性炎症时间长，如治疗效果不明显，患者多有精神不振、焦虑等神经衰弱症状，应关心患者的痛苦，耐心倾听，提供患者表达不适的机会，尽量满足患者需要，解除患者思想顾虑，增强对治疗的信心。和患者及其家属共同探讨适于患者的治疗方案，取得家属的理解和帮助，减轻患者的心理压力。

2. 用药护理　告知药物治疗者用药剂量、方法及注意事项。遵医嘱执行治疗方案。

3. 手术护理　为接受手术患者提供手术前后的常规护理。

4. 健康指导　指导患者保持良好的个人卫生习惯，增加营养，积极锻炼身体，注意劳逸结合，注意性生活卫生，减少性传播疾病，经期禁止性交。及时治疗下生殖道感染，及时治疗盆腔炎性疾病，防止后遗症发生。

第五节　尖锐湿疣

尖锐湿疣（condyloma acuminata，CA）是由人乳头瘤病毒（human papilloma virus，HPV）感染引起鳞状上皮疣状增生病变的性传播疾病。近年常见，仅次于淋病居第二位，常与多种性传播疾病同时存在。

一、病因及传播途径

（一）病因

生殖道尖锐湿疣主要与低危型HPV6、HPV11感染有关。其发病高危因素有：早年性交，多个性伴侣，免疫力低下，吸烟及高性激素水平，孕妇机体免疫功能受抑制，性激素水平高，阴道分泌物增多等。

（二）传播途径

主要经性交直接传播，患者性伴侣中60％发生HPV感染；其次通过污染的衣物、器械传播。新生儿则可通过患病母亲的产道感染。

二、病情评估

（一）临床表现

潜伏期2周～8个月，平均3个月。患者以年轻妇女居多。临床症状常不明显，部分患者有外阴瘙痒、烧灼感或性交后疼痛。典型体征是初起时为微小散在的乳头状疣，柔软，其上有细小的指样突起，或为小而尖的丘疹，质地稍硬，孤立、散在或呈簇状，粉色或白色。病灶逐渐增大、增多，互相融合成鸡冠状或菜花状，顶端可有角化或感染溃烂。病灶多发生在外阴性交时易受损的部位如阴唇后联合、小阴唇内侧、阴道前庭尿道口等部位。

（二）辅助检查

取外阴、阴道、子宫颈等部位的湿疣行活组织病理检查可确诊。

采用PCR技术及DNA探针杂交行核酸检测确定HPV感染及类型。

（三）对妊娠的影响

妊娠期生殖道尖锐湿疣生长迅速，数目多，体积大，多区域，多形态，巨大尖锐湿疣可阻塞产道。妊娠期尖锐湿疣组织脆弱，阴道分娩时易导致大出血。产后尖锐湿疣迅速缩小，甚至自然消退。

（四）对胎儿及婴儿的影响

孕妇患尖锐湿疣，有垂直传播的危险。胎儿宫内感染极为罕见，大多数是通过软产道感染。

三、治疗原则

目前尚无根除HPV的方法，以去除外生疣体，改善临床症状和体征为原则。小病灶选用80%～90%三氯醋酸、5%氟尿嘧啶软膏、苯甲酸酊、0.5%足叶草毒素酊等药物涂于患处，进行局部治疗。大病灶可行物理治疗及手术切除。配偶及性伴侣需同时治疗。

四、护理

1. 尊重患者　耐心诚恳对待患者，解除其思想顾虑，使患者做到患病后及时到医院接受正规治疗。并使配偶或性伴侣同时治疗。

2. 孕妇护理　妊娠期做好外阴护理，及时治疗尖锐湿疣。病灶大近足月者，应选择剖宫产术。

3. 健康指导　注意外阴清洁卫生，避免性乱。注意卫生隔离，污染物、内衣裤和浴巾等应煮沸或曝晒消毒。治疗期间禁止性生活。对反复生长的尖锐湿疣应注意癌变的可能。

第六节　淋病

淋病（gonorrhea）是由淋病奈瑟菌（简称淋菌）感染引起的以泌尿生殖系统化脓性感染为主要表现的性传播疾病。淋病是我国发病率最高的一种性传播疾病。

一、病因及传播途径

（一）病因

淋菌感染是淋病的主要病因。淋菌为革兰阴性双球菌，喜潮湿，最适宜的培养温度为35～36℃，在微湿的衣裤、毛巾、被褥中可生存10～17小时，离体后在完全干燥的情况下1～2小时死亡。一般消毒剂或肥皂液均能使其迅速灭活。

（二）传播途径

成人淋病99%～100%为性传播，幼女可通过间接途径如接触染菌衣物、毛巾、床单、浴盆等物品及消毒不彻底的检查器械等感染外阴和阴道。

二、病情评估

（一）临床表现

潜伏期3～7天，60%～70%的患者无症状。感染初期病变局限于下生殖道、泌尿道，随病情发展可累及上生殖道。分急性和慢性两种。

1. 急性淋病　在感染淋病后1～14天出现尿频、尿急、尿痛等急性尿道炎的症状，白带增多呈黄色、脓性，外阴部红肿、有烧灼样痛。继而出现前庭大腺炎、急性宫颈炎的表现。如病程发展至上生殖道时，可发生子宫内膜炎、急性输卵管炎及积脓、输卵管卵巢囊肿、盆腔脓肿、弥漫性腹膜炎，甚至中毒性休克。患者表现为发热、寒战、恶心、呕吐、下腹两侧疼痛等。

2. 慢性淋病　急性淋病未经治疗或治疗不彻底可逐渐转为慢性淋病。主要症状有腰骶部疼痛及下腹隐痛，不孕。

（二）辅助检查

1. 取宫颈管或尿道口脓性分泌物涂片检查，行革兰染色，急性期可见中性粒细胞内有革兰阴性双球菌。此法对非急性期女性患者只能作为筛查手段。

2. 分泌物淋菌培养是诊断淋病的金标准。对临床表现可疑，但涂片阴性或需要做药物敏感试验者，可取宫颈分泌物培养。

3. 核酸检测，PCR技术可检测淋菌DNA片段。

（三）对妊娠、分娩及胎儿的影响

妊娠期任何阶段的淋菌感染，对妊娠预后均有影响。妊娠早期淋性宫颈炎，可导致感染性流产与人工流产后感染。妊娠晚期淋菌性宫颈管炎易发生胎膜早破，使孕妇发生羊膜腔感染综合征，导致滞产。对胎儿的威胁则是早产和胎儿宫内感染，早产发病率约为17%，胎儿感染易发生胎儿窘迫、胎儿宫内发育迟缓，甚至导致死胎、死产。产后常发生产褥感染。

（四）对新生儿的影响

经阴道分娩的新生儿可发生淋菌性结膜炎、肺炎甚至出现淋菌败血症，使围生儿死亡率明显增加。新生儿淋菌性结膜炎多在生后1～2周内发病，若未能及时治疗，结膜炎继续发展，引起淋菌性眼眶蜂窝织炎，也可浸润角膜形成角膜溃疡、云翳，甚至发生角膜穿孔或发展成虹膜睫状体炎、全眼球炎，导致失明。

三、治疗原则

治疗原则为尽早彻底治疗。急性淋病者以药物治疗为主，首选头孢曲松钠，并加用阿奇霉素，遵循及时、足量、规则用药原则，夫妻双方同治。慢性淋病者需采用支持疗法、对症处理、物理治疗、封闭疗法及手术治疗等综合治疗方案。

四、护理

1. 心理护理　尊重患者，给予适当的关心、安慰，解除患者求医的顾虑。向患者强调急性期及时、彻底治疗的重要性和必要性，解释头孢曲松钠治疗的作用和疗效，以防疾病转为慢性，帮助患者树立治愈的信心。

2. 健康教育　治疗期间严禁性交，指导治愈后随访。一般治疗后1天复查分泌物，以后每月检查1次，连续3次阴性方能确定治愈。因为淋病患者有同时感染滴虫和梅毒的可能，所以随访同时检测阴道滴虫、梅毒血清反应。此外，教会患者自行消毒隔离的方法，内裤、浴盆、毛巾煮沸消毒5~10分钟，接触的物品及器具用1%苯酚溶液浸泡。

3. 急性淋病患者护理　卧床休息，做好严密的床边隔离。将患者接触过的生活用品进行严格的消毒杀菌，污染的手需经消毒液浸泡消毒，防止交叉感染等。

4. 孕妇护理　在淋病高发地区，孕妇应于产前常规查淋菌，最好在妊娠早、中、晚期各做一次宫颈分泌物涂片镜检淋菌，进行淋菌培养，以便及早确诊并得到彻底治疗。孕期禁用喹诺酮类药物。淋病孕妇娩出的新生儿，应预防性地用头孢曲松钠静脉点滴，红霉素眼膏涂双眼。新生儿可以发生播散性淋病，于出生后不久出现淋菌关节炎、脑膜炎、败血症等，治疗不及时可导致死亡。

第七节　梅毒

梅毒（syphilis）是由苍白密螺旋体引起的一种慢性全身性传染病。

一、病因及传播途径

（一）病因

苍白密螺旋体感染是梅毒的主要病因。苍白密螺旋体在体外干燥条件下不易生存，一般消毒剂及肥皂水均可杀灭。

（二）传播途径

性接触为最主要的传播途径，占95%。未经治疗的患者在感染后1年内最具有传染性，随病期延长，传染性逐渐减弱，病期超过4年者基本无传染性。梅毒孕妇可通过胎盘传给胎儿，引起先天梅毒。若孕妇软产道有梅毒病灶，也可发生产道感染。此外，接吻、哺乳、输血、被褥、浴具等也可间接传播，但机会极少。

二、病情评估

（一）临床表现

潜伏期2~4周，早期主要表现为皮肤黏膜损害，晚期侵犯心血管、神经系统等重要脏器，造成劳动力丧失甚至死亡。临床一般分为3期。

1. 一期梅毒　又称硬下疳，大部分发生于生殖器部位，男性多在阴茎、冠状沟、包皮、龟头等处，女性多在大小阴唇、阴蒂或子宫颈。硬下疳经3~8周后常自行愈合。

2. 二期梅毒　一期梅毒自然愈合后1~3个月，出现皮肤黏膜的广泛病变，即梅毒疹及全身多处病灶。尚可引起骨骼、内脏、心血管、神经系统的症状。

3. 三期梅毒　早期梅毒未经治疗或治疗不充分，经过一段时间的隐匿期，约有1/3发生三期梅毒。三期梅毒有两类，一类发生于皮肤、黏膜、骨骼，不危及生命，成为良性晚期梅毒；另一类则累及心血管系统及中枢神经系统等重要器官，称为恶性晚期梅毒，预后不良。

（二）辅助检查

1. 病原体检查　即暗视野镜检。取一期梅毒的硬下疳少许渗出液或淋巴穿刺液，显微镜下可见苍白密螺旋体。

2. 梅毒血清检查

（1）非梅毒密螺旋体抗原血清试验是梅毒常规筛查方法，包括性病研究实验室实验（venereal disease research laboratory，VDRL）、血清不加热的反应素玻片试验、快速血浆反应素环状卡片试验，若为阳性时，应做证实试验。

（2）密螺旋体抗原血清试验可测定血清特异性抗体，包括荧光密螺旋体抗体吸收试验和梅毒密螺旋体血凝试验。

（3）脑脊液检查可见淋巴细胞$\geq 10 \times 10^6$/L，蛋白> 50mg/dL，VDRL阳性为神经梅毒。

（三）对胎儿及婴幼儿的影响

患梅毒的孕妇能通过胎盘将螺旋体传给胎儿引起晚期流产、早产、死胎、死产或分娩先天梅毒儿。若胎儿幸存，娩出先天梅毒儿（也称胎传梅毒儿），病情较重。早期表现有皮肤大疱、皮疹、鼻炎及鼻塞、肝脾肿大等；晚期先天梅毒多出现在两岁以后，表现为楔状齿、鞍鼻、间质性角膜炎、骨膜炎、神经性耳聋等，病死率及致残率均明显升高。

三、治疗原则

治疗原则是早期明确诊断，及时治疗，用药足量，疗程规范。治疗期间应避免性生活，性伴侣也应同时接受检查及治疗。

四、护理

1. 心理护理　尊重患者,帮助其建立治愈的信心和生活的勇气。

2. 健康指导　治疗期间禁止性生活,性伴侣进行检查及治疗,治疗后进行随访。第一年每3个月复查1次,以后每半年复查一次,连续2～3年。如发现血清复发(血清由阴性变为阳性或滴定度升高4倍)或症状复发,应用加倍量复治。

3. 孕妇护理　孕妇早期和晚期梅毒,首选青霉素疗法,若青霉素过敏,改用红霉素,禁用四环素类药物。

第八节　获得性免疫缺陷综合征

获得性免疫缺陷综合征(acquired immuno deficiency syndrome,AIDS),又称艾滋病,是由人类免疫缺陷病毒(human Immunodeficiency virus,HIV)引起的一种以人体免疫功能严重损害为临床特征的高度传染性疾病。患者机体完全丧失抵御各种微生物侵袭的能力,多个器官出现机会性感染及罕见恶性肿瘤,死亡率高。

一、病因及传播途径

(一)病因

HIV感染是引起艾滋病的主要病因。

(二)传播途径

HIV主要存在于人类的血液、体液、精液、眼泪、唾液、阴道分泌物、胎盘和乳汁中。艾滋病患者及HIV携带者均有传染性。主要经性接触直接传播,其次为血液传播,见于吸毒者共用注射器;接受或接触HIV感染者的血液、血制品。母婴通过胎盘垂直传播,分娩时经阴道传播和出生后经母乳传播等途径。

二、病情评估

(一)临床表现

艾滋病潜伏期不等,6个月～5年或更长,儿童最短,妇女最长。艾滋病早期常无明显异常,部分患者有原因不明的淋巴结肿大,颈、腋窝最明显。艾滋病发病后,表现为全身性、进行性病变,主要表现在以下几个方面。

1. 机会性传染　感染范围广,发生率高,病原体多为正常宿主中罕见的、对生命威胁大的病原体。主要病原体为卡氏肺囊虫、弓形虫、隐球菌、假丝酵母菌、巨细胞病毒、疱疹病毒等。起病缓慢,全身表现为原因不明的发热、乏力、不适、消瘦;呼吸系统表现为发热、咳嗽、胸痛、呼吸困难等；中枢神经系统表现为头痛、人格改变、意识障碍、局限性感觉障碍及运动神经障碍；消化系统表现为慢性腹泻、体重下降，严重者电解质紊乱，酸中毒死亡。

2. 恶性肿瘤　卡氏肉瘤最常见，多见于青壮年，肉瘤呈多灶性，除皮肤广泛损害外，常累及口腔、直肠和淋巴。

3. 皮肤表现　口腔、咽喉、食管、腹股沟、肛周等部位感染。

（二）辅助检查

1. 血清HIV病毒分离或抗体阳性。

2. CD_4淋巴细胞总数 $< 200 / mm^3$，或$200 \sim 500 / mm^3$；$CD_4 / CD_8 < 1$；血清P24抗原阳性；外周血白细胞计数及血红蛋白含量下降；β2-微球蛋白水平增高。

3. 合并机会性感染病原学或肿瘤病理依据不确立。

（三）对胎儿的影响

子宫内感染为HIV垂直传播的主要方式。在妊娠20～40周、分娩过程、母乳喂养期3个阶段易引起垂直传播。

三、治疗原则

目前无治愈方法，主要采取一般治疗、恢复机体免疫功能、防治机会性感染、治疗恶性肿瘤、抗病毒药物、对症治疗及中医中药治疗。

四、护理

1. 健康指导　被称为当今艾滋病防治最为有效的方法。积极、科学地宣传艾滋病的防治知识，针对高危人群开展大量的宣传教育和行为干预工作，帮助人们建立健康的生活方式，杜绝感染艾滋病的三大传播途径。

2. 正确对待艾滋病　患者对艾滋病知识不了解而恐惧，恐惧导致歧视，不理解的局面常使艾滋患者无法以正常的心态面对个人的苦难。在护理过程中与患者及其家人、朋友一起学习艾滋病的相关知识，帮助人们正确认识和面对艾滋病，为艾滋病患者创造非歧视的社会环境。

3. 慎用血液制品　尽量使用国产血液制品，用进口血液制品需经HIV检测合格。高危人群不能献血，对供血者进行HIV抗体检测，抗体阳性者禁止供血。

4. 强化自我保护意识　用1:（10～100）的次氯酸钠液擦拭物品表面。医护人员避免针头、器械刺伤皮肤等职业暴露。

5. 指导哺乳　如果母亲感染了HIV，应当放弃母乳喂养而采用其他的替代方式喂养新生儿，如动物奶制品、奶粉和天然牛奶，防止通过母乳喂养发生感染。

第三章 妇科出血性疾病

第一节 功能失调性子宫出血

功能失调性子宫出血是指下丘脑-垂体-卵巢轴的神经内分泌调节机制失常所致的异常子宫出血，并排除全身及内外生殖器的器质性病变。功能失调性子宫出血（以下简称功血）是妇产科临床的常见病、多发病。近年来，该病的发生率呈上升趋势，且治疗后复发率高。如何选择最合适的治疗手段改善症状，提高患者的生活质量，成为临床医师普遍关注的问题。

一、无排卵性功能失调性子宫出血

（一）概述

功血的原因是促性腺激素或卵巢激素在释放或平衡方面的暂时性变化，机体内部和外界的许多因素诸如精神过度紧张、恐惧、忧伤、环境和气候骤变，以及全身性疾病，均可通过大脑皮质和中枢神经系统影响下丘脑-垂体-卵巢轴的相互调节。营养不良，贫血及代谢紊乱也可影响激素的合成、转运和对靶器官的效应而导致月经失调。

（二）临床表现

无排卵性功血的临床特点是完全没有周期、不规律的出血。由于内膜厚度不同，区域坏死及不同步的生长，因而出血量有多有少，持续时间和周期间隔时间有长有短。子宫内膜厚，坏死多，出血量多而且持续时间长。当卵巢内的卵泡发育生长而不排卵时，雌激素持续在一定的水平，子宫内膜无坏死脱落。

1. 主要症状是月经完全不规则，量可少至点滴淋漓，或可多至有大血块造成严重贫血；持续时间可由1~2天至数月不等；间隔时间可由数天至数月，因而误认为闭经。病程缠绵。

2. 出血前的闭经，闭经时间可长达数月至1年或1年以上。

3. 出血多伴有贫血症状，如头晕、乏力、食欲不振等。

4. 长期或过多雌激素影响下可出现盆腔脏器充血。临床表现为下腹坠胀，面部、四肢水肿，乳房胀痛，情绪波动。

5. 功血发生在已婚育龄妇女时可伴发不育。

6. 查体可见贫血、多毛、肥胖、泌乳等表现。盆腔检查除子宫稍饱满外，其余皆正常。

（三）辅助检查

1. 基础体温（basal body temperature，BBT） 曲线呈单相型。

2. 阴道涂片检查 雌激素水平多数呈轻度至中度影响。血清E：浓度相当于中、晚卵泡期水平。

3. 黄体酮浓度 小于9.1mol／L（3ng／mL），LH及FSH水平正常或LH／FSH比值过高，并失去周期性波动。

4. 诊断性刮宫 对已婚者应作为常规，未婚者、治疗效果不佳者也应采取。可了解子宫内膜，并可除外宫腔内黏膜下肌瘤、息肉或子宫内膜腺癌等病变。子宫内膜活检可呈增殖，单纯性增生、复杂增生或非典型增生，无分泌期表现。

5. 宫腔镜 在直视下检查可增加宫腔内小型病变的检出率，并可取活检，迅速做出诊断。目前认为功血诊断确立，需有宫腔镜检查。

6. 子宫碘油造影 可根据子宫腔形态，有无充盈缺损，除外宫腔内病变。

7. B超 有助于发现小型肌壁间、宫腔内的小肿瘤以及卵泡发育情况。

8. 腹腔镜 有助于诊断子宫内膜异位症、卵巢肿瘤，并能取活检，做出确切诊断。

9. 血及尿检测HCG，除外妊娠性疾病。

（四）治疗

治疗原则是青春期功血制止出血，等待卵巢轴的成熟；育龄妇女出血，调整月经周期、恢复自然排卵；对更年期功血原则是快速止血、防止复发、诱导绝经。

1. 快速止血包括刮宫、药物治疗、子宫内膜冷冻凝结和激光烧灼气化等方法。

（1）刮宫：用机械方法将增厚的内膜基本刮净而止血。本法显效迅速，还可了解内膜病理变化，除外恶变。诊刮时对宫腔大小，有无不平感，亦会有所了解，从而有助于鉴别诊断，对病程较长的已婚育龄期或围绝经期患者，应常规使用。但对未婚的青春期患者不宜刮宫，近期刮宫已除外恶变者，则不必多次反复刮宫。罕见的情况是刮宫后仍出血不止，此时应注意器质性疾病的可能，或试加小量雌激素，帮助内膜修复、止血。

（2）孕激素内膜脱落法：即药物刮宫法。针对无排卵患者子宫内膜缺乏孕激素影响的病理生理变化，给患者足够量的孕激素，使增生的内膜变为分泌期，停药2～3天后内膜规则脱落，出现为期7～10天的撤退性出血，内膜脱落干净而止血。需向患者交代，不要误认为功血复发。常用的方案为黄体酮20mg，肌内注射，每日1次，连续5天；停药3～5天出现撤药性出血。本法的缺点是近期内必须有进一步失血，若累积于宫腔的内膜较厚，则撤退出血的量会很多，可导致血红蛋白进一步下降，故只能用于血红蛋白>60~80g／L的患者。为了减少撤退出血量，可配伍丙酸睾酮每日25~50mg与黄体酮同时肌内注射。在撤退出血量多时，可卧床休息，给一般止血剂，必要时输血。若撤退出血持续10天以上不止，应怀疑器质性疾病的存在。

（3）雌激素（E）内膜生长法：本法只适用于青春期未婚患者及血红蛋白<60~80g／L时。原理是大剂量雌激素使增生的子宫内膜在原有厚度基础上修复创面而止血。不同患者有效止血的雌激素剂量与其内源性雌激素水平的高低呈相关。一般采用苯甲酸雌二醇。从每日肌内注射3~4mg开始，分2~3次注射。若出血量无减少趋势，逐渐加至每日8~12mg，希望在2~3天出血停止。若贫血重，需同时积极纠正贫血。血止2~3天后可逐步将苯甲酸雌二醇减量，速度以不再引起出血为准，一般每次递减原量的1／3，直至每日1mg时不必再减，维持用药至20天左右。血红蛋白已高于80~90g／L时，再改用黄体酮及丙酸睾酮使内膜脱落，结束这一止血周期。内膜生长法的用意是为争取时间，纠正重度贫血。对血红蛋白十分低下的患者，应注意有无凝血因子及血小板的过度稀释，单纯增加雌激素剂量仍可能无效。此时应请血液科检查血小板及凝血功能，必要时补充新鲜冻干血浆或血小板。

（4）长期应用孕激素使内膜萎缩减少撤血量：适用于围绝经期患者、近期刮宫已除外恶性情况者；血液病患者病情需要月经停止来潮者。大剂量孕激素，连用20天，使子宫内膜呈分泌期改变，后在孕激素的长期刺激下，腺体萎缩，间质蜕膜样变，内膜较薄，撤药后失血量可大大减少。方法：炔诺酮5~7.5mg，每4~6小时1次，一般48~72小时止血，以后改为每8小时1次，维持3天后逐步减量（递减1／3），至2.5mg维持至止血后21天停药，或用甲地黄体酮、甲羟黄体酮8~10mg，止血后减量，减至4mg每日1次维持。如按上述方法服药72小时未能止血或防止中途出现突破性出血，可加用小剂量戊酸雌二醇（1mg／d）。

（5）三合激素-炔诺酮联合用药：鉴于单独应用炔诺酮易发生突破性出血，且子宫内膜必须经雌激素准备，孕激素方能发挥作用，因此认为三合激素（苯甲酸雌二醇1.25mg，黄体酮12.5mg，睾酮25mg）的止血作用较任何一种性激素单独使用的疗效好。此法适用于出血量多、严重贫血而又不愿刮宫的患者，具体方法：三合激素1支，肌内注射，每8小时1次，24小时后出血量明显减少，后改为每日2次，1~2天后再减为每日1次，同时加服炔诺酮2.5mg；每8小时1次，用1~2天停用三合激素，若无出血，炔诺酮按1／3减量原则逐渐递减，一般5~6天达维持量（2.5mg／d）。从血止日算起共维持20~22天，如注射三合激素72小时以上阴道流血仍不止，应考虑有器质性病变可能。

（6）一般止血药的应用：在本病的治疗中，止血药可起辅助作用。常用的药物有维生素K₄，4mg，每日3次；维生素K₃，4mg，肌内注射，每日2次，有促凝血作用；酚磺乙胺0.25~1.5g肌内注射，每日2次，能增强血小板功能及毛细血管抗力；氨甲苯酸或氨甲环酸通过抗纤溶而止血，氨甲苯酸0.2~0.4g，以5%葡萄糖液稀释后静脉滴注，每日2~3次，氨甲环酸0.25~0.5g，同法稀释后静脉滴注，每日总量1~2g。维生素C及卡巴克洛能增强毛细血管抗力。前者可口服或静脉滴注。每日0.3～3g，后者5～10mg口服，每日3次，或10～20mg肌内注射，每日2～3次。此外，巴曲酶是经过分离提纯的凝血酶，每支1kU，可肌内注射或静脉注射，每日1次，连续3天，注射20分钟后出血时间会缩短1／3～1／2，疗效可维持3～4天。

（7）应用冷冻或激光破坏内膜：适用于内膜不典型增生的近绝经期妇女或激素治疗无效或反复发作者。由能很好掌握宫腔镜检查与治疗技术者进行操作。

（8）子宫切除手术：对顽固性出血、久治不愈、严重影响身体健康的近绝经期妇女或合并子宫肌瘤、腺肌病，同时存在子宫颈裂伤、重度宫颈糜烂或附件炎症者，选择子宫切除手术更为适宜。事实上功血患者50岁以后发生子宫内膜癌的危险性日益增高，凡肥胖或无条件反复进行妇科检查者手术切除子宫优于激素治疗。

2. 调整周期、巩固疗效、防止复发。在上述激素治疗迅速止血的基础上，模拟性激素分泌的生理性节律，促使子宫内膜规律地周期发育和脱落，借此改善下丘脑-垂体-卵巢轴的反馈功能，疗程结束可出现反跳性排卵，重建规律的月经周期。

3. 促使排卵　生育年龄妇女，尤以要求妊娠者在调整月经周期后需应用促排卵药物，以建立有排卵月经。常用的药物有枸橼酸氯蔗酚胺、绒毛膜促性腺激素、三苯氧胺及绝经期促性腺激素等。

4. 严重贫血者需服用补血药物，必要时输血或用中药。生地12g、丹皮12g、赤芍15g、旱莲15g、茜草根12g、女贞子12g、枸杞子12g、天麻10g、棕榈炭15g、炙桂仲15g、党参15g、黄芪30g。水煎服，每日1剂。具有健脾益气、凉血止血作用。

二、月经过多

患者月经间隔时间及出血时间正常，唯一异常的是月经量多。经碱性正铁血红蛋白法测定，每周期失血量多于80mL才视为月经过多。有报道，主诉月经过多的患者中仅40%经客观测量符合本症。

（一）病因

发病机制尚未阐明。近年来的研究有阳性发现的发病因素有：①子宫内膜不同种类前列腺素（prostaglandin，PG）之间的比例失调；②内膜纤溶系统功能亢进。

（二）诊断

诊断本病关键是除外器质性病变。血液学检查十分必要。罕见的情况下应请血液科查血小板黏附及聚集功能，以发现血小板无力症。Fraser报道，对316例月经过多的患者行腹腔镜及宫腔镜检查，结果49%的患者有器质性疾病，以子宫肌瘤、子宫内膜异位症、子宫内膜息肉最为常见。

（三）治疗

1. 药物治疗

（1）抗PG合成药：国内用氟芬那酸，每次0.2g，每日3次；国外常用甲芬那酸每次0.5g，每日3次。据报道可减少失血量25%。应注意胃肠道反应。

（2）抗纤溶药：可减少失血量50%。制剂及用法同前。

（3）内膜萎缩治疗：常用的有19–去甲基睾酮衍生物，可减少20%失血量。达那唑每日200mg，可减少失血量60%，但应注意肝损害及雄性化不良反应。对要求避孕者，可长期口服短效避孕药，如复方炔诺酮（避孕Ⅰ号）、复方甲地黄体酮（避孕Ⅱ号）或三相片，既起避孕作用，又可减少月经量。

2. 手术治疗 对药物治疗无效及无生育要求的患者，可手术切除子宫。近年来诞生了经宫腔镜采用激光或电凝破坏部分子宫内膜疗法，已如前述，同样适用于有排卵功血、药物治疗无效者。

三、经间出血

经间出血理论上可将其分为三型。

（一）围排卵期出血

出血量都很少，持续1~3天。发生原因不明，是否因排卵前血内雌激素水平下降过多或内膜对雌激素波动过度敏感尚不清楚。出血可时有时无。一般仅对症止血治疗。

（二）经前出血（即黄体期出血）

在基础体温下降前即有少量出血，持续日数不等；基础体温下降后出血量增多如月经，并按时停止。发生机制可能由于黄体功能不足或过早退化。治疗措施为：可在出血前补充黄体酮，20mg，肌内注射，每日1次，连续5~7天，或HCG 5000IU，肌内注射。每周2次，亦可在早卵泡期用氯蔗酚胺，改善黄体功能。

（三）月经期长（即卵泡期出血）

出血达7天以上仍不停止者。对照基础体温即可与经前出血相鉴别。发生机制不明，推测可能因新的卵泡分泌雌激素不足，内膜修复不良，或黄体退化异常，引起内膜脱落不全。治疗措施为：月经周期5~7天起给小剂量雌激素促使内膜修复，或在前周期的黄体期用孕激素促使内膜规则剥脱。放置避孕环后出现月经期延长，原因是异物刺激使内膜有炎性反应或合成前列腺素E2过多，经抗炎及抗前列腺素药治疗有效。

第二节　子宫肌瘤出血

一、概述

子宫异常出血是子宫肌瘤的主要症状，其中以月经量过多、经期延长、周期缩短及周期性出血最多见。偶有不规则或持续性非周期性出血。出血异常主要是由肌壁间肌瘤或黏膜下肌瘤所引起。子宫肌瘤是女性生殖器最常见的良性肿瘤，由平滑肌及结缔组织组成。多见于30～50岁妇女，20岁以下少见。

二、临床表现

（一）症状

多无明显症状，仅于盆腔检查时偶被发现。症状出现与肌瘤部位、有无变性相关，与肌瘤大小、数目多少关系不大。最常见的症状为月经改变，不规则阴道流血。

1. 子宫出血　为子宫肌瘤最主要的症状，其中以周期性出血为多，可表现为经量增多、经期延长和周期缩短，多见于大的肌壁间肌瘤及黏膜下肌瘤，长期经量增多可继发贫血。

2. 下腹包块　肌瘤较小时在腹部摸不到，当肌瘤增大使子宫超过3个月妊娠大小时可从腹部触及。巨大黏膜下肌瘤脱出于阴道外，患者可因外阴脱出肿物就医。

3. 白带增多　肌壁间肌瘤使宫腔面积增大，内膜腺体分泌增多，并伴有盆腔充血致使白带增多；黏膜下肌瘤一旦感染，可有大量脓样白带。

4. 压迫症状　肌瘤压迫膀胱出现尿频、排尿障碍、尿潴留等。后壁肌瘤可引起下腹坠胀不适。阔韧带肌瘤向两侧发展，可压迫输尿管导致肾盂积水。

5. 其他症状　常见腹坠胀、腰酸背痛、经期加重；可引起不孕或流产。

（二）体征

子宫增大超过3个月妊娠大小或较大宫底部浆膜下肌瘤可从耻骨联合上方或下腹部正中扪及包块，实性、无压痛，若为多发性子宫肌瘤则肿块呈不规则形状。妇科检查时，子宫肌瘤的体征根据其不同类型而不同，带蒂的浆膜下子宫肌瘤若蒂较长，子宫旁可扪及实质性包块，活动自如；黏膜下肌瘤下降至宫颈管口处，宫口松，检查者手指伸入宫颈口内可触及光滑球形的瘤体；脱出子宫口外口可见肿物，宫颈四周边缘清楚、粉红色、表面光滑，有时有溃疡、坏死；较大的宫颈肌瘤可使宫颈移位、变形，宫颈被展平至耻骨联合后方。

三、诊断

（一）症状和体征

有典型的子宫肌瘤临床表现，月经过多而周期正常，伴有不孕、流产、早产、胎位不正或难产史。位于前壁的肌瘤有尿频、尿潴留；位于后壁的肌瘤大便次数增多或便秘。双合诊检查发现子宫不规则增大、略硬及凹凸不平感等特点，诊断多无困难。但是很小的肌瘤除月经量过多外，无其他症状，仅仅依靠常规妇科检查，难免误诊。往往按功血治疗失败，经进一步辅助检查，甚至手术后才明确诊断。应重视与其他子宫器质性病变相鉴别。

（二）辅助检查

1. B超检查　可显示子宫增大，形状不规则；肌瘤数目、部位、大小及肌瘤内是否均匀或液化囊变；以及周围有否压迫其他脏器等表现。由于肌瘤结节中肿瘤细胞单位体积内细胞密集，结缔组织支架结构的含量及肿瘤、细胞排列不同，而使肌瘤结节于扫描时表现为弱回声、强回声和等回声三种基本改变。

（1）弱回声型：细胞密度大，弹力纤维含量多，细胞巢状排列为主，血管相对丰富。

（2）强回声型：胶原纤维含量较多，肿瘤细胞以束状排列为主。

（3）等回声型：介于两者之间。后壁肌瘤，有时显示不清。肌瘤越硬衰减表现愈重，良性衰减比恶性明显。肌瘤变性时，声学穿透性增强。恶变时坏死区增大，其内回声紊乱。

2. 宫腔镜检查　宫腔镜可见不规则突出于宫腔的肌瘤，能直视下观察宫腔内炎症、息肉、增生与黏膜下肌瘤鉴别诊断。

3. 腹腔镜检查　当肌瘤需要与卵巢肿瘤或其他盆腔包块鉴别时，可行腹腔镜检查，直接观察子宫大小、形态、肿瘤生长部位及性质。

4. 诊断性刮宫　刮出子宫内膜行病理检查，明确诊断且兼有止血作用。

四、治疗

肌瘤治疗方法的选择取决于患者年龄、出血严重程度及患者的意愿等。考虑患者年龄、有无生育要求、有无症状、肌瘤的大小及部位、生长速度等情况制定个性化治疗方案。

（一）随访观察

肌瘤较小，无症状，无并发症，无变性者，肌瘤通常不需治疗，对健康无影响。围绝经期者，无临床症状，考虑绝经期后卵巢功能减退，肌瘤停止生长，可采取保守治疗。定期随访观察，每3~6个月随访1次，根据复查情况再决定其处理方案。

（二）药物治疗

适应证：肌瘤较大而有生育要求者；减少术前、术中出血；近绝经年龄，肌瘤不大但症状严重者；肌瘤较大需缩小体积便于手术者；有手术禁忌证或不愿手术者。目前临床上常用的药物如下：

1. 促性腺激素释放激素类似物（gonadotropin releasing hormone analogue，GnRH-a） 应用指征包括缩小肌瘤以利于妊娠；术前治疗控制症状、纠正贫血；术前应用缩小肌瘤，降低手术难度，或使阴式手术成为可能；对近绝经妇女，提前过渡到自然绝经，避免手术。

GnRH-a造成低雌激素血症和相应的肌瘤雌激素受体（estrogen receptor，ER）、孕激素受体（progesterone receptor，PR）减少是造成子宫肌瘤缩小的主要原因。已有大量关于GnRH-a治疗子宫肌瘤成功的报道，若在术前应用能纠正因月经过多所致的贫血，也可减少术中出血。但停药后肌瘤重新增长较快，该药的主要不良反应是会出现与雌激素低下有关的绝经样症状，如潮热、出汗等，长期应用会加速骨质的丢失，从而增加骨质疏松症的危险。为克服上述不良反应，在应用GnRH-a治疗时采用反添加疗法，即补充少量的雌激素、孕激素。

2. 米非司酮 用法：12.5mg/d，在服药后12周时体积明显缩小，其激素测定中血清E_2及雌酮不变，血清睾酮及LH均在服药后3周时升高，但以后又逐渐降至原来水平。其不良反应轻微（轻度潮热），偶有氨基转移酶升高，停药后以上现象迅速消失。

3. 孕三烯酮 每周2.5～5.0mg可使子宫肌瘤体积明显缩小，以服药最初6个月缩小较显著。在治疗最初几周可出现阴道点滴出血，一般不超过1周；所有患者在治疗过程中均出现闭经；肌瘤引起的症状在用药1个月后均消失。主要不良反应与达那唑类似，但相对较轻。对血脂、血糖无明显影响。

4. 雄激素 具有对抗雌激素、控制子宫出血的功能。可以促使子宫内膜萎缩、直接作用于平滑肌，使其收缩而减少出血，并可使近绝经患者提早绝经。

方法：丙酸睾酮25mg肌内注射，每5天1次，月经来潮时肌内注射25mg，每日1次共3次，每月总量不超过300mg，以免引起男性化。

5. 中药治疗 中药能活血化瘀，消瘤散结，具有抑制子宫肌瘤生长、消炎、止血等作用。方剂：当归12g、川芎10g、地黄12g、白芍12g、桃仁10g、红花10g、三棱10g、莪术10g、土元10g、昆布10g、海藻10g、丹参30g，水煎服，每日1剂，30天为1个疗程，停药1周后再服第二个疗程。

（三）手术治疗

1. 子宫切除术 是绝经期前妇女肌瘤较大、出血症状严重者、经药物治疗无效者、不需保留生育功能或疑有恶变者的主要治疗方法。手术安全，疗效肯定，不会复发。50岁以下、卵巢外观正常者应予保留。

2. 肌瘤切除术　对35岁以下、未婚或已婚未生育、年轻需要保留生育能力的妇女可采用此种手术方法。为减少术后出血及缩小手术范围，尤其靠近输卵管口的肌瘤，在术前应用以上药物治疗1个疗程使肌瘤缩小后再行手术，效果更好。手术可经腹或腹腔镜进行。

3. 宫腔镜下肌瘤切除　对小型黏膜下肌瘤可应用Na-YAG激光切割瘤蒂后取出肌瘤。对于突出子宫颈口或阴道内的黏膜下肌瘤也可经阴道进行，在蒂根部钳夹切除或切除后肠线缝扎。

（四）子宫动脉栓塞疗法（uterine arterial embolization，UAE）

动脉栓塞疗法已较广泛地用于肿瘤治疗中，也常用于盆腔肿瘤的治疗。动脉造影显示子宫肌瘤患者的子宫动脉明显增粗，子宫肌瘤局部的血供非常丰富，主要来自左右子宫动脉，而且子宫动脉的粗细与肌瘤的大小有关。通过放射介入方法，经皮行股动脉穿刺，可直接将动脉导管插至子宫动脉，并注入一种永久性的栓塞微粒，阻断子宫肌瘤的血供，使之发生缺血性改变而逐渐萎缩，甚至完全消失，从而达到治疗目的。

UAE的适应证包括：肌瘤有症状，如出血多或盆腔压迫症状，但因种种原因不宜手术者；药物治疗效果不佳或希望避免药物治疗的不良反应者。目前还出现了一些介入治疗子宫肌瘤的新方法，如肌瘤溶解术、冷冻术、瘤内无水乙醇注射治疗子宫肌瘤、放射治疗肌瘤等，均可直接或间接地引起肌瘤坏死溶解而达到治疗目的。

第三节　阴道断端出血

一、概述

患者在全子宫切除时，阴道断端以可吸收线缝合，术后大多数均不出血。正常情况下术后7~10天阴道断端处缝线脱落，阴道内可有少量血性分泌物及血水流出。但个别情况可于术后发生出血。

二、临床表现

子宫切除术后少量的阴道出血，一般不需要处理，数日即愈。也有手术创面毛细血管少量渗血，甚至在阴道断端上形成小血肿，血栓脱落引起阴道出血，部分患者术后10天左右因大便后突然出现阴道流血，色泽鲜艳，行阴道检查见阴道顶端充血，手术创面毛细血管少量渗血，甚至在阴道断端形成小血肿。据临床观察一般在术后2~11天出现阴道流血，根据出血发生的时间分为以下三种。

1. 早期出血　术后48小时内。

2. 中期出血　术后2~10天。

3. 晚期出血　术后10天以上。

出血后检查阴道残端见肠线显露、吸收不良合并肉芽形成，残端炎症、溃疡。

三、实验室检查

血常规白细胞升高，中性粒细胞百分比升高。

四、治疗

少量出血可采用药物治疗，活动性出血或出血量大者需在抗休克的同时手术治疗。应进行B超、腹腔穿刺及直肠检查，找到出血点，缝扎止血，了解有无盆腔血肿及腹腔内出血，若出现上述情况应果断采取剖腹探查，开腹止血。

外阴消毒后，用窥阴器轻轻撑开阴道暴露残端，先用棉拭子取残端分泌物做细菌培养及药物敏感性试验，然后用1‰苯扎溴铵棉球清洁阴道残端，根据出血量采取相应处理。根据患者出血时限、出血量、有无休克、患者的身体一般状况及有无活动性出血做出积极处理，出血时应首先阴道止血。

（一）阴道出血量少

局部单纯以1%依沙吖啶纱条或碘仿纱条填压；或者用止血海绵、云南白药、磺胺粉喷洒残端，以纱布填压；残端肉芽形成出血者用小刮勺刮除肉芽组织，然后用20%硝酸银烧灼，再填压1%依沙吖啶纱条或碘仿纱条。

（二）阴道出血量大

局部缝扎后以纱布填压。纱条每2~3天更换1次，出血不明显时则不需再填塞。同时应用抗生素及止血药物，分泌物培养阳性者根据药敏结果选择抗生素。

（三）有明显出血点

应缝扎止血，但要注意缝线不要穿透膀胱、直肠、输尿管，以免造成内脏损伤；若仍找不到出血点，可拆除缝线寻找，伴有直肠压迫症状或有休克征象的患者应在抗休克的同时，进行B超、腹腔穿刺及直肠检查，了解有无盆腔血肿及腹腔内出血，若出现上述情况应果断采取剖腹探查，开腹止血。

（四）阴道断端活动性出血

1. 出血量不多，阴道检查找不到明显出血点时可用碘仿纱布压迫止血，48~72小时取出，同时全身应用止血药及抗生素。

2. 量多色鲜红，断端可见明显出血点时可用4号丝线"8"字缝合出血处，如有明显小动脉搏动性出血时，可用7号丝线缝扎小血管。

3. 出血量多，经阴道缝扎不能止血，且患者出现血压下降，甚至休克时，需立即开腹，寻找出血小动脉，必要时先行髂内动脉结扎止血，再寻找出血点缝扎止血。

第四节　绝经后出血

一、概述

绝经后出血（postmenopausal bleeding，PMB）是指自然绝经一年后又发生阴道出血，是老年妇女常见症状之一。随着社会进步，人们生活水平提高，人类寿命延长，老年人群比例增大，老年人疾病也相对增多，同样绝经后妇女疾病的患病率也随之增加，防治绝经后妇女疾病，已引起全球医学界和预防医学界广泛关注。

二、临床表现

（一）症状

主要表现为阴道出血。

1. 出现阴道出血的年龄越大，发生生殖器恶性肿瘤的可能性越高。曾有统计，年龄＜49岁者，多为内分泌疾病所致。50～59岁恶性肿瘤发生率为35%，而年龄＞60岁肿瘤发生率为56%，故年龄越大发生阴道出血者，越应警惕癌瘤的发生。

2. 绝经到初次出血间隔时间越长，癌瘤的发生率越高。据统计，子宫颈癌80%以上均在绝经后5年以上发生出血；而内分泌或炎症出血大多发生在5年以内。

3. 阴道出血持续时间越长，生殖器恶性肿瘤的可能性越大，一次出血持续1个月以上者占70%；而良性疾病一次出血多在1个月之内。

4. 若为生殖器炎症出血，则同时伴有阴道分泌物增多及下腹痛。

（二）体征

注意以下几点：

1. 有无宫颈或宫体等癌症。
2. 有无老年性阴道炎、宫颈息肉。
3. 有无卵巢肿瘤。
4. 若为内分泌失调，有无器质性病变。

三、诊断

（一）详问病史

患者的绝经年龄，阴道出血的时间、量、持续时间，有无接触性出血，是否伴有其他症状。

（二）妇科检查确定有无器质性病变

宫颈是否糜烂，有无触血，软硬度；子宫是否增大，卵巢有无增大或肿瘤等。

（三）辅助诊断措施

1. B超检查　高分辨阴道B超，可作为诊断性刮宫前的一种筛选手段，子宫内膜厚度小于5mm，属于正常范围，不一定需要行诊断性刮宫术。此外，B超尚可帮助了解子宫及附件有无包块及其大小和性状、包膜是否完整、属囊性或实性等。B超检查属无创伤性，不会促进病变的扩散和发展，有利于临床诊断，且可反复使用，进行动态观察，但B超可出现假阴性和假阳性。

2. 脱落细胞学检查　在除去宫颈表面分泌物后，以宫颈口为中心，用宫颈液基细胞学采集细胞的小刷子顺时针方向转15圈，做细胞学检查。阳性者必要时行阴道镜检查，宫颈行多点活检或宫颈锥形切除，连续切片病理检查。

3. 诊断性刮宫　此法属有损伤性操作，且有一定的漏诊率，但仍是一种简便首选的初筛手段。诊断性刮宫时应采用分段刮宫方法，将子宫颈管刮出物同宫腔内刮出物，分别置于不同器皿内，送病理检查，以便明确病变部位属宫颈或宫体。

4. 宫腔镜检查　诊断性刮宫虽然是一种诊断绝经后出血较好的方法，但有一定的漏诊率而贻误对患者的诊断。自宫腔镜问世后，应用宫腔镜诊断绝经后出血病因，结合病理检查时，几乎可做到准确无误。

5. 内分泌测定　患者子宫内膜呈增生或过度增生时，雌激素、孕激素测定，可辅助对功能性卵巢肿瘤的诊断。

6. 阴道镜检　宫颈活体组织病理检查以鉴别有无宫颈癌。

（四）其他

病情危重指标频繁阴道出血，大量出血，对症治疗无效者。

四、治疗

治疗绝经后出血主要是病因治疗。少量出血可先寻找病因，对因治疗，大量活动性出血要明确是损伤性出血还是癌侵性出血。损伤性出血找到出血点，给予压迫或缝合止血；癌侵性出血在寻找病因的同时积极止血，一旦明确诊断立即手术治疗。

（一）内分泌失调

1. 子宫内膜萎缩

（1）口服尼尔雌醇2mg，每月1次；

（2）阴道放入炔雌醇0.1～0.2mg，每日1次，共10天；

（3）阴道放入己烯雌酚0.1mg，每日1次，共10天；

以上方法选一即可，以促使坏死子宫内膜修复，达到止血。

2. 子宫内膜增生或增生过长　除卵巢肿瘤引起者外，原则上刮宫即可治愈，如子宫内膜增生过长或反复出血、出血量多者，可行子宫切除术。近年来，国内外较多报道经宫腔镜子宫内膜电切术，去除子宫内膜，可用电切环或滚球电凝，电切深度为子宫内膜基底层下2～3mm，此法具有快速、安全、出血量少、术后恢复快等优点。随访发现完全无月经率约60%，是老年患者较好的一种选择。此外尚有微波、热球破坏子宫内膜，亦有较好效果。

（二）子宫内膜癌治疗

首先要明确分期，以手术为主，辅以放疗、化疗和激素治疗。

（三）生殖器炎症

1. 盆腔炎 除给予消炎药物或物理治疗外，应同时口服小剂量雌激素。

2. 老年性阴道炎

（1）乙噻硼片，每日放阴道1片，共10天，甲硝唑片200mg，每日放阴道1片，共7天。

（2）复方呋喃西林粉剂喷于阴道内，每日1次，共10天。

（3）1%乳酸或醋酸冲洗阴道，使阴道酸度增加，不利于细菌生长。

（4）阴道放入己烯雌酚0.1～0.2mg，共10天。防止阴道萎缩，促进阴道上皮增生，防止细菌生长与侵袭。

（5）也可用甲硝唑0.2g或四环素0.5g磨成粉喷于阴道内。

（四）卵巢肿瘤

行剖腹探查术，术中送冰冻检查，如果为良性病变，可行子宫全切+双附件切除；如果为恶性肿瘤，则按肿瘤性质行分期手术。

（五）宫颈癌

根据肿瘤大小、临床分期手术治疗，辅以放疗、化疗。

（六）病因不明的绝经后出血

要密切观察，积极处理，对反复出血者行宫腔镜检查，对可疑病灶取活检，必要时应剖腹探查，甚至预防性子宫及双附件切除。

第四章 妇科急腹症

急腹症是急性腹部疾病的简称。妇科急腹症是指以急性腹痛为主要症状的急性妇科疾病。这些急性疾病起病急骤，以腹痛为主要症状，患者痛苦。因此要求医师能迅速做出诊断，立即采取紧急措施，时间就是生命。

妇科急腹症分为异位妊娠、卵巢病变、子宫病变、输卵管病变、处女膜闭锁及阴道横隔或斜隔，以及炎症性疾病。

第一节 异位妊娠

一、概述

异位妊娠即孕卵着床发育于子宫腔之外，是妇产科常见的急腹症之一。常见的有输卵管妊娠、卵巢妊娠、腹腔妊娠及宫颈妊娠等。

异位妊娠如发生在输卵管，则多于妊娠早期终止而发生输卵管流产或输卵管破裂，出现不同程度的腹腔出血。输卵管流产之孕卵偶尔再种植于盆腔，发展为继发性腹腔妊娠，也有极少数原发性腹腔妊娠者。卵巢妊娠则多于早孕时破裂出血。宫颈妊娠则罕见，易与流产相混淆。

二、临床表现

（一）症状

1. 有停经及早孕反应 大都有6~8周的停经，但有20%~30%患者无明显停经史。

2. 腹痛 突然发生下腹剧痛，如为输卵管流产，有时疼痛较弱或为反复出现之钝痛。如大量出血刺激腹膜及膈肌，可出现上腹疼痛、胃痛及肩胛部疼痛。

3. 内出血症状 面色苍白、出冷汗、打呵欠，并有恶心、呕吐、眩晕、四肢厥冷。有时发生休克、晕厥，程度与出血速度及量有关。如为输卵管流产或内出血量不甚多者，则内出血症状不十分明显，或于反复少量内出血后出现贫血症状。

4. 子宫出血 发生于孕卵破裂，妊娠终止后，子宫内膜剥脱而出血，有时排出蜕膜，如整块蜕膜排出，则可见到三角形之蜕膜管型，病检为蜕膜组织。

（二）体征

1. 一般情况　腹腔内出血较多时，呈贫血貌，如反复多次内出血，血液重吸收则出现黄疸。大量出血时，患者可出现面色苍白、脉快而细弱、血压下降等休克表现。

2. 腹部检查　下腹部有明显压痛及反跳痛，尤以患侧为甚，但腹肌紧张稍轻。出血多时，超过300mL则可叩出移动性浊音，有些患者下腹部可触到包块，系孕卵及盆腔积血所致。

3. 盆腔检查

（1）常有暗红色血液由宫腔流出。

（2）子宫较软且稍增大。

（3）子宫颈与阴道黏膜软而稍紫蓝。

（4）如异位妊娠破裂不久，内出血较多，阴道触诊感阴道内温度高，宫颈举痛明显，当摆动子宫颈向患侧时，下腹疼痛加剧。子宫有漂浮感，后穹隆饱满，子宫一侧及后方可触及肿块，其大小质地常有变化，边界多不清楚，触痛明显。

（5）如妊娠终止较久，宫颈举痛逐渐减轻，宫体与周围血块粘连而活动度减弱，患侧输卵管有压痛及包块，后穹隆摸到如泥状软包块。如血块逐渐机化，则包块逐渐变硬。

4. 如为腹腔妊娠，超过4个月以上，可在腹部摸到胎体、胎位，听到胎心音及胎动。感觉胎儿在腹壁下而无明显子宫轮廓，无子宫收缩感，必要时行子宫碘油造影以助诊断。

三、辅助检查

（一）妊娠试验

目前常用的是酶联免疫测试法或放射免疫测试法测定患者尿或血中绒毛膜促性腺激素的β-亚单位（β-HCG），特异性强而敏感度高。由于异位妊娠常致输卵管破裂或输卵管流产，妊娠物及其分泌物的HCG有时在腹腔液中浓度较高，检验时呈阳性，对诊断也很有帮助。

（二）诊断性超声

应用B型超声仪，常用的有经腹壁探测及经阴道从阴道后穹隆探测两种方法。经腹壁探测在膀胱充盈情况下B超扫描更清楚。异位妊娠破裂的B超诊断：

1. 子宫轻度增大，但与停经时间长短不成比例。内膜增厚，呈蜕膜状回声，宫腔内无妊娠囊。

2. 附近区可探及包块，破裂后附近区肿块形态不规则，界限不清楚，内部回声不均匀，呈实质性或混合性光团。彩色多普勒超声显示肿块周边有丰富的网状血流。

3. 子宫直肠陷凹内可探及液性暗区，是异位妊娠破裂的有力证据，但并非特异性声像图。液性暗区短时间内进行性增大对异位妊娠破裂的诊断价值更大。

（三）阴道后穹隆穿刺

阴道后穹穿刺是对异位妊娠诊断极为有用的特殊检查方法。

1. 方法　以窥阴器轻轻插入阴道，暴露宫颈与阴道后穹隆，碘酒棉球擦洗消毒局部后，暴露阴道后穹隆（可以用宫颈钳钳夹宫颈后唇向上提起；也可不用宫颈钳，直接以窥阴器前叶顶起子宫颈），令患者咳嗽，当患者正咳时（腹压增加），迅速将穿刺针头从阴道后穹隆刺进子宫直肠陷凹，抽吸针筒。

2. 结果判断

（1）若抽吸为血液，且置于针筒内5分钟以上不凝结，则为阳性，表明腹腔内有积血，意味着异位妊娠的可能性很大。如果再加上尿或血HCG阳性，则异位妊娠基本可以确定。

（2）若抽吸不出液体，则结果称阴性。阴性结果不排除异位妊娠的诊断。

（3）若抽吸出黄色脓样液，应考虑盆腹腔内炎症病变。

（四）腹腔镜检查

腹腔镜检查对异位妊娠诊断的意义在于它不但有助于提高异位妊娠的诊断正确性，而且有助于提高异位妊娠的早期诊断率。尤其对输卵管妊娠早期尚未破裂或流产、盆腔内无出血或血量少者更有价值。

（五）诊断性刮宫

现已很少用诊断性刮宫做子宫内膜病理检查，只阴道流血量较多的患者有时应用。目的在于排除宫内妊娠流产。宫腔刮出物做病理检查，切片中见到绒毛者可诊断为宫内妊娠，仅见蜕膜而未见绒毛者有助于异位妊娠诊断。

（六）血常规

红细胞、血红蛋白、血细胞比容，可知有否贫血，尤其是连续动态测定有助于判断有无进行性内出血，对宫外孕诊断有帮助。白细胞计数及分类有助于区别急腹痛是由于腹腔内出血或腹腔内炎症病变。

（七）病理检查

剖腹手术所得标本做病理切片检查，镜下见病变输卵管内膜有蜕膜变化或管壁附着有妊娠物（绒毛、孕囊、胚芽等），则有确诊价值，或者在其他相关部位（子宫角、卵巢、盆腔腹膜、肠壁表面等）找到有妊娠物附着，均可确诊。

四、诊断

异位妊娠几乎必有腹腔内出血，是本病的基本特征之一。凡妊娠试验阳性者，若找到腹腔内出血证据，则异位妊娠的诊断基本可确定。

（一）基本症状、体征

1. 停经史（多数为6周左右）、阴道流血（一般血量不多）、下腹痛（突发撕裂样或逐渐加重）等病史、症状。

2. 下腹部压痛、反跳痛等腹膜刺激征（肌紧张常不明显），贫血貌。

3. 阴道检查存在子宫颈举痛，子宫及宫旁或子宫后方软性包块。

（二）妊娠试验阳性

1. 尿 β-HCG阳性。

2. 血 β-HCG阳性。

3. 阴道后穹隆穿刺液 β-HCG阳性。

异位妊娠时，β-HCG阳性特点是效价不高，常为弱阳性，明显低于正常早期妊娠时，较妊娠滋养细胞疾病时更低。

（三）内出血证据

1. 苍白、冷汗、恶心、脉细而快、血压下降等休克征象。

2. 阴道后穹隆穿刺阳性（抽吸出不凝血）。

3. 腹部移动性浊音阳性出现在宫外孕可疑患者，特别是在面色苍白、脉搏细速、血压不稳或降低者，意味着腹腔内大量出血。

临床上，基本症状、体征存在，妊娠试验阳性，阴道后穹隆穿刺阳性，三者俱备，即可诊断异位妊娠。值得注意的是，症状与体征不必都完整、典型。例如内出血不多时，既不会有休克表现，也不会有腹部移动性浊音；又如有的输卵管峡部异位妊娠发病早可以无停经史；还有的患者只有腹胀、腰酸和肛门坠胀感而无明显腹痛。

五、鉴别诊断

本病需与流产、黄体出血、急性附件炎、子宫肌瘤、阑尾炎、急性胃肠炎等相鉴别。

（一）流产

流产是常见的早期妊娠疾病。停经史、阴道流血、妊娠试验阳性、月经期下腹痛等特点都有。与异位妊娠不同的是它的下腹痛不那么剧烈，发生的时间是在胚胎物被逐出子宫颈管的那段时间，疼痛的特点是下腹中央阵发性坠痛。B超（妊娠囊、胚芽等是否在宫腔内可见）对鉴别两者很有帮助。病理机制上，异位妊娠以内出血为主，而流产则全是外出血，所以异位妊娠往往很容易发生休克而阴道出血却不多，流产则只有阴道大量出血时才会发生休克。

（二）黄体破裂

以急腹痛和腹腔内出血为主要临床表现。但无停经史，常无阴道出血，常无休克或只有轻度休克。血和尿液妊娠试验阴性和没有停经史是最重要的鉴别点。

（三）急性输卵管炎

急腹痛和腹膜刺激征与异位妊娠易混淆，基本鉴别在于它的急性炎症表现（发热，白细胞升高，阴道后穹隆穿刺脓性及病史诱因等）而无妊娠与内出血证据。

（四）急性阑尾炎

与右侧输卵管妊娠容易混淆，鉴别要点是急性阑尾炎的炎症表现而无妊娠与内出血。阑尾炎特定的压痛点和转移性腹痛的病史常是获得正确诊断的关键。

（五）卵巢囊肿扭转

发病突然，急腹痛伴恶心、呕吐等表现，有时不易与异位妊娠区别。

鉴别的关键在于抓住妇科检查中附件囊肿张力高而有压痛的特点、病史中有卵巢囊肿的特点和缺乏妊娠和内出血依据的特点。

（六）卵巢子宫内膜异位囊肿扭转破裂

突发下腹痛、腹膜刺激征和阴道后穹隆穿刺阳性的结果与异位妊娠有时难以区别。进行性痛经病史与以往存在卵巢巧克力囊肿的病史，依据妇科检查有子宫内膜异位症特征、辅助检查无妊娠依据等常是引导正确诊断的关键。

六、治疗

根据患者不同情况，采用手术治疗或非手术治疗。

（一）手术治疗

1. 指征

（1）进行性内出血，休克严重，虽经中西医治疗仍不能纠正者。

（2）停经时间长（一般2个月以上）胚胎存活，或疑有输卵管间质部妊娠、残角子宫妊娠或腹腔妊娠者。

（3）治疗过程中妊娠试验持续阳性，包块继续增大，考虑妊娠存活者。

（4）经产、多胎、不要求保留生育功能者，可考虑手术同时绝育。

（5）合并感染、完全性肠梗阻或肠扭转者。

2. 手术方式

（1）切除患者输卵管，必要时做部分卵巢切除。

（2）保留患者输卵管（即保守性手术）。

术中若腹腔出血量多，可做自体血回输。

（二）非手术治疗

1. 中医中药治疗　病情稳定，内出血不多者，用中药治疗有很好疗效。本症属于少腹血瘀实证，以祛瘀、活血、止痛为主。血肿包块形成者，则应化瘀。

基本主方：丹参9～15g，赤芍6～9g，乳香3～6g，没药3～6g，桃仁6～9g。

此外，按中医"寒者温之""热者清之""虚者补之""实者泻之"的理论辨证施治。应用少腹逐瘀汤或血府逐瘀汤祛瘀、止痛、活血。

2. 化学药物治疗　主要适用于早期异位妊娠，要求保存生育能力的年轻患者。符合下列条件者可采用此法，即：

（1）输卵管妊娠直径不超过3 cm。

（2）输卵管妊娠未破裂或流产。

（3）无明显内出血或出血少于100mL。

（4）血β-HCG< 3000 U／L。

化疗一般采用全身用药，也可采用局部用药。

氨甲蝶呤（methotrexate，MTX）：其治疗机制是抑制滋养细胞增生，破坏绒毛，使胚胎组织坏死、脱落、吸收。肌肉或静脉注射1mg／（kg·d），4～8日一疗程，间隔5天，共2个疗程。治疗期间应用B超和β-HCG进行严密监护，并注意患者的病情变化及药物的不良反应。

氨甲蝶呤-亚叶酸钙法（methotrexate calcium folinate，MTX-CF法）：MTX 1mg／kg肌注，用于第1、3、5天，CF（四氢叶酸）0.1mg／kg，肌注，用于第2、4、6天，6天为一疗程。CF可以逆转MTX的毒性反应，起到解毒作用。

5-氟尿嘧啶（5-fluorouracil，5-Fu）：10mg／（kg·d），加入5%或10%葡萄糖500mL内静滴，4～6小时滴完，5～10天一疗程。

放线菌素D、天花粉、顺铂等目前也试用于输卵管妊娠。

第二节　卵巢滤泡或黄体破裂

一、概述

卵巢成熟卵泡或黄体可由于某种原因发生破裂、出血，形成卵巢滤泡或黄体破裂，一般出血量在200mL左右，严重时内出血可多达数千毫升，患者发生急腹痛或者休克，个别出血量多时可危及生命。已婚、未婚妇女均可发生卵巢滤泡或黄体破裂，以生育年龄妇女多见。卵巢破裂80%为黄体或黄体囊肿破裂，少见为卵巢滤泡破裂。临床需要与输卵管妊娠流产或破裂鉴别。

二、临床表现

卵巢滤泡与黄体破裂在时间上有差异，症状和体征基本相同。无论是卵巢滤泡或黄体破裂均无停经史，卵巢滤泡破裂多发生于月经中期，黄体破裂出血多发生于月经前期，常伴有阴道出血。患者起病较急，常突发一侧下腹部剧痛，继之全腹坠痛。内出血少时症状逐渐缓解，有下腹部轻度不适感，临床表现不典型，诊断较困难，可通过B超、血β–HCG等辅助诊断。出血量多可继发全腹剧痛、移动性浊音阳性、休克征象，患者贫血貌，血压下降、面色苍白，甚至晕厥。如患者就诊时已有晕厥与休克，需除外输卵管妊娠流产或破裂，才能诊断，需立即在抗休克的同时手术治疗。对于诊断有困难者（如夜间急诊入院，无法做相关辅助检查），应严密观察病情变化，如腹痛加剧、出现内出血征象、血压下降、脉搏加快及血红蛋白呈下降趋势等，有助于诊断，应及时采取手术治疗，以免耽误病情。

三、辅助检查

（一）血常规检查

血红蛋白进行性下降。

（二）血或尿HCG测定

一般HCG阴性。

（三）B超检查

患侧卵巢增大，可见腹腔内游离液体。

（四）阴道后穹隆穿刺

阴道后穹隆穿刺是一种简单可靠的诊断方法，适用于疑有腹腔内出血的患者。可穿刺抽出暗红色不凝血。

（五）腹腔镜检查

卵巢破裂处可有活动性出血。

四、治疗

（一）保守治疗

轻症患者可卧床休息，使用止血药物，如蛇毒巴曲酶2U静脉注射，或巴曲酶粉针3kU，静脉注射，同时严密观察患者生命体征。症状缓解者不需手术治疗，内出血多伴有休克症状者应立即手术。

（二）手术治疗

在抗休克治疗的同时准备手术，手术可选择开腹手术或腹腔镜手术，术中见到卵巢破口有活动性出血，可行出血点电凝，腹腔内血液可自体血回输。如果卵巢破口较大，手术应设法保留卵巢功能，用可吸收线连续锁边缝合破口，或剔除出血部分，将边缘缝合，切下组织进行病理检查，以除外卵巢妊娠。术后抗感染、治疗贫血。

第三节　卵巢囊肿蒂扭转

一、概述

卵巢肿瘤的蒂由骨盆漏斗韧带、卵巢固有韧带及输卵管等组成。活动度好的卵巢肿瘤，当重心偏于一侧时，因体位变换或体内压力突然改变，并沿着同一方向扭转，出现卵巢肿物蒂扭转，可发生急性腹痛，是卵巢肿瘤常见的并发症之一。多见于妊娠中期或产后，有的发生在运动时或夜间翻身时。扭转不能恢复时，瘤壁破裂，血液或囊液流入腹腔，继发感染。临床需要与异位妊娠破裂或流产、阑尾炎、卵巢肿瘤破裂、输尿管结石鉴别。

二、临床表现

既往有附件肿物病史的患者，在体位改变、孕中期或分娩后突然出现一侧下腹痛，轻度扭转腹痛较轻，可随体位改变而缓解，所以会有阵发性下腹痛、缓解、再次腹痛的病史。重症患者腹痛剧烈，阵发性加剧，常伴恶心、呕吐，甚至休克。下腹部有压痛、反跳痛及肌紧张。妇科检查可扪及附件区肿物张力大，压痛，以瘤蒂部最明显。超声检查可以探及附件区肿物回声，典型病例诊断多无困难。

三、辅助检查

1. 血常规检查　血白细胞计数升高。

2. B超检查　可探及附件区肿物回声。能检测肿块部位、大小、形态及性质，既可对肿块来源做出定位（是否来自卵巢），又可提示肿瘤性质（囊性或实性，良性或恶性），并能鉴别卵巢肿瘤、腹水和结核性包裹性积液。B型超声检查的临床诊断符合率>90%，但直径<1 cm的实性肿瘤不易测出。通过彩色多普勒超声扫描，能测定卵巢及其新生组织血流变化，有助于诊断。

四、治疗

卵巢囊肿蒂扭转一经确诊，应尽快手术治疗。

（一）术中处理

采取何种手术方式与囊肿性质、扭转的程度以及患者的年龄有关。对于年轻患者，良性肿物扭转松弛且肿物血运良好无坏死者，可以行单纯囊肿剔除术；良性囊肿坏死或者年龄>45岁且无生育要求的妇女行患侧附件切除术，酌情行对侧卵巢探查术。传统手术是行开腹患侧附件切除术，术时应在蒂根下方钳夹后再将肿瘤和扭转的瘤蒂切除，钳夹前不可将扭转肿物复位，以防囊肿内栓子脱落。

（二）术后处理

如果术后病理证实为交界性或者恶性肿瘤者，则根据患者年龄、生育要求、病理类型制定相应的手术方案。对于术前查体及超声提示恶性可能的患者，应做好充分的术前准备，术中行冷冻切片，避免二次手术。

（三）妊娠合并卵巢囊肿

妊娠合并卵巢囊肿的发生率为0.05%，卵巢囊肿蒂扭转在孕期发生率较非孕期高3倍，最常发生于孕6~16周。除外恶性或者交界性肿瘤后，妊娠期可严密观察。如果密切观察过程中腹痛进行性加重或者不除外恶性肿瘤时需要及时行探查术。

（四）绝经后卵巢囊肿蒂扭转

绝经后妇女卵巢囊肿蒂扭转发生率为6.0%，老年妇女由于神经系统的衰退，机体对各种刺激反应力低下，症状、体征不典型而容易造成误诊，及时手术对患者尤为重要。

第四节　卵巢肿瘤破裂

一、概述

约3%的卵巢肿瘤会发生破裂，破裂有外伤性和自发性两种。外伤性破裂常因腹部重击、分娩、性生活、妇科检查及穿刺等引起，自发性破裂常因肿瘤过速生长所致，多数为肿瘤浸润性生长穿破囊壁。卵巢肿瘤破裂发病急、病情重，卵巢肿瘤内容物溢入腹腔，刺激腹部引起急性腹痛。恶性肿瘤破裂时，发生腹腔和盆腔脏器的种植和转移，是较常见的妇科急腹症，必须及时诊断和处理，如延误诊治将严重影响患者的身体健康，甚至引起死亡。

二、临床表现

卵巢肿瘤破裂症状轻重取决于破裂口大小、流入腹腔囊液的性质和数量。小囊肿或单纯浆液性囊腺瘤破裂时，患者仅感轻度腹痛；大囊肿或成熟性畸胎瘤破裂后，常致剧烈腹痛、恶心呕吐，下腹部压痛、反跳痛、肌紧张。一侧盆腔肿物缩小，局部压痛。有时导致内出血、腹膜炎、血压下降及不同程度的休克。妇科检查可发现腹部压痛、腹肌紧张或有腹水征，原有肿块摸不到或扪及缩小瘪塌的肿块。

三、辅助检查

（一）B超检查

可探及附件区肿物回声。能检测肿块部位、大小、形态及性质，可对肿块来源作出定位，是否来自卵巢，还可提示肿瘤性质，囊性或实性，良性或恶性，并能鉴别卵巢肿瘤、腹水和结核性包裹性积液。B型超声检查的临床诊断符合率> 90%，但直径<1 cm的实性肿瘤不易测出。通过彩色多普勒超声扫描，能测定卵巢及其新生组织血流变化，有助于诊断。

（二）腹腔穿刺或后穹隆穿刺

有囊液或血液，有时需剖腹探查才能确诊。腹腔镜下可直接看到肿块大体情况，并对整个盆腔、腹腔进行观察，又可窥视横隔部位，在可疑部位进行多点活检，抽吸腹腔液行细胞学检查，用以确诊。但巨大肿块或粘连性肿块禁忌行腹腔镜检查。

（三）肿瘤标志物

1. CA125　80%的卵巢上皮性癌患者CA125水平高于正常值；90%以上患者CA125水平的消长与病情缓解或恶化相一致，尤其对浆液性腺癌更具特异性。

2. AFP　对卵巢内胚窦瘤有特异性价值，或未成熟畸胎瘤、混合性无性细胞瘤中含卵黄囊成分者有协助诊断意义。

3. HCG　对于原发性卵巢绒癌有特异性。

4. 性激素　卵巢颗粒细胞瘤、卵泡膜细胞瘤产生较高水平雌激素。浆液性、黏液性或勃勒纳瘤有时也可分泌一定量的雌激素。

四、诊断

1. 对原有卵巢肿瘤病史患者，突发下腹部疼痛，查体有压痛、反跳痛，妇科检查见肿块明显缩小，B型超声检查证实原有肿瘤缩小或消失，即可诊断。

2. 约有一半患者不知自己有卵巢肿瘤。B超检查盆腔有肿物，形状不规则，张力较小。腹腔穿刺或后穹隆穿刺抽出囊液或血液。有时需经剖腹探查才能确诊。

3. 病情危重指标。患者突然全腹剧痛，压痛及反跳痛明显，原有的肿瘤触不清轮廓。出现不同程度的休克现象。有移动性浊音。

五、治疗

（一）治疗原则

一旦确诊，立即手术治疗。对于已有休克的危重患者，应立即组织人员抢救，进行心肺复苏，呼吸机辅助呼吸，建立静脉液路，心电监护，在积极抗休克的同时，争分夺秒进行手术，必要时就地手术，尽最大努力抢救患者生命。

（二）手术治疗

1. 术中探查止血　疑有肿瘤破裂应立即剖腹探查或行腹腔镜探查术。术中应尽量吸净囊液，并涂片行细胞学检查，清洗腹腔及盆腔。如有卵巢破裂边缘出血，可行电凝止血。用可吸收线连续锁边缝合破口，或剔除出血部分，将边缘缝合。

2. 警惕为恶性肿瘤　切除的肿瘤在手术结束前，应由台下医师剖视探查，必要时送冰冻检查，尤需注意破口边缘有无恶变。如为恶性肿瘤，则根据肿瘤的类型、分期、患者年龄及生育要求决定手术范围。若不幸因肿瘤因素，不得已切除双侧卵巢的年轻患者，建议术后宜服用雌激素，以维持正常生理功能。

第五节　处女膜闭锁及阴道横隔或斜隔

一、概述

处女膜闭锁又称无孔处女膜，在生殖道发育异常中较为常见。阴道板腔化成一孔道，下端有一薄膜称为处女膜，胚胎7个月后贯通成孔与阴道前庭相通，如未能贯穿则形成处女膜闭锁。由于经血无法排出，反复多次月经来潮后逐渐发展至子宫积血、输卵管积血，甚至腹腔内积血。输卵管伞端多因积血刺激发生水肿、炎症反应，粘连闭锁，形成子宫输卵管积血，引起剧烈腹痛。阴道横隔或斜隔多为胚胎发育时期双侧副中肾管会合后的尾端与泌尿生殖窦相接处未贯通，横隔或斜隔多位于阴道上中段1/3处，完全未贯通者症状与处女膜闭锁很相似，大多数患者横隔或斜隔中间有一小孔，经血自小孔排出，很少发生阴道内积血。

二、临床表现

（一）处女膜闭锁

处女膜闭锁在婴儿期多无症状，幼女期多因阴道内黏液潴留，表现为处女膜外凸，大多数患者于青春期无月经来潮，出现周期性下腹痛并逐渐加重。严重者伴便秘、肛门坠胀、尿频或尿潴留，有时下腹正中可触及包块，并逐渐增大，上缘可达脐平，积血时间长可继发感染，导致发热经久不退。妇科检查可见处女膜向外膨隆，表面呈紫蓝色，无阴道开口；当用食指放入肛门内，可立即触到阴道内有球形包块并向直肠前壁突出。行直肠腹部双合诊在下腹部触及阴道包块上方的另一较小包块（为经血潴留的子宫），如用力向下按压此包块，可见处女膜向外膨隆更加明显，严重者可有全腹压痛、反跳痛。

（二）阴道横隔或斜隔

阴道横隔或斜隔的少数患者症状与处女膜闭锁相似，大多数患者横隔中央有小孔，很少有阴道积血。妇科检查可见处女膜完整，积血包块位于阴道稍上方，处女膜内有部分阴道。

三、诊断

1. 从未来过月经，处女膜膨隆处穿刺，可抽出黏稠不凝的深褐色血液，B超可协助诊断。病情危重指标：急性剧烈下腹胀痛、坠痛。下腹有明显包块，压痛明显。全腹压痛、反跳痛，显示腹腔内积血。注意与阴道下段闭锁畸形鉴别。

2. 辅助检查

（1）妇科检查：发现处女膜无孔，此处为紫色膨隆膜，壁厚者仅膨隆而无紫色。

（2）肛查：在相当于阴道的部位有明显压痛包块，压向直肠，紧张度很大，向上方与子宫连成一片，查不清子宫。

（3）盆腔B超：可发现子宫及阴道内积液。

（4）自处女膜膨隆处穿刺：可抽出黏稠不凝的深褐色血液。

四、治疗

（一）治疗原则

尽早确诊，行手术治疗，以免病程长，输卵管功能受损，影响以后生育。

（二）手术治疗

本病确诊后立即在骶麻下进行手术治疗。

1. 处女膜闭锁手术

（1）先用粗针穿刺处女膜正中膨隆处，抽出褐色积血后，将处女膜做"X"形切开，边引流积血，边将多余的处女膜瓣切除，使切口呈圆形，再用"3-0"可吸收线缝合切口边缘黏膜，以保持引流通畅和防止切口边缘粘连，术后检查阴道口能容纳一指为好。

（2）积血大部分排出后，检查宫颈是否正常，但不宜进一步宫腔探查，以免引起上行性感染。

（3）术后放置尿管1～2天，外阴部放置消毒会阴垫，每日擦洗外阴，术后给予抗生素预防感染。

2. 阴道横隔及斜隔手术　可采用局麻、骶麻或硬膜外麻醉。

（1）术前放置尿管，消毒阴道腔，有孔的横隔直接插入探针，无孔的先在积血包块最低处穿刺，然后插入探针，以探针为中心横向或者放射状切开，并适当扩大切口，环形剪除多余隔膜组织，暴露宫颈，可吸收线缝合残余横隔及阴道黏膜创面，术后阴道填塞碘伏纱布。

（2）阴道斜隔很少见，常规消毒外阴、阴道后，行隔后穿刺确定积血部位，然后切开斜隔，并充分扩张，暴露被斜隔遮蔽的宫颈，将多余的斜隔剪除，可吸收线缝合，术后阴道填塞碘伏纱布。

第六节　痛经

一、概述

凡经前、经期及经后发生下腹及腰骶部剧烈疼痛，影响日常生活及工作者，称为痛经。痛经分原发性及继发性两类。原发性痛经是指妇科检查生殖器官未发现器官性病变者。继发性痛经是指生殖系统有器质性病变，如炎症、子宫肌瘤、子宫内膜异位症等，痛经为这些疾病的一个症状。本节仅叙述原发性痛经。

二、临床表现

1. 多见于青少年期，多在初潮后半年至一年发病。

2. 疼痛多自月经来潮后开始，最早出现在经前12小时。行经第一日疼痛最剧，持续1～3日缓解。疼痛程度不一，重者呈痉挛性。疼痛部位在下腹耻骨上，可放射到腰骶部和大腿内侧。

3. 有的患者痛经时伴发恶心、呕吐、腹泻、头晕、乏力等症状，严重时面色苍白，出冷汗（与临床应用子宫内膜前列腺素引起胃肠道和心血管系统平滑肌过强收缩时的不良反应相似）。

4. 妇科检查无异常发现。

三、诊断

本病诊断是临床诊断。根据月经期下腹痛而妇科检查无阳性体征，临床即可诊断。需要特别注意的是，诊断时必须细心除外其他可引起痛经的疾病。

四、鉴别诊断

需要与本病鉴别的有继发性痛经以及引起继发性痛经的疾病。

继发性痛经在初潮后数年或多年后方出现痛经症状，大多有诸如月经过多、不孕、放置宫内节育器等宫腔操作史或盆腔炎等病史。妇科检查是最容易发现引起痛经的器质性病变的手段。B超和腹腔镜（尤其腹腔镜）是最有价值的辅助诊断方法。

五、治疗

（一）对症治疗

给解痉、镇静药，如阿托品、复方颠茄制剂、索米痛片、艾司唑仑等非麻醉性镇痛药。如为宫颈口狭窄或子宫位置不正所致疼痛可扩张宫口并矫正子宫轴，还应进行心理治疗。

（二）激素治疗

可测基础体温及宫颈黏液结晶检查，视有无排卵或为黄体功能不足而给予治疗。如子宫发育不良，可于月经第6天开始用雌激素每日1～2mg，连服22天。对青春期痛经，有人认为与黄体功能不足有关，可于月经前数日注射黄体酮10mg，每日1次或口服甲羟孕酮6～8mg至月经前1日停止；或甲地孕酮每天服4mg共20天，于月经来潮第6天开始服用。对年龄较大之排卵性痛经者，也可用甲睾酮10mg，每日2～3次，共8天，于估计排卵前4天开始服用，其特点是不抑制排卵，也可防止疼痛。甲基睾丸素有松弛输卵管肌肉的作用，故特别适用于不育症而痛经的患者，用药期间，基础体温双相，内膜仍有典型分泌期变化。

（三）中药治疗

中医认为痛经主要由于气血运行不畅所致，所谓"不通则痛"。中药治疗痛经最好于月经来潮前3～5天开始服药，并持续治疗2～3个周期以巩固疗效。分型如下：

1. 气滞血瘀　经前或经期下腹胀痛、拒按、下坠感、经行不畅、血色紫黑含块、块下痛减、胸胁作胀、舌质紫或正常、脉沉涩，宜调气活血，行瘀止痛，用血府逐瘀汤加减（《医林改错》）当归9g、生地9g、桃仁12g、红花9g、枳壳6g、赤芍6g、柴胡3g、甘草3g、桔梗4.5g、川芎4.5g、牛膝9g，上述剂量可随症加减，水煎服。

2. 寒湿凝滞　经前或经期下腹疼痛而冷，得热痛减，经行不畅，经色暗赤，经质稀薄，混有血块，舌边紫，苔白润，脉沉紧，宜温经散寒、燥湿化瘀，用温经汤加减，如加茯苓、苍术以化湿去浊。

3. 气血虚弱　经期或经后下腹绵绵作痛、按之痛减、面色苍白、精神倦怠、语音低微、经量少而质清淡、脉虚细、舌淡苔白，宜补气养血，用胶艾四物汤加党参15g、黄芪12g、元胡9g、肉桂3g、补骨脂9g，水煎服。

4. 肝肾亏损　经来色淡量少，经后下腹空痛，腰腿胀，舌淡红苔薄，脉沉细。多见于生育之妇女，宜调补肝肾，可用调肝汤（《傅青主女科》）山药15g、阿胶12g、当归9g、白芍9g、山茱萸9g、巴戟9g、甘草6g，水煎服。

第七节　子宫积脓

一、概述

子宫积脓是较少见的疾病，多发生于绝经后女性，因为绝经后卵巢功能衰退，体内雌激素、孕激素水平低下，阴道上皮细胞糖原含量减少，阴道pH上升，使阴道自净作用减弱，失去防御能力。宫颈纤维组织增生，腺体数目减少，宫颈管缺乏黏液栓保护，易发生上行性感染。颈管狭窄、粘连，宫腔分泌物无法排出，易致宫腔积血或积脓；萎缩的子宫内膜血运减少，缺乏再生和修复能力，又无周期性脱落，为细菌滞留生存提供了良好的条件。当宫腔内长期放置节育器或合并有糖尿病、子宫内膜结核、子宫内膜癌、子宫颈癌等，则更易发生宫腔积液、积脓。据报道绝经后妇女宫腔积液的发生率为11.83%，宫腔积脓的发生率约为0.5%。但随着年龄的增大和绝经时间的延长，发生率将逐渐增高。

二、临床表现

老年绝经后女性，尤其是糖尿病患者有绝经前宫颈电烙、冷冻，或宫颈锥切、严重宫颈炎、阴道炎病史者，典型的宫腔积脓有发热、腹痛和阴道流液等临床表现。可不伴有发热，妇科检查可发现子宫增大、柔软、有压痛，宫旁组织增厚，有时会将增大的子宫误诊为附件包块，要高度警惕子宫积脓的可能性。当脓液较多时可致子宫增大，加之绝经后妇女宫壁薄、弹性差，常并发子宫穿孔破裂，脓液进入腹腔引起腹膜炎及腹腔脓肿，脓肿波及盆腔、腹腔，患者很快就会出现全身毒性反应，出现寒战、发热等脓毒血症、菌血症的症状，甚至发生感染性休克。

子宫积脓临床上可误诊为阑尾炎穿孔、消化道穿孔等疾病，宫腔积脓可发生自发性子宫穿孔，而以急腹症就诊，但由于老年妇女敏感性下降，体温调节能力降低，对疼痛的反应差，绝经后宫腔积脓临床表现常不典型。有的仅以发热而就诊，或因为腹痛、腹部包块就诊时而被误诊为卵巢囊肿或盆腔包块。有的甚至因为尿频及排尿困难而就诊。当患有子宫内膜结核、子宫颈癌或子宫内膜癌时，随着癌肿生长坏死，继发感染，分泌物不断增多；而颈管狭窄粘连时，宫颈分泌物无法排出而更易并发宫腔积脓。

三、辅助检查

（一）血常规检查

白细胞计数增多，以中性粒细胞为主。

（二）B超检查

经阴道超声可以清楚地描述子宫的内膜形态、回声、厚度以及子宫腔有无积液。子宫积脓的超声表现为子宫增大，宫壁较清晰，宫腔内为低回声并有散在的弱点状及小片状回声。

（三）CT检查

宫腔积脓时可见子宫体积增大，宫壁变薄或部分变薄，宫腔内有较大的低密度区，较均质，CT值为20～25HU。当宫颈癌或子宫内膜癌合并有子宫积脓时，CT检查更具有特异性。

（四）MRI检查

MRI可以清晰地显示子宫全貌，尤以矢状位为佳，可以见到宫腔内大量液体信号的存在，在T_1WI常较膀胱内尿液高，宫壁变薄。

（五）病理检查

宫颈分泌物或子宫肌层检查见急性炎细胞浸润可确诊。

四、治疗

（一）治疗原则

绝经后宫腔积脓的治疗原则是保守治疗，但当合并有子宫内膜癌、宫颈癌或并发穿孔时，治疗的关键是尽早行开腹探查术。

（二）保守治疗

1. 去除病因　取出宫内节育器，积极治疗阴道炎、子宫内膜炎、子宫内膜癌、宫颈癌等原发病和糖尿病等并发症。

2. 药物治疗　当患者一般情况好，能耐受口服抗生素，并有随访条件，可在门诊给予口服抗生素治疗。根据药物敏感试验选用抗生素较为合理，但通常需在获得实验室结果前即给予抗生素治疗，因此初始治疗往往根据经验选择抗生素。由于病原体多为需氧菌、厌氧菌及衣原体的混合感染，需氧菌及厌氧菌又有革兰阳性及革兰阴性之分，原则上应该选用广谱抗生素，联合用药。

3. 引流　在超声监测下行低负压宫腔吸引术，取阴道分泌物做细菌培养加药物敏感试验，用敏感抗生素治疗也是一种值得推广的方式。为避免术中造成宫腔出血，脓细胞入血，脓栓转移或栓塞，低负压宫腔吸引时所选用负压一般为200~300mmHg（1mmHg = 0.133 kPa），低于人工流产时所用负压。超声监测宫内无液性暗区后，再用生理盐水加用敏感抗生素反复冲洗宫腔，直至流出液清亮。术后静脉输入敏感抗生素直到体温恢复正常3天为止。引流液还可做细胞学检查以排出恶性肿瘤的可能。排除内膜癌后，短期加用雌激素，可改善生殖道内环境，则疗效更佳。

（三）手术治疗

宫腔积脓若出现子宫穿孔应立即手术。单纯子宫修补术、次全子宫切除术、全子宫切除术均是可考虑的术式。总之，手术方式应根据子宫穿孔程度及患者耐受能力而定。

第八节　急性附件扭转

一、概述

正常卵巢与输卵管活动度极大，可旋转90°而不出现症状。卵巢或输卵管在正常情况下发生重度扭转者较为罕见，一般仅发生于儿童，且与先天发育异常有关。如发生完全性扭转而未能及时诊治者，可引起附件坏死甚至坏疽，导致腹膜炎等严重后果。对于儿童及年轻患者为了保留其正常生育功能，更需及早明确诊断及时处理。

二、临床表现

（一）症状

剧烈体位变动如旋转、翻身后突发下腹尖锐性剧痛，可伴恶心、呕吐，如为不完全扭转，疼痛呈间歇性或慢性持续性。扭转并感染坏死者可出现寒战、高热。

（二）体征

腹部检查：腹肌紧张，触痛，患侧下腹部深压痛，继发感染则有反跳痛。双合诊：正常附件扭转可能扪不到包块。但可发现附件区显著触痛，体温可轻度升高。

三、辅助检查

血常规白细胞计数增多，血沉多正常。B超可发现肿大的附件。多普勒超声探测卵巢血管的血液流速可明确诊断。还可借助CT、腹腔镜协助诊断。

四、治疗

根据术中所发现的输卵管卵巢状况进行相应处理。

（一）解除附件旋转

如大体观察发现血液供应尚可，病变组织损害可恢复，则单纯予以解除旋转以恢复原有血运，这种情况一般属于早期诊断或部分性扭转，未发生静脉血栓形成的病例。解旋后附件组织基本可以复原。为避免再次复发，可缩短卵巢韧带或将卵巢外缘缝合固定于盆腔侧壁或子宫后壁，尤其对需要保留生育功能的儿童及年轻患者更应尽量考虑做保留附件手术。但这一保守治疗有发生栓塞的危险，要在术中仔细分析权衡利弊。

（二）附件切除术

如输卵管或卵巢血管已有血栓形成或已发生坏死，为避免发生肺栓塞，应做附件切除手术，不应解旋。钳夹卵巢血管应选择在扭转部位的近侧端，要密切注意输尿管的位置，附件扭转时常导致邻近腹膜绷紧，呈帐篷样隆起，使输尿管很接近扭转的蒂，钳夹及缝扎时极易损伤。因此最好切开骨盆漏斗韧带的腹膜，游离出卵巢动静脉再行钳夹、切断、缝扎。

（三）腹腔镜手术

在腹腔镜直视下解旋，观察10分钟，缺血部位恢复，组织基本无损者就给以保守治疗；除解旋外还可做卵巢固定手术。

第五章　妊娠滋养细胞疾病

第一节　葡萄胎

妊娠滋养细胞疾病（gestational trophoblastic disease，GTD）是由于胎盘绒毛滋养细胞异常增生引起的一组疾病。主要包括葡萄胎、侵蚀性葡萄胎和绒毛膜癌，后两者又统称为妊娠滋养细胞肿瘤（gestational trophoblastic neoplasia，GTN）。

葡萄胎是一种良性滋养细胞疾病，主要是组成胎盘的绒毛滋养细胞增生，部分或全部水肿变性，各个绒毛乳头呈水泡状，大小不一，其间有蒂相连，形如葡萄也称水泡状胎块（hydatidiform mole，HM），包括完全性葡萄胎和部分性葡萄胎两类。

一、病因及发病机制

（一）病因

可能与精子和卵子的异常受精、病毒感染、细胞遗传异常、早期胚胎死亡、营养等因素有关。

（二）发病机制

病变只局限于子宫腔内，不侵入肌层，无远处转移。其特点为不同程度的胎盘绒毛滋养细胞增生，间质水肿，间质内血管部分或全部消失。完全性葡萄胎水泡状物占满宫腔，无胎儿及其附属物；部分性葡萄胎常呈现水泡、胚胎、胎儿组织并存现象，胎儿多已死亡。滋养细胞过度增生导致产生过多的人绒毛膜促性腺激素，刺激卵巢卵泡内膜细胞，使卵巢发生多发性囊肿改变，称为卵巢黄素化囊肿。

二、病情评估

（一）临床表现

1. 症状　主要表现为停经后阴道出血，多于停经12周左右出现阴道不规则出血，开始量少，逐渐增多，时出时停，可排出水泡样物；可见卵巢黄素化囊肿，一般无自觉症状，偶可发生急性扭转导致急腹症，葡萄胎清除后2~4个月黄素化囊肿可自行消退；常有阵发性下腹隐痛，如是黄素化囊肿扭转或破裂引起则为急性腹痛；妊娠呕吐出现较正常妊娠早，症状重，且持续时间长。

2. 体征

（1）子宫异常增大变软：约2／3患者子宫大于停经月份的正常妊娠子宫，质软，腹部触诊扪不到胎体，且血清HCG水平显著升高；约1／3患者子宫体积与停经月份相符；少数患者子宫小于停经月份。

（2）妊娠期高血压疾病表现：可于妊娠20周前发生高血压、蛋白尿、水肿，且较重，持续时间长，易发展为子痫前期。

（3）甲状腺功能亢进征象：约7％患者出现心动过速、皮肤潮热、震颤，T3、T4升高。

（二）辅助检查

1. 多普勒超声检查　无胎心音，只听到子宫血流杂音。

2. 人绒毛膜促性腺激素（human chorionic gonadotropin，HCG）测定　血HCG、尿HCG居于高值不下或超过妊娠期正常水平。

3. 超声检查　B超可见增大的子宫内充满长形雪花状光影，无正常胎体影像。

三、治疗原则

经确诊，及时清除宫腔内容物，通常一次很难清干净，一周后再次清宫，必要时行子宫切除术，并给予预防性化疗；如黄素化囊肿扭转且发生卵巢血运障碍则行患侧卵巢切除术。

四、护理

1. 心理护理　主动热情接待患者，认真评估患者对疾病的认识和心理承受能力，积极与患者及其家属沟通，讲解葡萄胎的性质、治疗方法、预后等知识，消除患者的紧张焦虑心情，使其积极配合治疗。

2. 病情观察　密切观察患者阴道排出物及腹痛情况，保留会阴垫，观察阴道排出物的性质和量，如发现有水泡样组织送病理检查，出血量大时应注意血压、脉搏、呼吸等生命体征，并及时通知医生。

3. 清宫术术前准备及术中护理　遵医嘱留取标本做HCG测定、血常规、凝血功能测定等必要的检查；术前备血，建立静脉通路，备好催产素、抢救物品药品，协助患者排空膀胱；术中注意患者有无面色苍白、冷汗、口唇发绀，监护血压、脉搏、呼吸，防止出血性休克及肺栓塞发生；术后观察阴道出血及腹痛情况。葡萄胎清宫一次很难清干净，通常于一周后再次清宫，清出物注意挑选靠近宫壁的葡萄状组织送病理检查。

4. 合并妊娠期高血压疾病的护理　应注意水肿及血压情况，并按妊娠期高血压疾病常规护理。

5. 预防感染　阴道出血期间及清宫术后，嘱患者卧床休息，保持外阴部清洁，勤换内衣裤，每日四次监测体温，应用抗生素预防感染。

6. 健康指导

（1）向患者及家属讲解坚持正规治疗和随访的重要性及监测HCG的意义。

（2）嘱其进食高蛋白、高维生素、易消化饮食，保持外阴清洁，保证充足的睡眠，适当活动以提高机体免疫力。

（3）清宫术后禁止性生活和盆浴1个月。

（4）严格避孕1年，避孕方法宜选用阴茎套及阴道隔膜，一般不选用宫内节育器和含有雌激素的避孕药。

（5）葡萄胎有10%～25%患者可能恶变，必须重视清宫术后的定期随访，内容包括清宫后每周查HCG定量测定直至连续3次正常，改为每月复查1次至少持续半年，然后每半年检查1次，共随访两年。同时应注意月经是否规律，定期做妇科检查、盆腔B超及X射线胸片检查，如有异常阴道出血、咳嗽、咯血及其他转移症状要及时就诊。

第二节　侵蚀性葡萄胎

侵蚀性葡萄胎（Invasive mole）是指病变侵入子宫肌层或转移至子宫外。它具有恶性肿瘤的行为，但恶性程度不高，又称"恶性葡萄胎"。大多发生在葡萄胎清除后6个月内，预后较好。

一、病因及发病机制

继发于葡萄胎之后，葡萄胎组织侵蚀子宫肌层或其他部位引起。

二、病情评估

（一）临床表现

1. 症状

（1）阴道出血：是其最常见的症状，葡萄胎清除后黄素化囊肿持续存在不消失，急性剧烈腹痛，有乳房增大，乳头、乳晕、外阴、阴道、宫颈着色，生殖道变软等假孕症状。

（2）转移灶表现：肺是最常见的转移部位，常表现为咳嗽、咯血或痰中带血、胸痛、呼吸困难；其次是阴道、宫旁转移，转移灶常位于阴道前壁，表现为局部紫蓝色结节，破溃后可引起大出血；肝转移预后不良，表现为肝区疼痛，若病灶穿透肝包膜可见腹腔内出血；脑转移预后凶险，表现为头痛、呕吐、抽搐、偏瘫，甚至昏迷。

2. 体征　子宫复旧不全，葡萄胎清除后4～6周子宫未能恢复正常或呈不均匀增大，妇科检查可见子宫增大变软，阴道宫颈转移时局部可有紫蓝色结节。

（二）辅助检查

1. 血、尿HCG测定　葡萄胎清除后9周以上，血、尿HCG测定持续升高或降为正常后又上升。

2. 胸部X射线检查　肺转移的典型X射线表现是棉球或团块状阴影。

3. B超检查　子宫不同程度增大或正常，肌层有高回声团，边界清晰却无包膜。彩超显示血流丰富呈低阻力型血流频谱。

4. 组织学检查　子宫肌层或宫外转移灶中可见绒毛或退化的绒毛阴影。

5. 其他　出现脑转移症状时可做脑部CT，血清及脑脊液HCG测定，血清与脑脊液β-HCG之比小于20∶1时提示有脑转移可能。

三、治疗原则

以化疗为主，手术和放疗为辅的综合治疗。病变在子宫且化疗无效可行子宫切除术，年轻未育者尽量保留子宫，不能保留者仍应考虑保留卵巢。肝脑转移者还可加用放射治疗。

四、护理

（一）心理护理

评估患者及家属对疾病的认识和心理反应，鼓励患者诉说心理感受，促使其接受现实，指导其有效应对目前状态。向其介绍医院环境、医护人员及病友，提供疾病知识、药物治疗及护理方法，帮助患者及家属树立战胜疾病的信心，使其积极配合治疗。认真听取患者及家属的意见，了解他们对疾病治疗与预后的想法。

（二）病情观察

严密观察腹痛及阴道出血情况，记录出血量，出血量多时密切观察血压、脉搏、呼吸情况，并且配合医生做好抢救工作，必要时做好术前准备，仔细观察有无转移症状，发现异常通知医生并积极配合处理。

（三）积极配合治疗

化疗患者按化疗常规护理，手术患者按腹部手术护理常规护理。

（四）有转移灶者的护理

1. 阴道转移患者的护理

（1）转移结节未破者，尽量卧床休息，避免不必要的阴道检查和盆腔检查，严禁阴道冲洗，防止碰破结节引起出血。

（2）减少可能增加腹压的因素，保持大便通畅，患者出现恶心、呕吐、咳嗽等症状时，要积极处理。

（3）配血备用，备好各种抢救药品和物品。

（4）发生阴道大出血时，立即用双拳压迫腹主动脉紧急止血，同时通知医生，积极配合抢救，建立静脉通路，备血，配合医生进行阴道填塞。严密观察阴道出血情况及生命体征，防止出血性休克及感染发生。阴道填塞的纱条必须于24～48小时内取出，取出时必须做好抢救的准备工作，若仍有出血可用无菌纱条重新填塞，注意记录取出和再填塞的纱条数。应用抗生素预防感染。

2. 肺转移患者的护理

（1）密切注意患者有无咳嗽、咯血、胸闷、胸痛、呼吸困难等症状，呼吸困难时可间断吸氧，半坐卧位。

（2）按医嘱应用镇静药物及化疗药物。因肺部直接接受药物，药物浓度较高，所以用药效果较好。

（3）大咯血时，立即给予头低脚高患侧卧位，保持呼吸道通畅，迅速通知医生，建立静脉通路，配血，配合医生进行抗休克止血治疗。

（4）患者出现血胸时，要保持安静，避免剧烈活动，出血多且症状重者可行胸腔穿刺，穿刺时严格无菌操作，防止感染。

3. 脑转移患者的护理

（1）置于单间，专人护理，保持病室安静，空气新鲜，光线柔和，抽搐及昏迷患者要加床档，防止坠床。

（2）嘱患者尽量卧床休息，严密监护，防止脑栓期的一过性肢体失灵、失语、失明等症状引起意外损伤，注意剧烈头痛、喷射性呕吐、偏瘫、抽搐、昏迷等颅内压增高和颅内出血的症状，记录出入水量，发现异常立即通知医生，并积极配合治疗。

（3）抽搐发生时，立即应用开口器，防止舌咬伤，同时通知医生进行抢救。要保持呼吸道通畅，取出假牙以防误吞。抽搐后患者常有恶心、呕吐，为防误吸，应使患者去枕平卧，头偏向一侧。大小便失禁者应留置尿管，定时翻身，做好口腔护理和皮肤护理，防止吸入性肺炎和压疮。

（4）配合做好HCG测定和腰穿检查。腰穿操作时要严格遵守无菌原则，密切观察患者的呼吸、脉搏、瞳孔及意识变化，如有异常立即停止操作，进行抢救，操作时应注意脑脊液流出速度不宜过快，以防脑疝形成，留取脑脊液标本一次不超过6mL。腰穿后患者取头低脚高位6小时，平卧24小时。体温升高或疑有颅内压增高的患者应控制体温和降颅压后再行腰穿。

（5）按医嘱应用止血剂、脱水剂，给予静脉补液、吸氧和化疗，注意严格控制补液量和补液速度，以防颅内压增高。

（五）停药指征

低危患者每周查一次HCG，连续3次阴性后至少再化疗一个疗程；化疗过程中HCG下降缓慢者和病变广泛者及高危患者主张HCG阴性后继续化疗3个疗程。

（六）健康指导

1. 进食高蛋白、高维生素、易消化、无刺激饮食，注意休息，适当活动，有转移灶症状者，应卧床休息，病情解除后可适当活动。保持外阴清洁，节制性生活，注意避孕，化疗停止后一年以上方可妊娠。

2. 严密随访，出院后3个月第一次随访，以后每半年1次直至3年，然后每年1次直至5年，此后每两年1次，随访内容同葡萄胎。

第三节　绒毛膜癌

绒毛膜癌（choriocarcinoma）是一种高度恶性的滋养细胞肿瘤。早期即可血行转移至全身各个组织器官，引起出血坏死。最常见的转移部位依次为肺、阴道、脑、肝等。

一、病因及发病机制

此病可继发于正常或异常妊娠之后，多发生在子宫，也有未见子宫内原发病灶而只见转移灶者。由于不规则增生的滋养细胞和合体细胞广泛侵入子宫肌层及血管引起，镜下找不到正常的绒毛细胞。

二、病情评估

（一）临床表现

1. 症状

（1）有葡萄胎清宫史、流产史、足月产史或异位妊娠史；主要表现为阴道不规则出血，下腹痛，癌组织穿破子宫或脏器转移灶破裂可导致急性剧烈腹痛。

（2）转移灶表现，肺转移者表现为咳嗽、血痰或反复咯血、肺不张、胸痛或血胸；阴道转移者多数为阴道下段前壁出现紫蓝色结节，破溃后可引起大出血；脑转移患者主要表现为头痛、失明、失语、呕吐、抽搐、偏瘫，甚至昏迷，脑转移多继发于肺转移之后，预后凶险，可引起颅内压增高，导致脑疝形成而死亡；肝转移患者则表现为黄疸、肝区疼痛，如果病灶穿透肝包膜可发生腹腔内出血。

2. 体征　子宫复旧不全，葡萄胎清除后4～6周子宫未能恢复正常或呈不均匀增大变软，妇科检查可触及盆腔肿块，阴道宫颈转移时局部可有紫蓝色结节。

（二）辅助检查

同侵蚀性葡萄胎。

三、治疗原则

化疗为主，手术为辅。

四、护理

1. 心理护理　运用沟通技巧争取得到患者的信任，对其表达的悲哀表示同情。为患者提供交流和活动机会，使之增强信心，认识到自身价值，帮其寻找支持系统，纠正消极的应对方式。

2. 病情观察　严密观察腹痛及阴道出血情况，记录出血量，出血量多时密切观察生命体征，做好抢救准备工作。

3. 配合治疗　接受化疗的按化疗患者护理，手术治疗患者按手术护理常规护理，出现转移灶者按侵蚀性葡萄胎有转移灶者的护理措施护理。

4. 减轻不适　采取措施及时处理患者疼痛及化疗不良反应等不适，减轻症状。

5. 健康指导　鼓励进食，做好患者饮食、活动、休息及性生活指导。具体参照侵蚀性葡萄胎患者的护理。

第四节　化疗

目前，化疗已成为恶性肿瘤的主要治疗方法之一，滋养细胞疾病是其中对化疗最敏感的一种。

一、化疗药物的作用机制

1. 影响合成脱氧核糖核酸（deoxyribonucleic acid，DNA）。

2. 直接干扰复制核糖核酸（ribonucleic acid，RNA）。

3. 干扰转录、抑制信使核糖核酸（messenger RNA，mRNA）的合成。

4. 阻止形成纺锤丝。

5. 阻止合成蛋白质。

二、常用的化疗药物

1. 烷化剂类　如氮芥、环磷酰胺，属细胞周期非特异性药物，一般静脉给药，不良反应为骨髓抑制，白细胞下降。

2. 抗代谢药物　如氨甲蝶呤、5-氟尿嘧啶，属细胞周期特异性药物。氨甲蝶呤为抗叶酸类药，一般经口服、肌内注射、静脉注射给药；5-氟尿嘧啶口服不吸收，需静脉注射给药。

3.植物生物碱类　如长春新碱、长春碱，属细胞周期特异性药物，一般静脉注射给药。

4. 细胞毒素类抗生素 如平阳霉素、放线菌素D、阿霉素，是细胞周期非特异性药物，是由微生物产生的具有抗肿瘤活性的化学物质。

5. 其他抗肿瘤药 如顺铂。

三、化疗药物的常见不良反应

1. 造血功能抑制 是不良反应中最常见和最严重的一种，主要表现为外周血白细胞和血小板计数减少，一般能自然恢复且有一定的规律性，红细胞受影响较小。白细胞多在用药一周左右开始下降，停药8～9天最低，2～3天后开始回升，历经7～10天恢复正常水平。血小板下降一般出现稍迟，但下降快，达最低后常第2天即回升，几天后可恢复正常。严重的血小板下降患者常表现为全身出血倾向，如鼻出血、病灶、皮下或内脏出血等，有时发生于血小板稍回升时，而并非血小板最低时，发病凶险，甚至危及生命。

2. 消化道反应 主要表现为食欲减退、恶心、呕吐、口腔溃疡、腹痛、腹泻。

（1）恶心、呕吐、食欲减退多于用药后2～3天出现，5～6天时最重，停药后逐步好转，一般不影响继续用药，严重者可引起水电解质失衡和代谢性碱中毒，同时也使患者对以后的治疗产生焦虑和恐惧心理。

（2）口腔溃疡多出现在用药后7～8天，一般停药一周逐渐消失。

（3）腹痛、腹泻多出现在用药一周后，一般不超过每天3～4次，停药5～6天可恢复正常，若每天大便超过4～5次，应警惕有无伪膜性肠炎发生。

3. 肝肾功能的损害 肝损害主要表现为血清谷丙转氨酶增高，严重者可发生黄疸，停药后多可恢复，若未恢复正常需暂停化疗。有些药如氨甲蝶呤、顺铂可堵塞肾小管，导致肾功能衰竭，环磷酰胺可引起出血性、无菌性膀胱炎。

4. 其他

（1）皮疹和脱发：氨甲蝶呤、5-氟尿嘧啶等可引起皮肤色素沉着、皮疹，甚至剥脱性皮炎；放线菌素D、阿霉素、氨甲蝶呤等会引起脱发。

（2）免疫抑制。

（3）心脏损伤。

（4）周围神经毒性如长春新碱可引起指趾端麻木，复视。

（5）局部组织刺激，痛风样全身性肌肉疼痛。

四、护理

（一）心理护理

耐心倾听患者主诉，关心患者，随时了解其心理变化，及时给予帮助和指导，并介绍同病种治疗效果满意的患者与之交流，向其介绍化疗效果，增强其治疗的信心，取得患者的配合。

（二）用药护理

1. 准确测量体重　化疗药物的用药量需按体重计算和调整，测量体重前护士先校准磅秤，患者须在清晨空腹，排空大小便后，只穿贴身衣裤，不穿鞋。

2. 正确用药　护士应根据医嘱正确配制药液，操作时严格"三查七对"，遵守无菌原则，药液要现配现用，一般不超过1小时，注意有些药物须避光，要用避光罩和避光输液器。用药前护士应熟练掌握药物性质、用药知识、常见的不良反应和护理方法。接触药物时要注意自我保护，戴口罩、帽子、手套，有条件者配药时应用无菌洁净台，用物使用后及时废弃。

3. 注意合理使用并保护静脉　遵照保护血管的原则，从远端小静脉开始穿刺，先注入少量生理盐水，确定穿刺成功后方可用化疗药物。用药时如发现药液外渗，应重新穿刺，渗液部位给予冷敷，如是刺激性较强的药物须用利多卡因或生理盐水局部封闭，以后用金黄散外敷，以减轻疼痛肿胀，防止局部坏死，用药后先用生理盐水冲管再拔针。腹腔化疗者应嘱患者经常变换体位，以保证疗效。

（三）严密观察病情

测量体温，观察有无出血倾向，胃肠道不适及泌尿系统、皮肤和神经系统异常表现，发现异常及时报告医生。

（四）化疗不良反应的护理

1. 消化道不良反应的护理

（1）恶心、呕吐、食欲减退的护理：注意观察患者消化道反应程度，食欲减退者，鼓励多进食，清淡饮食，少食多餐，提供患者平时喜爱的食物和良好的进食环境。有恶心、呕吐时，及时清理呕吐物，遵医嘱给予镇静药、止吐药，合理安排用药时间，必要时静脉补液，记录呕吐量，防止水电解质平衡紊乱。教会患者利用平静和缓的音乐、行为放松技巧和选择合适食物，避免产气的、油性的及辛辣食物以减轻症状。

（2）口腔护理：保持口腔卫生，每次进食后淡盐水漱口，有口腔黏膜充血疼痛者，可给予西瓜霜喷涂；如形成溃疡，给予口腔护理，并做溃疡面分泌物培养，根据药敏试验结果选适当的抗生素与维生素B_{12}液混合后涂于溃疡面；用软毛牙刷刷牙，给予温凉的流质饮食或软食，避免刺激性食物；疼痛严重不能进食者，可在进食前15分钟，局部涂抹0.03％丁卡因，进食后漱口，并局部应用冰硼散、锡类散或甲紫（龙胆紫）。鼓励进食，促进咽部活动，减少咽部溃疡引起充血水肿结痂，必要时遵医嘱给予静脉补液，补充大剂量维生素。口腔溃疡患者如正值骨髓抑制期易引起全身感染、败血症，应警惕，注意监测体温。

（3）腹痛、腹泻的护理：严密观察腹痛情况，腹泻次数、量及大便性质，腹泻1天超过3次要及时通知医生，遵医嘱给药，并留取大便标本做细菌培养，包括厌氧菌培养，严重者记录24小时出入量，防止水电解质平衡紊乱。指导患者进食少渣低脂饮食。因5-氟尿嘧啶可杀灭肠道内革兰阴性杆菌，引起菌群失调，建议最好每天进食2瓶酸奶。

2. 造血系统功能抑制的护理

（1）白细胞降低的护理：定期复查血白细胞计数，白细胞低于$3.0 \times 10^9 / L$及时通知医生，考虑停药，白细胞下降患者机体防御能力下降，易引起感染；白细胞低于$1.0 \times 10^9 / L$，机体已几乎完全丧失免疫力，要进行保护性隔离，严格执行消毒隔离制度，保持室内空气新鲜，定时通风，避免室内放置鲜花等植物，要尽量谢绝探视，禁止带菌人入室。要每天4次监测体温，遵照医嘱应用抗生素、升白细胞药物，并注意观察用药后反应。可进食高蛋白、高维生素、易消化、无刺激饮食，忌食生冷，注意休息。

（2）血小板降低的护理：定期复查血小板计数，血小板低于$50 \times 10^9 / L$时，患者即有潜在性出血，低于$20 \times 10^9 / L$时，即有自发性出血的可能，应密切观察病情，注意患者有无细微的出血征兆，发现问题及时处理。嘱患者禁止做剧烈运动，有颅内出血和阴道出血倾向者要绝对卧床休息，进行各项护理治疗操作时动作要轻柔，穿刺后穿刺点压迫时间要适当延长，防止皮下血肿形成，保持室内空气湿度，防止因空气干燥引起鼻出血；嘱患者使用软毛牙刷，刷牙动作要轻柔，保持大便通畅，必要时输入新鲜血或单采血小板。

3. 肝功能损害的护理　注意患者有无上腹痛、恶心、腹泻及黄疸症状，定期检查肝功能，异常者遵医嘱给予保肝药物治疗。

4. 肾功能损害的护理　嘱患者多饮水，准确记录出入水量，24小时尿量要大于2500mL，必要时静脉输入液体，给予水化，每天监测尿pH，若小于6.5时给予碳酸氢钠口服或静脉输入。注意观察患者有无泌尿系统症状，有无排尿困难及血尿，发现问题及时通知医生。

5. 脱发的护理　化疗脱发给患者造成很大的心理压力，护士应了解其情绪反应，帮助患者正确面对自身形象的改变，告知患者脱发是暂时性的，化疗结束后会再生。协助患者选择假发、围巾、帽子等饰物，争取得到家属配合，多关心患者。

第五节　妇科恶性肿瘤患者介入治疗

妇科恶性肿瘤中宫颈癌最常见，卵巢癌及子宫内膜癌的发病率居第二位。以往主要治疗手段是手术和放化疗，但对妇科中晚期癌疗效并不理想，随着介入放射学的逐渐开展，为妇科中晚期癌开辟了一条新的治疗途径。对中晚期难以手术切除的病例可采用超选择性子宫动脉灌注化疗栓塞术，使肿瘤组织内具有较高的药物浓度，从而杀伤肿瘤细胞，同时采用血管栓塞疗法，阻断其血供，使其缺血缺氧坏死，肿块缩小，减轻肿块与周围组织的浸润，降低其周围淋巴结转移的阳性率，减少术中出血，提高肿瘤的切除率从而提高生存率。

一、术前护理

（一）心理护理

1. 正确评估患者的身心状态，评估内容包括患者的健康状况、病史、病情及有无高危因素，患者及家属对介入治疗的了解程度及心理反应。

2. 妇科恶性肿瘤患者均存在不同程度的绝望心理，对治疗缺乏了解，缺少应有的信心，思想上顾虑重重。因此，首先要建立良好的护患关系，对患者要细心、耐心、充满爱心、给予高度的同情心，治疗前向患者讲解介入治疗的必要性，治疗方法、注意事项、疗效以及可能出现的不良反应和处理方法等，使其了解整个治疗过程，减轻疑虑，克服消极心理，稳定情绪，配合治疗，帮助预防和减少并发症的发生。

3. 若患者情绪紧张，可遵医嘱在术前30分钟给予安定10mg，哌替啶10mg肌内注射，防止情绪紧张，减少迷走神经血管反应。

（二）术前准备

1. 配合医生完善血常规、尿常规、凝血功能测定，心、肝、肾功能检查以及胸片、盆腔B超、MRI或CT等检查。

2. 遵医嘱完成抗生素、普鲁卡因及碘过敏试验，对于过敏体质患者应特别小心，要使用非离子型造影剂。

3. 按医嘱和患者病情需要准备介入治疗所需的药品和物品。

4. 备皮，按穿刺部位做好两侧腹股沟及会阴部毛发的处理。

5. 观察穿刺肢体足背动脉搏动和皮肤温度情况，以便与术中及术后对照。

6. 训练患者床上排便，以免术后不适应。

7. 术前24小时进食流质饮食，4小时禁食水。

8. 术晨测量生命体征，留置尿管。

二、术中护理

1. 协助患者仰卧于操作台上，监测生命体征并做好记录，备好术中所需物品。

2. 整个介入过程严格遵守无菌原则，避免医源性感染，同时要认真执行洗手制度，每项每部位操作后都要洗手。

3. 因手术过程中局麻，患者一直处于清醒状态，要经常询问患者有无不适，严密观察脉搏、心率、面色、表情，发现异常及时报告医生。如有疼痛，可遵医嘱给予止痛药物。

三、术后护理

（一）病情观察

1. 观察生命体征，遵医嘱每30分钟监测血压、脉搏和呼吸1次，连续监测2次，待情况稳定后改为1小时监测1次。

2. 留置导尿管，记录24小时出入量，以了解肾功能情况。

3. 观察术肢疼痛、肢体麻木及肢端血运情况。每小时检查足背动脉搏动情况，注意搏动有无减弱或消失，观察皮肤颜色是否苍白及肢体末梢皮肤温度是否下降，毛细血管充盈时间是否延长，术侧下肢有无疼痛或感觉障碍等情况出现。如果发现趾端苍白、小腿剧烈疼痛、皮温下降、感觉迟钝，则提示可能有股动脉栓塞，应及时报告医生。

4. 术后每2～4小时翻身按摩受压部位一次，预防压疮。

5. 保持各种引流管通畅，记录引流物的量、颜色和性质，每天更换引流袋，发现异常报告医生，及时处理。

（二）穿刺点的护理

由于术中使用扩张器及肝素，穿刺局部不易止血，因此，介入治疗最常见的并发症是穿刺部位血肿和血栓形成。

1. 患者返回病房后，先触摸其足背动脉，如果搏动良好，在穿刺包扎部位用沙袋压迫止血，重新触摸足背动脉，若无异常，表明沙袋压迫得当。局部沙袋压迫8小时，每30分钟观察1次足背动脉搏动及皮肤温度。

2. 嘱患者平卧6小时，术肢制动24小时，制动期间要注意活动踝关节、按摩腓肠肌，防止肢体血栓形成，24小时后可下床活动。

3. 若患者有咳嗽、大量腹水、大便不畅、恶心、呕吐时，要双手加压穿刺部位。

4. 需随时注意穿刺部位有无渗血及皮下淤血，保持敷料清洁干燥，防止感染。

（三）水化护理

水化和利尿是一种能较好预防肾毒性的有效方法。应用顺铂等药物者，介入前充分水化，介入后连续水化利尿3天，每天输液量在3000mL左右，同时在液体中加入维生素类、止血药、止吐药等，根据患者情况调节输液速度，鼓励患者多饮水，保持尿量在3000mL／d以上。

（四）不良反应的观察及护理

介入治疗后，由于化疗药物的不良反应，可能出现恶心、呕吐、发热、腹痛、腹胀、便秘、白细胞下降、阴道出血等症状，可按医嘱对症处理，通常1周左右缓解或消失。

1. 观察体温　由于化疗药物杀死肿瘤细胞引起机体反应，术后3天内患者多有不同程度的发热。每天测体温4次，如体温≥38.5℃，应采取物理降温，同时鼓励多饮水，注意保暖，并保持室内空气流通，限制探视，避免感染，遵医嘱应用抗生素。

2. 消化道反应的处理 由于高浓度、大剂量化疗药物刺激胃肠道，患者常出现恶心、呕吐等消化道反应。护士要关心、体贴患者，经常巡视病房，及时清理呕吐物，保持床单的清洁，认真聆听患者的主诉，与患者及家属沟通交流，了解患者的饮食爱好，给予适合其口味的饮食，注意食物的色、香、味以刺激食欲，提供高蛋白、高维生素、高热量、清淡易消化的食物，少食多餐，保持口腔卫生，保证所需营养的摄取和液体的摄入，以利于体质的恢复。呕吐严重者给予禁食，静脉输液，维持机体的正氮平衡。

3. 骨髓抑制 介入治疗后患者均有不同程度的骨髓抑制，应做好保护性隔离，病房每日用紫外线消毒1～2次，预防交叉感染，如白细胞过低时，应按医嘱使用升白细胞药物，定期检查血常规，必要时输少量新鲜血或给予白蛋白等治疗，提高机体免疫力，以减轻药物的毒性反应。

4. 疼痛管理 腹痛常在栓塞后1小时或栓塞中出现，持续6～12小时，有些持续数天甚至数月，主要是由于局部缺血坏死所致。护士应加强病情观察，注意疼痛的性质、部位、持续时间以及与体位的关系。耐心细致地给患者心理安慰，通过心理护理、放松治疗减轻其痛苦，如疼痛难忍时应酌情给予安慰剂或镇痛剂，以减轻患者的痛苦。

5. 便秘腹胀的护理 因长时间卧床和药物作用，多数患者有便秘情况发生。术后服用番泻叶水，或口服缓泻剂，必要时可用开塞露。

6. 阴道出血的观察 有些患者术后出现阴道血色分泌物或出血，需注意观察出血颜色、量及伴随症状，发现异常及时报告医生。行会阴擦洗一天两次，便后会阴擦洗，更换会阴垫，保持外阴清洁，预防发生感染。

7. 健康指导

（1）嘱患者定期随诊，术后1个月、3个月、6个月复查超声，记录子宫及肿瘤大小的变化。

（2）注意休息和适当的活动，保持心情舒畅，指导患者均衡饮食，增加营养，提高免疫力。

（3）避免去人多的场所，预防交叉感染。注意监测血常规变化，观察病情变化以及肝、肾和造血系统功能的恢复情况。

（4）术后3个月禁止性生活，预防泌尿生殖系统感染。

第六章　妊娠并发症

第一节　妊娠合并原发性高血压

一、概述

原发性高血压是以动脉血压增高为主要临床表现的血管疾患。病因尚未十分明确，但从发病率来看，与年龄有关。我国资料＜20岁者，发病率为3.11%；20～29岁为3.91%；30～39岁为4.95%；40岁以后明显上升。因此，在育龄妇女中，原发性高血压较少见。

二、诊断

正常人的血压在不同生理情况下有一定的波动幅度，当焦虑、紧张、应激状态或体力活动时，血压均可升高。此外，收缩压随年龄的增长上升，故而高血压与正常血压的界线不易划分。血压测量方法和高血压诊断标准如下。

1. 休息15分钟后，取坐位测右臂血压，应反复测量几次，直至血压值相对稳定。舒张压以声音消失为准，如声音持续不消失，则采用变音时数值。同日内间隔1小时，或隔日再次核实。

2. 凡收缩压≥21.2kPa（160mmHg）和／或舒张压≥12.6kPa（95mmHg），经核实即可确诊。血压18.7～21.2／12～12.6kPa（140～160／90～95mmHg）为临床高血压。

3. 以往有高血压史，未治疗3个月以上，此次检查血压正常者，不列为高血压；如一向服药治疗而此次检查血压正常，仍应诊断为高血压。

育龄妇女罹患第一期高血压居多，血管并发症少见，且眼底、心电图、心脏、肾功能检查常无异常，故诊断必须仅以动脉压升高为依据。首次就诊如在妊娠中期，由于外周血管扩张、血液稀释及胎盘形成动静脉短路，可使40%的患者收缩压下降2.7kPa（20mmHg），而使诊断复杂化。首次就诊即有肾功能损害，则难以鉴别为慢性肾小球肾炎或慢性肾盂肾炎引起的症状性高血压，还是由原发性高血压引起的肾脏病变。

三、治疗

（一）一般治疗

1. 劳逸结合，保持足够而良好的睡眠，晚上睡眠10~12小时，中午休息1~2小时，避免和消除紧张情绪，适当使用少量安定剂（如地西泮2.5mg口服），避免过度的脑力和体力负荷，对中重度高血压患者或已有靶器官损害表现高血压患者应避免竞技性运动，特别是等长运动。

2. 减少钠盐摄入（氯化钠限制在1.5~3.0g／d），饮食中维持足够的钾、钙和镁摄入。

3. 控制体重　肥胖的轻度高血压患者通过减轻体重往往能使血压降至正常，对肥胖的中重度高血压患者可同时行减轻体重和降压药物治疗。

4. 控制动脉硬化的其他危险因素　如吸烟、血脂增高等。

（二）降压药物治疗

目前WHO／ISH推荐的抗高血压药有6种，即：利尿剂、β受体阻断剂、钙拮抗剂、血管紧张素转换酶抑制剂（angiotensin converting enzyme inhibitor，ACEI）、血管紧张素Ⅱ受体拮抗剂（ATⅡ-RA）和α受体阻断剂，然而对于妊娠合并原发性高血压的女性，由于其本身的特殊性要考虑孕妇及胎儿的安全，有些降压药物在孕期是禁忌的，利尿剂可进一步减少血容量使胎儿缺氧加重；血管紧张素转换酶抑制剂可能引起胎儿生长受限、羊水过少或新生儿肾功能衰竭，亦可能引起胎儿畸形；血管紧张素Ⅱ受体拮抗剂也有类似于血管紧张素转换酶抑制剂不良反应；长期使用β受体阻滞剂有引起胎儿生长受限的可能。妊娠期使用安全的有以下药物：

1. 肼屈嗪（肼苯哒嗪）　直接松弛小动脉平滑肌，降低升高的全身血管阻力引起降压，收缩压与舒张压均能明显下降，同时可引起代偿性心率加快伴随心排血量增加，不产生直立性（体位性）低血压，因此适合与β受体阻滞剂合用，也可与小剂量利尿剂合用，以防止单用时的体液潴留。常用剂量为10~20mg，2~3次／天，最大量不超过200mg／d。不良反应为用量较大时可引起面红、头痛、心动过速、心悸等。肼屈嗪易致耐药性；由于可加快心率、增加心排血量，对冠状动脉硬化者有时可诱发心绞痛，甚至心肌梗死，应忌用；脑血管病患及心力衰竭者忌用。

2. 甲基多巴　进入中枢后转变为α1-甲基去甲肾上腺素，后者激活中枢神经α2受体而降压；于节后神经末梢作为假递质阻滞肾上腺素能受体，而使外周血管阻力下降，对心排血量和肾血流量无大影响。常用剂量为0.25~0.5g，3次／天，最大剂量不超过2g／d。不良反应有嗜睡、可逆性肝损害、抑郁等。

3. 硝苯地平　于血管平滑肌及心肌组织中细胞膜上特异L型钙通道水平选择性阻滞Ca^{2+}内流而产生其药理作用及治疗效应。通过舒张血管平滑肌，使外周阻力下降，对心排血量无影响，增加肾血流量。常用剂量：10～20mg，3次／天。不良反应有颜面潮红、头痛、水肿、眩晕、心悸、直立性低血压等。

4. 拉贝洛尔　同时阻断α和β-肾上腺能受体达到降压目的，无心肌抑制作用，降低周围血管阻力，口服数天后亦明显减慢心率。常用剂量：100～200mg，2～3次／天。不良反应有与体位有关的眩晕、疲乏、幻觉、胃肠道障碍等。

（三）急进型高血压和缓进型重度高血压的治疗

两者的治疗措施相仿，如出现肾功能衰竭，则降压药物以选用甲基多巴、肼屈嗪、米诺地尔、可乐定等为佳，且不宜使血压下降太多，以免肾血流量减少而加重肾功能衰竭。

（四）高血压危象的治疗

高血压危象的治疗应掌握以下原则：①迅速而适当的降低血压，除去引起危象的直接原因；②纠正受累靶器官的损害恢复脏器的生理功能；③巩固疗效继以维持治疗。

1. 迅速降压　尽快使血压降至足以阻止脑、肾、心等靶器官的进行性损害，在应用速效降压药的过程中要仔细观察血压下降的速度和幅度，防止血压下降超过脑循环自动调节限度。一般来说根据治疗前血压水平，使收缩压下降6.7～10.7kPa（50～80mmHg），舒张压下降4.0～6.7kPa（30～50mmHg）为宜，若血压下降达基线水平的40%可出现脑血流低灌注的症状，并不要求把血压降至正常水平，血压控制后需口服降压药物或继续注射降压药物以维持疗效。可选用下列措施：

（1）硝普钠：25～50mg加入250～500mL葡萄糖溶液中，避光，静脉滴注。起始滴速为20μg／min，根据血压下降情况可逐渐增至200～300μg／min，静脉滴注时间不宜超过72小时，该药起效快作用消失亦快。

（2）拉贝洛尔：同时阻滞α和β肾上腺素受体，其β受体阻滞作用无选择性，一般以25～50mg加入20～40mL葡萄糖溶液中缓慢静脉注射，15分钟后无效者可重复1次，也可以2mg／min速度静脉滴注。伴哮喘、心动过缓、房室传导阻滞者禁用。

（3）酚妥拉明（立其丁）：为非选择性α受体阻滞剂，最适用于血循环中儿茶酚胺升高引起的高血压危象，如嗜铬细胞瘤。5～10mg加入20mL葡萄糖溶液中静脉注射，待血压下降后改用10～20mg加入250mL葡萄糖溶液中静脉滴注以维持降压效果。酚妥拉明可引起心动过速、增加心肌耗氧量，故伴冠心病者慎用。

（4）硝酸甘油：5～30mg加入500mL葡萄糖溶液中，30～50μg／min静脉滴注，连续用24～48小时，尤适用于合并冠心病和心力衰竭者。

（5）人工冬眠：氯丙嗪50mg、异丙嗪50mg和哌替啶100mg加入10%葡萄糖溶液500mL中静脉滴注，亦可使用其一半剂量。

（6）对血压显著增高但症状不严重者可口服硝苯地平10mg。

2. 制止抽搐　可用地西泮10～20mg静脉注射，亦可予25%硫酸镁溶液10mL深部肌内注射，或以5%葡萄糖溶液20mL稀释后缓慢静脉注射，常用量为17.5~20g/24 h。

3. 降低颅内压　存在颅内高压时予20%甘露醇或25%山梨醇溶液静脉快速滴注，半小时内滴完。

4. 其他并发症的治疗

（1）急性脑血管病：急性脑血管病患者除积极抗脑水肿、降低颅内压、防止并发症的发生等治疗外，调整血压亦是重要的治疗措施。血压过低或过高均能加重脑损害，降压药物可选用乌拉地尔、拉贝洛尔等。

（2）急性左心衰竭：治疗关键是尽快降低心脏前后负荷，降低血压同时给予强心、镇静、给氧等治疗，降压可使用硝酸甘油、硝普钠，也可使用钙拮抗剂。

（3）肾功能不全：高血压可导致肾动脉硬化，加重肾功能的损害，故合理降压非常重要，理想的降压药物应在降低血压的同时保持肾血流量、肾小球滤过率，同时降低肾血管阻力，可选用钙离子拮抗剂、α受体阻滞剂。

（4）主动脉夹层分离：控制血压、降低心肌收缩力、解除疼痛是治疗主动脉夹层分离的关键，应采取积极的降压治疗，诊断确定后宜施行外科手术治疗。

（五）产科处理

1. 加强对母儿的监护　注意血压变化，每天至少测量血压2次；注意体重变化，每周测体重1次；定期血尿常规及肝肾功能检查，以及胎儿B超监护、B超生物物理评分，孕32周后做NST以及多普勒脐血流测定。

2. 终止妊娠的时间　轻度原发性高血压孕妇妊娠可达足月；重度原发性高血压或合并中重度子痫前期孕37周时应考虑终止妊娠；严重高血压或合并重度子痫前期经治疗无好转于孕32~34周时应考虑终止妊娠。

3. 终止妊娠的方法

（1）轻中度原发性高血压患者无其他并发症、妊娠足月、宫颈已成熟者可经阴道分娩；需引产终止妊娠者可人工破膜静脉滴注缩宫素经阴道分娩；在分娩过程中应加强监护，如血压明显升高或有胎儿窘迫应放松剖宫产指征。

（2）严重原发性高血压患者有明显动脉硬化或肾功能减退者不宜经阴道分娩，以选择性剖宫产较为安全。

4. 产后仍应加强监护　注意产妇反应以及血压变化，为保证产妇休息与睡眠，高血压病情较重者产后不宜哺乳。

第二节　妊娠合并心脏病

一、概述

据国内报道妊娠合并心脏病的发生率为1.06%，死亡率0.73%，占孕产妇死因顺位的第2位。

二、妊娠对心脏病的影响

（一）妊娠期

血容量增加约35%，心排出量约增加20%，自孕6周开始至32周达高峰，36周后逐渐下降，产后4周左右恢复正常。此外，水钠潴留、体重及耗氧量增加、胎盘–胎儿血循环形成、子宫长大、膈肌升高使心脏位置改变等都加重心脏负担。

（二）分娩期

第一产程，每次宫缩都增加周围血循环阻力及约500mL回心血量。第二产程，膈肌、腹肌、盆底肌肉及骨骼肌均参加分娩活动，更增加心脏负担。此时如屏气时，肺内血液至右心，腹压增加时，内脏血液也涌向心脏。第三产程，胎儿、胎盘娩出后，子宫缩小，腹腔内压力骤减，血向内脏血管区域流注，子宫收缩，大量子宫血流入血循环，这两种血流动力学急剧变化，使心脏负担增加，若心功能不全时，易发生心力衰竭。

（三）产褥期

产后1周内，尤其1～3天，因子宫缩复及产妇体内潴留的大量水分迅速进入血循环，经肾脏和皮肤排出，故心脏负担并未减轻，这种血流动力学的改变，也易导致心功能不全者发生心力衰竭。

故妊娠合并心脏病最危险的时期是妊娠32～34周、分娩期及产褥早期2周之内。

三、心脏病对妊娠的影响

因心脏功能不全、缺氧，引起子宫收缩，易发生流产、早产，引起胎盘胎儿缺氧，胎儿生长受限，分娩时发生胎儿宫内窘迫，甚至胎死宫内。

四、临床表现

（一）病史

1. 既往有无风湿热、关节痛或咽喉痛等病史，何时发现心脏病，曾否做过特殊检查，其结果如何。

2. 以往有无心衰史、发作的诱因。

3. 本次妊娠有无劳累后心悸、气急、发绀及不能平卧等。

4. 了解工作及家庭生活情况，能否保证适当休息。

5. 最近2周内曾否服过洋地黄类制剂，用药量及用法，何时停药。

6. 如为经产妇，需了解以往妊娠期及分娩时心脏功能情况。

（二）症状

1. 轻者 可无症状。

2. 重者 表现为极度疲劳、乏力、心悸、呼吸困难、烦躁不安、咳嗽和端坐呼吸。

3. 晚期 患者可出现相应器官栓塞的症状，肺动脉栓塞者有突然发生的胸痛、呼吸困难、剧咳、咯血、发绀等缺氧症状；大块肺栓塞时出现呼吸困难、窒息感、剧烈胸痛，有时可放射至颈肩部，咳嗽、咯血，大汗淋漓、昏厥。脑栓塞者则还同时出现一侧肢体偏瘫及意识障碍。

（三）体征

1. 一般情况 有无发绀、呼吸困难、水肿、颈静脉怒张等。

2. 心脏 有无扩大，心脏杂音及部位、性质、扩散情况、程度，心率及节律等。

3. 肺部 有无啰音，尤其注意肺底部。

五、心功能分级标准

Ⅰ级：体力活动不受限（无症状）。

Ⅱ级：一般体力活动稍受限，日常工作有易疲乏，心悸，轻度气短，休息时无症状。

Ⅲ级：体力活动明显受限，轻微日常工作即感不适，心悸、呼吸困难，休息后有好转，或过去有心衰史。

Ⅳ级：不能做任何活动，休息时仍有心悸、呼吸困难等心力衰竭表现。

第Ⅰ级为心功能代偿期，第Ⅱ、Ⅲ、Ⅳ级分别相当于心功能代偿不全1、2、3度。

六、检查

（一）X线检查

可见心影呈普遍性增大，以左心室为主，心胸比大于0.5。心搏减弱，酷似心包积液。肺部淤血，肺间质或实质水肿，偶有少量胸腔积液。如合并肺栓塞，则可见栓塞影。

（二）心电图

心电图常缺乏特异性改变，最常见的变化为QRS低电压，非特异性的T波和ST段异常，ST段降低及T波倒置。可有QT间期延长，出现异常Q波，均提示心室肥大、心肌损害；可出现各种心律失常，常见室性期前收缩及左束支传导阻滞。

（三）超声心动图

显示心腔扩大，常以左心室腔扩大更为明显，整个室壁运动减弱，室间隔活动度降低；可见心腔内有附壁血栓，多发生在左心室心尖部，同时多合并有二尖瓣和三尖瓣返流。左心室舒张期末内径 > 2.7cm，舒张期末容积 > 80mL / m^2，通常显示心室扩大；左心室射血分数降低和左心室内径缩短率可反映心室收缩功能下降。此项检查对排除心脏瓣膜病及其他心脏病有很大帮助，且无创伤性。

（四）心导管检查

可做左心导管检查术检测左心室舒张末压和射血分数。然而对于围生期心肌病，此项检查应用极少。

（五）实验室检查

1. 血液常规检查　部分患者出现贫血。
2. 免疫系统检查

（1）以分离的心肌天然蛋白或合成肽作抗原，检测抗ADP / ATP载体抗体、抗β_1受体抗体、抗肌球蛋白重链抗体、抗M_2-胆碱能受体抗体，对本病的诊断具有较高的特异性和敏感性。

（2）补体C_3在部分患者中下降。

七、诊断

妊娠前没有器质性心脏病史，在妊娠末期或产后6个月内，首次发生以累及心肌为主的心脏病；多见于长期营养不良的多胎妊娠的孕产妇；临床表现为呼吸困难、咯血或痰中带血、肝脏肿大、下肢水肿等心力衰竭症状。临床上找不到引起心衰的其他特殊原因的，这种左心室或双心室扩大和心室收缩功能受损为特征者可以诊断为妊娠期心肌病。

八、鉴别诊断

（一）风湿性心脏病、先天性心脏病

这些心脏病或者妊娠前已经明确诊断，或者以前并无症状，到妊娠后期心脏负荷加重后才出现症状。然而通过临床症状和体征，尤其是心电图和超声心动图检查是能做出鉴别诊断的。

（二）妊娠期高血压疾病心脏病

全身小动脉痉挛是妊娠期高血压疾病的基本病理生理变化。该病理变化导致冠状血管痉挛、心肌缺血；重者心肌间质水肿、点状出血及坏死，再加上外周血管阻力增高，血液黏度增加，水钠潴留。本病的病理生理特点是心排血量的降低和外周血管阻力的增高，故发病急骤，迅速出现左心衰竭和肺水肿。其临床表现为：妊娠期高血压疾病面容，面色稍发绀、略带水肿；呼吸困难；端坐时仍有气急；咳嗽，咳粉红色泡沫样痰；心率加快、心尖区有Ⅱ～Ⅲ级收缩期杂音；肺底或满肺均可闻及湿啰音。

如上所述，妊娠期高血压疾病心脏病可发生急性心衰，同时一定伴有高血压、水肿、蛋白尿。X线、心电图和心超声检查均表现为妊娠期高血压疾病心脏病，心脏略扩大，无严重的心律失常。

（三）心肌炎

心肌炎是指由于病毒微生物感染或物理化学因素引起的心肌炎症性疾病。炎症可以累及心肌细胞、间质及血管、心瓣膜、心包以至整个心脏。妊娠合并心肌炎的发病率较以前有所增多。其临床表现取决于心肌炎症的轻重，心肌局灶性炎症可以无症状，严重的心肌弥漫性炎症可发生严重的心律失常、心力衰竭、心源性休克，甚至猝死。然而心肌炎可发生于妊娠前、妊娠的任何时间及产褥期，其病理变化也缺乏特异性，以心肌损伤为主的心肌炎则表现为心肌细胞溶解、肿胀、变性、坏死等。患者可出现轻度心前区不适、心悸，心电图可出现ST-T变化，各种期前收缩，然而无心脏扩大，也无心衰发生。急性重症心肌炎和猝死型心肌炎与重症围生期心肌病的鉴别诊断则很困难，前者的尸检可证明有急性心肌炎。

九、妊娠合并心脏病的治疗

（一）妊娠期治疗

1. 心功能为Ⅰ～Ⅱ级

（1）避免疲劳，每天有10小时以上睡眠。

（2）注意营养，进食高能量碳水化合物、少盐饮食。如有贫血，应寻找原因，积极治疗。

（3）预防感染，避免轻度感冒及上呼吸道感染，一旦发生亦应给予有效治疗。

（4）早期发现心力衰竭症状，妊娠6个月前每2周产检1次，6个月后每周1次，每次复诊应注意有无胸闷、气急、咳嗽、夜间端坐呼吸、脉率增速超过110次／分，呼吸超过20次／分，水肿及肺底啰音等，如出现轻度心力衰竭现象即应入院治疗。

（5）妊娠37周后即可入院待产。

2. 心功能为Ⅲ～Ⅳ级

（1）应考虑终止妊娠。

（2）早孕12周前行人工流产，12孕周以上者可行钳刮术或中孕期引产，若已有心衰，应在心衰控制后再终止妊娠。

（3）初产妇希望继续妊娠者，须衡量心力衰竭程度、治疗效果及家庭环境等因素，以决定处理方法，必须请内科会诊。即使心力衰竭控制后，亦应严格监护。

（二）分娩期的治疗

防止病情加重，预防心衰，防止感染是防治的重点。

1. 待产期　每日有足够的睡眠与休息，避免过劳和情绪激动。进食高蛋白、高维生素、低脂肪饮食，限制食盐量每日不超过4~5g。每4小时测体温、呼吸、脉搏1次，记录24小时出入量。酌情查血尿常规、生化、心电图、肺活量、静脉压、血液循环时间等。及早纠正贫血、维生素B族缺乏、心律失常、妊娠期高血压疾病、上呼吸道感染等各种影响心脏功能的不良因素。

目前多不主张预防性应用洋地黄。对有早期心衰孕妇，常选用作用和排泄较快的地高辛0.25mg每日2次，2~3日后根据效果改为每日1次，不要求达饱和量，以备有加大剂量余地。如有水肿，可用利尿剂，如氢氯噻嗪、氨茶碱、氨苯蝶啶等。

2. 分娩期

第一产程：给予安慰、消除紧张，适当给地西泮、哌替啶等镇静剂。监测血压、呼吸、心率。出现心力衰竭应取半卧位、吸氧，给毛花苷C 0.2~0.4mg加25%葡萄糖液20mL缓慢静注，必要时4~6小时可重复给药。产程开始即给抗生素预防感染。

第二产程：要避免产妇用力屏气，宫口开全后，在局麻下行会阴侧切助娩，以缩短第二产程。应避免高位产钳或困难手术，死胎行穿颅术。助产时，胎儿不宜娩出过速，以避免腹压骤降。腹部应放置沙袋。

第三产程：胎盘排出后应包扎腹部，立即肌注催产素10~20 U，禁用麦角新碱，以防静脉压增高引起心衰。若发生产后出血需输血时，应注意控制输血速度。

分娩方式的选择：心功能Ⅰ~Ⅱ级，胎儿中等大小，胎位正常，产道条件良好，可考虑阴道分娩。心功能Ⅲ~Ⅳ级，心功能虽Ⅰ~Ⅱ级但具有产科指征者，均应选择剖宫产。目前主张对心脏病可放宽剖宫产指征。因实践证明剖宫产能减少宫缩引起的血流动力学改变，减轻心脏负担。麻醉选择硬膜阻滞麻醉为好，麻醉平面不宜过高。施术时应取左侧15°上身抬高位，以预防仰卧位低血压综合征。已有心衰时，先控制心衰再手术比较安全，应适当限制输液量，以24小时1000mL为宜。

3. 产褥期　产后3~7日容易发生心衰，应绝对卧床休息，取半卧位，不宜哺乳，间歇吸氧，给广谱抗生素预防感染。密切观测体温、呼吸、心率，必要时应用强心剂。不宜再次妊娠者，可在产后一周病情稳定时行绝育术。

4. 心力衰竭及急性肺水肿　半坐卧位，通过加酒精湿化瓶吸氧，减低肺泡表面张力，改善呼吸；吗啡0.01g肌肉注射（肺源性、发绀型及胎儿娩出前4小时应慎用）；氨茶碱0.25g加25%葡萄糖液20mL静脉缓注；强心剂之应用，多选快速毛花苷C 0.2~0.4mg／次，毒毛旋花子甙K 0.25~0.5mg／次，中效的地高辛0.25~0.5mg／d。

第三节　妊娠合并阑尾炎

一、概述

妊娠期阑尾炎发病率较高，因妊娠子宫逐渐增大，盲肠的位置向上向外移动。在妊娠后半期，约50%以上孕妇的盲肠居于或超越髂嵴平面之上，以致阑尾位置随之移动。妊娠期阑尾炎病理进展很快，易发生穿孔致弥漫性腹膜炎，母子双方死亡率均高，应特别注意。

二、临床表现

（一）症状

起病时常觉上腹部或脐周围不适，渐渐移至右下腹，伴有恶心，有或无呕吐。由于妊娠期与产褥期的急性阑尾炎症状和体征常不典型，病情发展迅速，而且病情的严重性常被掩盖，因此必须格外提高警惕性。鉴于妊娠期阑尾炎被误诊的后果极为严重（致死率高），故剖腹探查是怀疑妊娠期阑尾炎时被允许，而且认为是必要的诊断手段之一。

（二）体征

妊娠早期右下腹麦氏点或稍高处有明显压痛或肌紧张。妊娠晚期因增大的子宫使阑尾移位，故压痛点常偏高。在孕3个月末，压痛点可在髂嵴下2～3cm处；孕5～6个月时，在髂嵴水平；孕8个月时，可达髂嵴上3～4cm处。如阑尾周围有粘连，也可不升高而位于子宫后方或外侧。

三、辅助检查

1. 白细胞升高，中性粒细胞核左移。但正常妊娠期白细胞在（6～16）×10^9，分娩期可达（20～30）×10^9，因此白细胞计数对诊断帮助不大。如白细胞持续 > 18×10^9 或计数在正常范围，但分类有核左移，也有意义。

2. 超声检查　可见增大的阑尾呈不可压缩的暗区与多层管状结构，最大直径可超过6～7cm。超声波诊断的敏感性为100%，特异性为96%，准确性为98%。

四、诊断与鉴别诊断

1. 疼痛沿脐周开始，后渐转移至右下腹，腹部压痛在麦氏点尤甚，腹肌紧张，有反跳痛，常伴恶心、呕吐、发热、脉率增快。肛查时直肠前壁可有触痛。

2. 血中白细胞数升高达$10.0×10^9$/L以上，中性多核细胞百分率增高。

3. 早期妊娠合并阑尾炎应与异位妊娠、急性输卵管炎及卵巢囊肿扭转鉴别。中期妊娠时，阑尾炎的压痛点升高，应与肾盂肾炎、肝胆疾病区别，妊娠晚期要与胎盘早剥鉴别。产褥期阑尾炎应与产后子宫收缩痛及附件炎相鉴别。产褥期腹壁松弛，阑尾穿孔可无典型腹部症状，应加注意。

五、治疗

1. 急性发作者，不论妊娠何期均应手术。
2. 症状及体征不典型者，应在严密观察下应用有效抗生素治疗。
3. 手术切口在妊娠中期，一般宜做略高于麦氏点的腹直肌旁切口。
4. 阑尾切除时，尽量不同时行剖宫产术，以免感染扩散。
5. 个别足月妊娠需行剖宫产时，应先行腹膜外剖宫产，再切除阑尾。术时应做细菌培养及药敏试验，选用有效抗生素。

第四节　妊娠合并急性病毒性肝炎

一、概述

妊娠合并肝脏疾患较常见为病毒性肝炎，病毒性肝炎是严重危害人类健康的传染病，病原主要包括甲型（hepatitis A virus，HAV）、乙型（hepatitis B virus，HBV）、丙型（hepatitis C virus，HCV）、丁型（hepatitis D virus，HDV）、戊型（hepatitis E virus，HEV）及庚型6种病毒。以乙型常见，可发生在妊娠任何时期。其他型肝炎症状重、预后差，据国内统计孕妇肝炎发生率约为非孕妇的6倍，而急性重型肝炎为非孕妇的66倍，是孕产妇主要死亡原因之一。妊娠期肝病易加重是因为孕期妇女新陈代谢明显增加，需要营养物质增加，血清蛋白、血糖、糖原储备及糖耐量均较非妊娠妇女低，加之全身血容量增加，肝内血循环量相对降低，同时肝脏负荷增加，故易患肝炎，且肝功能不易恢复。分娩过程产妇疲劳、出血对肝脏也有严重影响。

二、病史

（一）甲型肝炎

有与病毒性肝炎患者密切接触史，其潜伏期相对较短，一般为2～6周，平均4周。

（二）乙型肝炎

主要由血液、唾液和精液传染易感人群，被感染后的潜伏期为4～24周，平均约12周。携带者母亲对新生儿的传播称垂直传播，HBV-DNA阳性者若不行阻断治疗，可导致80%的新生儿被感染。

（三）丙型肝炎

虽然有其他的途径可被感染，但经输血后传播占95%以上。母婴垂直传播也是丙型肝炎病毒传播的主要途径之一。潜伏期平均为8周。

（四）丁型肝炎

有明显的地理变化性，常在HBV感染的基础上才能发生，可分为同时感染和重叠感染。前者的潜伏期为4~20周，与乙型肝炎基本一致；后者则是在原有HBV感染的基础上重叠感染HDV，常表现为持续性感染及病情较重。

（五）戊型肝炎

传播类似于HAV，其潜伏期为2~8周。

（六）庚型肝炎

庚型肝炎是由目前新发现的新型肝炎病毒引致，一般较乙型或丙型肝炎为轻。

三、临床表现

（一）症状

各型肝炎的临床表现不尽相同，但大部分患者均出现不能用早孕反应或其他原因解释的消化系统症状，如食欲减退、恶心、呕吐、腹胀、乏力、肝区疼痛。部分患者则出现畏寒、发热、黄疸及皮肤一过性瘙痒。

至于急性或亚急性重症肝炎则起病急、病情重，患者在短时间内出现精神神经症状，如嗜睡、烦躁、谵妄、抽搐、昏迷等。

（二）体征

皮肤巩膜黄染，妊娠早、中期可触及肿大的肝脏，肝区有触痛或叩击痛。妊娠晚期由于宫底升高，肝脏触诊较困难。

重症肝炎患者黄疸迅速加深，肝脏叩诊其边界明显缩小，有肝臭。出现明显的腹腔积液和出血倾向；晚期出现肝昏迷，神志完全丧失，无法唤醒。浅昏迷时，对痛刺激和不适体位尚有反应，腱反射和肌张力仍亢进，但扑翼样震颤常因患者不合作无法引出。深昏迷时，各种反射消失，肌张力降低，瞳孔常散大。可出现阵发性惊厥、踝痉挛和换气过度。

四、辅助检查

（一）血常规

急性期白细胞常稍低或正常，淋巴细胞相对增多。慢性肝炎的白细胞常减少。血小板计数也会减少。

（二）肝功能

丙氨酸氨基转移酶（alanine aminotransferase，ALT）、天冬氨酸氨基转移酶（aspartate aminotransferase，AST）升高，反映肝实质损害。总胆红素增高。

（三）病原学及血清学检测

1. 甲型肝炎　在潜伏期和急性早期，可检测到HAV病毒与抗原。可使用免疫电泳或CDNA-RNA分子杂交技术和聚合酶链反应（polymerase chain reaction，PCR）反应推测HBV-RNA。用放射免疫和酶联免疫检测甲型肝炎抗原。抗HAV-IgM急性期患者发病第一周即阳性。抗HAV-IgG在急性期后期和恢复早期出现。

2. 乙型肝炎　HBsAg阳性是HBV感染的特异性标志。血清中抗-HBs阳性，提示有过HBV感染，它是一种保护性抗体。HBeAg是核心抗原的成分，阳性表示肝细胞内有HBV活动性复制。抗-HBe的出现意味着血清中Dane颗粒少或无，传染性低。单项抗-HBc阳性表示过去可能感染过HBV。

应用DNA分子杂交和PCR技术测定。HBV-DNA阳性则表示体内有HBV复制。DNA聚合酶为HBcAg核心成分，阳性为HBV存在的直接标志之一，并表示体内病毒在复制。

3. 丙型肝炎　血清中出现HCV抗体可诊断是HCV感染。还可以通过逆转录RNAPCR检测血中HCV-RNA。

4. 丁型肝炎　血清HDAg可在急性肝炎的潜伏期后期和急性期早期被检测到。抗HDV-IgM在HDV感染时，临床症状出现数天后呈阳性，抗HDV-IgG随后阳性。用分子杂交技术、PCR法可测定血清和肝脏内病毒核酸的存在。

5. 戊型肝炎　在潜伏期末和急性期初期的患者粪便中，可用免疫电镜检测到27～34mm病毒样颗粒。急性期患者血清内含有高滴度的IgM抗体，在恢复期患者血清内可测出低水平的IgM抗体。

6. 庚型肝炎　可以采用抗-HGV酶联免疫试验法和逆转录套式聚合酶链反应法进行检测。

五、诊断

（一）症状

有厌食、恶心、呕吐、腹胀、乏力、大便溏薄、肝区疼痛等消化道症状，有时也可有黄疸。

（二）体征

肝大，肝区压痛或叩痛，皮肤、巩膜黄染。

（三）辅助检查

ALT升高，肝炎病毒抗原系统血清学标志物呈阳性或测得病毒RNA。

六、鉴别诊断

（一）妊娠期肝内胆汁淤积症（intrahepatic cholestasis of pregnancy，ICP）

大多数学者认为雌激素升高是产生ICP的原因，本病有家族性发生的倾向。绝大多数胆汁淤积的产妇会在妊娠晚期出现皮肤瘙痒，有时症状会出现在妊娠中期。约10%的产妇在瘙痒症状出现数天后会发展为黄疸。除了因搔抓产生的表皮剥落外一般不会伴随皮肤改变。患者一般情况较好，ALT和AST正常或轻度升高，血清中胆红素升高、胆酸盐明显升高。症状和体征持续至分娩后迅速消失。

ICP对妊娠的影响是早产及胎儿宫内窘迫可导致死胎、死产和产后出血的发生。本病易与妊娠期出现黄疸的肝病相混淆，应注意鉴别。

（二）妊娠剧吐引起的肝损害

多见于第一胎孕妇，由于反复呕吐和长期饥饿，引起失水、电解质紊乱和代谢性酸中毒，使肝、肾功能受损，出现黄疸，转氨酶增高。但在补足水分、纠正酸碱失衡及电解质紊乱后，病情迅速好转，肝功能可完全复原。有时可与无黄疸型肝炎混淆，肝炎病毒抗原系统血清学标志可协助鉴别。

（三）急性脂肪肝

急性脂肪肝为妊娠晚期特有的疾病，是由于肝细胞急性脂肪变性引起的肝功能障碍，母儿病死率高。常发生于妊娠34周以后的初产妇，临床上早期出现突发性肝区或上腹部疼痛、恶心、呕吐，呕吐物为咖啡色。1~2周后病情迅速恶化，出现全身皮肤出血点，黄疸明显，并进行性加重，出现少尿、DIC、肝肾功能衰竭、肝性脑病、昏迷，与急性肝萎缩不易鉴别。实验室检查表现为白细胞明显升高，血小板减少，凝血酶原时间延长，严重的低血糖。血清胆红素升高，但尿胆红素阴性。ALT升高，但一般 < 300 U／L，而重症肝炎常在1000 U／L左右。B超检查可见肝区弥漫性密度增高，呈雪花状强弱不均。肝穿刺活检可在肝小叶中央区的肝细胞内见到呈蜂窝状的小脂肪空泡，肝细胞脂肪变性。

（四）药物性肝炎

一般病史中均有服用对肝脏有害的药物史，如氯丙嗪、异烟肼、呋喃妥因、磺胺类或乙醇中毒等。其临床症状与病毒性肝炎相似，但可伴有皮疹、皮肤瘙痒、关节疼痛、蛋白尿及嗜酸粒细胞增高。停药后恢复较快。

七、治疗

（一）门诊治疗

产前检查发现有肝炎症状及肝炎接触史者应做肝功能及病原学检查，或转肝炎门诊，对可疑患者给保肝药物，定期复查。确诊肝炎者及时隔离，并作传染病疫情报告。

（二）病房诊疗

妊娠合并肝炎患者已近预产期或已有产科情况，应收住入隔离病房待产。

1. 妊娠期病毒性肝炎与非孕期肝炎处理相同，卧床休息，给予高蛋白、低脂肪及富含维生素饮食。应用中西药物保肝治疗，避免用损害肝脏的药物，如镇静、麻醉、激素类。注意预防感染，严格消毒及使用广谱抗生素。观察凝血功能变化，防止产后出血。

2. 已临产者，正确处理三个产程：第一产程要适当补充水分及营养，避免疲劳，给静脉补液并配血备用。宫口开全后可行胎头吸引或产钳术助产，以缩短第二产程。防止产道损伤及胎盘残留，胎肩娩出后即给静脉注射催产素10～20 U，以减少产后出血。若有严重肝损害或合并有妊娠期高血压疾病者，要慎用麦角新碱，以减少毒性反应。

3. 新生儿出生后抽取静脉血做相关血清学和病毒学检查。HBV-DNA阳性产妇不宜哺乳，新生儿应接种乙肝疫苗，并肌注乙型肝炎免疫球蛋白。

4. 重症肝炎的治疗

（1）预防及治疗肝昏迷：应限制蛋白摄入，控制血氨，保持大便通畅，减少氨及毒素的吸收，口服新霉素。给谷氨酸钠（钾）23～46g或精氨酸每日25～50g静脉滴注以降低血氨，改善脑功能。复方支链氨基酸250mL，每日1～2次静滴，其能调整血清氨基酸比值，使昏迷者清醒。胰高血糖素1mg、胰岛素8U溶于10%葡萄糖液250mL内，再加50%葡萄糖液20mL、10%氯化钾8mL缓慢静滴，可促进肝细胞再生。再给辅酶A 50U、三磷酸腺苷20mg、新鲜血浆、人体白蛋白等治疗，既补充营养又增强免疫功能。

（2）预防及治疗DIC：有凝血功能异常时，应补充新鲜血浆、抗凝血酶Ⅲ，必要时可用肝素治疗，使用肝素量宜小，临产后及产后12小时内不宜应用。

（3）经积极治疗后，应考虑引产或行剖宫产，以减轻肝脏负担。

5. 预防 乙型肝炎及丙型、丁型、戊型肝炎的母婴直接传播，应受到重视。乙型肝炎母亲表面抗原阳性者，新生儿感染率高达40%，且受感染儿易成慢性。除加强宣教、保健，减少各种传播机会外，应对新生儿进行主动、被动联合免疫治疗，即出生后即刻肌注乙型肝炎免疫球蛋白（hepatitis B immunoglobulin, HBIG）200IU，并在不同部位肌注乙型肝炎疫苗10～20μg，出生后1、6个月再注射10μg。联合应用的有效保护率达94%。

第五节　妊娠合并急性脂肪肝

一、概述

妊娠急性脂肪肝（acute fatty liver of pregnancy，AFIP）又称妊娠特发性脂肪肝，是发生在妊娠晚期的一种罕见的严重并发症，母儿病死率高。此病的病因及发病机制至今尚不清楚，且只有终止妊娠才有痊愈的希望，故推测可能与雌激素水平增高、孕妇线粒体脂肪酸氧化障碍、遗传因素等有关。

二、临床表现

（一）病史

妊娠急性脂肪肝常发生于孕35周左右，初产妇、双胎妊娠和男婴较易发生。以往无肝病史，无肝炎接触史。

（二）症状

1. 早期症状　起病急骤，乏力、食欲缺乏、恶心、反复呕吐、上腹痛等。

2. 黄疸　早期症状持续一周左右出现黄疸进行性加深。常伴有高血压、水肿、蛋白尿等症状，部分病例可有发热。

3. 继而出现上消化道出血、腹水。

4. 肝性脑病表现　出血倾向、意识障碍、淡漠、嗜睡、昏迷等。

5. 肝肾综合征表现　肝功能不全，同时肾功能衰竭导致少尿、无尿。

6. 其他　低血糖、酸中毒、DIC、死胎、早产、死产等。

三、辅助检查

（一）实验室检查

1. 白细胞计数升高（$\geqslant 15 \times 10^9 / L$），血小板计数下降（$< 100 \times 10^9 / L$），外周血涂片可见肥大血小板、幼红细胞、嗜碱点彩红细胞。

2. 血清转氨酶轻度或中度升高（一般ALT不超过300 U／L）。血清碱性磷酸酶明显升高。血清胆红素升高（但很少 $> 200 \mu mol／L$）。

3. 血糖降低，血氨升高。持续性重度低血糖是本病的一个显著特征，常可降到正常值的1／3～1／2。血氨在早期即可升高，昏迷者则高于正常10倍。

4. 凝血因子指标异常，以下列指标为主：凝血酶原时间延长，部分凝血活酶时间延长，血浆抗凝血酶Ⅲ减少，纤维蛋白原减少。

5. 血尿酸、肌酐和尿素氮均升高。高血尿酸与肌酐、尿素氮不成比例。

6. 尿蛋白阳性，尿胆红素阴性。尿胆红素阴性是重要的诊断依据之一，但尿胆红素阳性也不能排除妊娠急性脂肪肝。

（二）影像学检查

1. B超　显示肝大或肝萎缩，主要表现为肝区弥散的回声细密、均匀、增强，呈雪花状；而肝实质远场回声衰减，呈脂肪肝所特有的前强后弱的回声特点。

2. CT检查　不同程度肝密度减低。严重者肝实质密度低于肝血管密度。

（三）病理检查

当高度怀疑妊娠急性脂肪肝时应及早在DIC发生前做肝穿刺活组织检查。镜下检视典型病理变化为肝细胞弥漫性、微滴性脂肪变性，即肝细胞胞质内充满微小脂肪滴，呈蜂窝状，细胞核位于中央，肝小叶结构基本正常，脂肪染色阳性。微血管内脂肪堆积和浸润、脂肪空泡形成。一般无肝细胞坏死和炎症细胞浸润。

四、诊断标准

1. 肝组织学检查是确诊的唯一方法。

2. 依据病史、临床表现、实验室检查指标，结合影像学检查进行诊断。

凡妊娠晚期急骤起病，出现胃肠道症状、腹痛、进行性黄疸，尤其出现意识障碍、少尿、DIC等肝肾衰竭表现者都要考虑到本病。若实验室检查显示除肝肾功能指标受损外，有持续重度低血糖、血胆红素高而尿胆红素阴性等特点者，更要高度怀疑妊娠急性脂肪肝，B超和CT对及早检出脂肪肝很有意义，一旦临床高度疑诊或初步诊断本病，则应立即积极治疗并迅速终止妊娠。有条件者，争取在凝血功能尚正常时行肝穿刺活组织检查以便确诊。

迄今为止绝大多数本病病例均为死亡后方得以做病理检查而确诊。因而临床诊断虽非确诊，但对治疗起决定作用。

五、鉴别诊断

（一）暴发性病毒性肝炎

血清免疫检查HBsAg等二对半阳性，血清转氨酶显著升高（可达1000 U／L），尿三胆阳性，血尿酸不高，白细胞计数正常，肾功能衰竭出现比较晚等可与妊娠急性脂肪肝鉴别，组织学特点也不一样：肝细胞广泛坏死，肝小叶结构被破坏。

（二）HELLP综合征

HELLP综合征是妊娠期高血压疾病发展过程中一个特殊的严重类型，主要表现为溶血、肝酶升高和血小板减少。有血压升高等妊娠期高血压疾病表现。无低血糖症，这是HELIP综合征与AFIP之间一个很重要的鉴别要点。

六、治疗

目前尚无特效疗法，一般采取对症治疗，有人主张提前剖宫产可能使母婴获救。应用激素，去脂药物多无效果。分娩时应注意防治因肝功能衰竭所引起的弥散性血管内凝血。如能度过分娩，产后肝功能可逐渐恢复。

第六节　妊娠合并肝内胆汁淤积症

一、概述

妊娠期肝内胆汁淤积症（intrahepatic cholestasis of pregnancy，ICP），又称特发性妊娠黄疸，是一种在妊娠期出现的以皮肤瘙痒及黄疸为特征的并发症。早产率和围生儿死亡率高。ICP的发病率存在着明显的地区和种族差异。国外，智利发病率高达14%，欧洲、北美ICP诊断率仅为0.01%～0.02%。国内报道四川和上海的发病率较高。

ICP对母亲无严重危害，但对围生儿却有严重的威胁，可发生早产、胎儿宫内窘迫，重者还可发生无法预测的胎儿宫内突然死亡、新生儿颅内出血及新生儿神经系统后遗症等。

二、病因

确切的发病原因目前尚不清楚，然而各方面的研究提示它的发病与雌激素有密切关系，雌激素水平过高导致胆酸代谢障碍；影响了肝细胞膜对胆酸的通透性，使胆汁流出受阻；雌激素还与肝细胞表面的雌激素受体结合，改变肝细胞蛋白质的合成，引起胆汁回流增加。此外，临床上还发现遗传因素在ICP发病机制中起作用，它可能是外源性因素重叠遗传因素的结果。

三、临床表现

（一）症状

1. 瘙痒　ICP患者在妊娠中、晚期出现瘙痒。一般约80%的患者在妊娠30周后出现，瘙痒常与黄疸共存，分娩后瘙痒立即减轻，常于数日内消失，也有数小时消失的。瘙痒一般多见于掌面和足底，后可发展到股部、上肢、背部和胸腹部，其程度各不相同，轻者仅搔抓数下，也可发展到全身严重瘙痒。瘙痒常在夜间加剧，但患者常可耐受，仅极个别患者因无法入睡而需终止妊娠。

2. 少数患者疲乏、食欲不振，极少数出现恶心、呕吐、失眠。

（二）体征

1. 皮肤抓痕　四肢及全身的瘙痒处可见抓痕。

2. 黄疸　15%～50%患者在瘙痒发生数日后出现黄疸，一般程度较轻，仅角膜轻度黄染。黄疸持续到分娩后数日内消退，极个别的可持续至产后1个月以上。

3. 大多数患者尿色变深，粪色变浅。肝脏触诊稍大但质地软，无压痛。

四、辅助检查

（一）实验室检查

1. 胆汁酸　血清胆汁酸水平增高是ICP的特异性指标。正常血清胆汁酸的参考范围是0.74～5.64μmol/L。

ICP患者胆汁酸轻度增高为<10μmol/L；中度增高为10～15μmol/L；重度增高为>15μmol/L，重度ICP患者甚至其值可高达正常妊娠的10倍以上。

胆汁酸也是早期诊断ICP的敏感指标。

2. 肝功能　大多数ICP患者的ALT、AST有轻中度增高，可升至正常水平的2～10倍，ALT较AST更为敏感。部分患者的血清胆红素水平有轻中度增高，但很少超过85.5μmol/L，直接胆红素和总胆红素均有改变。

碱性磷酸酶（alkaline phosphatase，AKP）常升高，然而由于妊娠20周以后胎盘同工酶释放的作用，故AKP升高在诊断ICP时无明显价值。

其他常见的胆汁淤积酶标志物如γ-GT和5'-核苷肽酶等在诊断上意义不大。

（二）B超

肝脏正常大小，找不到肝胆系统肿瘤及结石，肝区光点粗糙。

五、诊断标准

1. 妊娠期出现瘙痒及黄疸，产后数小时或数日内消失。

2. 血清胆汁酸的增高和AST、ALT轻中度增高。

3. 产后胎盘检查可见到母体、胎儿面均有不同程度的黄色和灰色斑块，镜下可见到羊膜及绒毛膜块上胆盐沉积、滋养叶细胞肿胀、绒毛基质水肿。

六、鉴别诊断

本病应与病毒性肝炎鉴别。病毒性肝炎患者常有明显的消化道症状；无黄疸型肝炎可以不出现黄疸且皮肤瘙痒可有可无；肝脾触诊均有肿大，且肝脏压痛明显；肝功能检测转氨酶呈数倍或数十倍增高，但胆酸及胆汁酸并不明显增高；各型肝炎流行病学及血清学检测可找到抗原/抗体。做细针快速肝穿刺检查可见到肝细胞变性及大量炎性细胞浸润。

如病毒性肝炎得不到及时、正确的治疗，分娩会促使病情加重，且产后症状、体征和实验室检查均不会转为正常。

七、治疗

本病无特殊治疗，有症状者以保肝对症治疗为主。可应用考来烯胺（消胆胺）、维生素C、中药茵陈蒿汤加减等，有一定减轻瘙痒及黄疸的作用。凝血酶原低下者可补充维生素，临产后加酚磺乙胺等药物，产后用催产素预防出血，孕期及分娩期应加强胎儿宫内监护。

第七节　妊娠合并缺铁性贫血

一、概述

贫血是妊娠期常见的并发症。由于妊娠期血容量增加是以血浆容量增加多于红细胞，致血液稀释。所以红细胞计数 $< 3.5 \times 10^{12} / L$，或血红蛋白值 $< 100g / L$，或血细胞比容 < 0.30 才诊断为妊娠期贫血。国内统计发病率为 $10\% \sim 20\%$，以缺铁性贫血为主，巨幼红细胞性贫血较少，再生障碍性贫血则更少见。

孕妇多因铁摄取不足或吸收不良而发生缺铁性贫血。贫血严重时，孕妇可发生心肌缺氧，导致贫血性心脏病，可引起胎儿生长受限、早产、死胎。由于贫血降低了机体抵抗力，更易引起重症感染等并发症。

二、临床表现

（一）病史

有引起缺铁性贫血的原发病史，如慢性肝病、肾病、慢性胃炎、胃酸缺乏、慢性失血、寄生虫病（肠钩虫病等）。

（二）症状

主要取决于体内缺铁的程度，急性缺铁阶段可无症状，随着血红蛋白（hemoglobin，Hb）和红细胞（erythrocyte，red blood cell，RBC）的下降，出现头晕、头痛、耳鸣、眼花、全身无力、记忆力减退、活动后心悸、气促。严重者甚至出现全身水肿、贫血性心脏病和充血性心力衰竭症状。

1. 轻者仅出现皮肤、口唇黏膜及眼睑结膜苍白。

2. 指甲可变得薄而脆或呈扁平甲、反甲或匙状甲，舌乳头萎缩，严重者呈光滑舌并可伴舌炎。

3. 长期严重的贫血则出现心脏扩大，心脏听诊在二尖瓣和肺动脉瓣区可闻及收缩期杂音。

三、辅助检查

（一）血象

缺铁性贫血属小细胞低色素性贫血，血红蛋白 < 100g／L，红细胞平均容积 < 80μm^3，红细胞平均血红蛋白容量 < 28 pg，红细胞平均血红蛋白浓度 < 30%。

血涂片中红细胞大小不一，红细胞分布宽度增加，细胞中心淡染区扩大。网织红细胞计数正常或轻微增多。白细胞计数和血小板计数一般多在正常范围。

骨髓象：红细胞系统增大活跃，以中、晚、幼红细胞增生为主。各期幼红细胞体积较小，胞质少，颜色较正常深，边缘不规则，核小而致密。细胞核畸形常见。骨髓铁染色细胞内外铁均减少，尤其以细胞外铁减少更明显，这是诊断缺铁性贫血的可靠指标。

（二）生化检查

1. 铁代谢检查　血清铁降低 < 8.95μmol／L（60μg／dL）；总铁结合力升高，> 64.44μmol／L（300μg／dL）。运铁蛋白饱和度明显减低到10%~15%以下。血清铁蛋白是反映机体铁储备的良好指标，缺铁性贫血时可 < 120μg／L。当血红蛋白降低不明显时，血清铁降低为缺铁性贫血的早期重要表现。

2. 缺铁性红细胞生成检查　缺铁性贫血时血红蛋白合成障碍，红细胞游离原卟啉与血红蛋白的比例也升高。

四、诊断

根据上述病史、症状和体征，实验室检查对缺铁性贫血的诊断并不困难。

五、鉴别诊断

缺铁性贫血与巨幼细胞性贫血、再生障碍性贫血的鉴别根据病史、临床表现以及血象、骨髓象的特点进行。然而，缺铁性贫血还必须与其他小细胞低色素性贫血相鉴别。

（一）铁粒幼细胞贫血

铁粒幼细胞贫血是一组铁利用障碍性疾病。血清铁和铁蛋白增高。骨髓中铁粒幼细胞明显增多，并出现特有的环形铁粒幼细胞，当计数 > 15%时即有诊断价值。

（二）珠蛋白异常所致贫血

珠蛋白异常所致贫血属遗传性疾病，有家族史。体检可能扪及脾脏增大。血清铁、铁蛋白和运铁蛋白饱和度不降低。血涂片中可见靶形红细胞。

六、治疗

1. 硫酸亚铁0.3g，每日3次。

2. 富马酸亚铁0.2～0.4g，每日3次。

3. 右旋糖酐铁针剂50～100mg，深部肌肉注射，每日1次。用于对口服药不适应者。

4. 中药　八珍汤加减，脾虚者香砂六君子汤加减。

5. 严重贫血者少量多次输血。

6. 积极防治产后出血，并给予抗生素预防感染。

七、预防

1. 孕前如有贫血，查明原因加以纠正。

2. 注意孕期营养，多吃肝、蛋、豆制品、蔬菜等含铁丰富的食物，孕4月起饭后每日服硫酸亚铁0.3g，同时补给维生素C，有利于铁的吸收。

第八节　妊娠合并急性肾盂肾炎

一、概述

急性肾盂肾炎是妊娠期常见的并发症，患病率高达10.2%。孕产妇出现寒战、发热、呕吐、腰痛（右侧较左侧多见）、膀胱刺激现象（尿频、尿痛），应考虑肾盂肾炎可能。患病后高热可引起流产、早产。若在孕早期可使胎儿神经系统发育障碍。孕妇患病严重时有3%可能发生中毒性休克。

二、临床表现

（一）病史

部分患者可有慢性肾盂肾炎或无症状细菌尿的病史。

（二）临床表现

起病急剧，突发寒战、高热，单侧或双侧肋痛，食欲不振、恶心、呕吐，还可有尿频、尿痛、尿急等尿路刺激症状。

（三）体格检查

患者呈急性病容，弛张高热，甚至达40℃或以上，患侧脊肋角有明显叩痛。

三、辅助检查

（一）血液检查

白细胞显著上升，中性粒细胞比例增高。

（二）尿液检查

中段尿镜下可见成堆白细胞、少量红细胞，并有蛋白尿，少数呈肉眼血尿。尿沉淀镜检白细胞＞5个／高倍视野有意义，不能做尿沉淀检查时白细胞＞1个／高倍视野有意义。

（三）中段尿培养

送培养的尿标本应取自用药前之晨尿中段尿，如已用过药物，应在停药3天后取样。尿培养可见大量细菌，以大肠杆菌为最常见，细菌计数大于10万／mL者可确诊。对体温超过39℃者必须做血培养，细菌种类与尿培养相同。寒战时取血培养可获得较高阳性率，最好是在治疗前培养，并同时做药敏试验。

四、诊断标准

1. 突发寒战、高热，呈弛张高热，甚至达40℃或以上，单侧或双侧肋痛，食欲不振、恶心、呕吐，还可有尿频、尿痛、尿急等尿路刺激症状。
2. 体格检查　呈现急性病容，患侧脊肋角有明显叩痛。
3. 中段尿镜下可有成堆白细胞、少量红细胞并有蛋白尿，少数可呈肉眼血尿。
4. 尿培养　见大量细菌，细菌记数＞10万／mL。
5. 血液检查　白细胞显著上升，中性粒细胞比例增高。

五、鉴别诊断

（一）高热需与上呼吸道感染和产褥感染鉴别

前者有明显的呼吸道症状，全身肌肉酸痛，病毒感染时，白细胞计数及中性粒细胞分类均降低；后者可有恶露异常，子宫或宫旁有压痛，两者均无脊肋角叩痛及尿检查的异常发现。

（二）腹痛需与急腹症鉴别

急性阑尾炎，起初有低热，并有转移性右下腹痛；胆绞痛，常有胆石症史，疼痛位于右上腹，可向肩部放射及伴有黄疸、发热，影像学检查胆囊或胆管处发现结石；急性胃肠炎有发热、恶心及呕吐，常有不洁饮食史；胎盘早剥，可有腹痛，阴道出血，子宫敏感或局限性压痛，可伴有胎心变化，病史中有外伤史或并发妊娠期高血压疾病，通常无寒战、高热及脊肋角叩痛，尿沉渣检查无明显异常。

（三）急性肾盂输尿管积水

多有反复发作的胁痛，与姿势、体位有关，疼痛向腹股沟放射，左侧卧位或胸膝卧位时症状缓解；尿检查有少数红细胞，甚至无红细胞，反复中段尿培养阴性等特点可与急性肾盂肾炎相鉴别。

六、治疗

治疗原则为疏通积尿及消灭细菌，中医治疗则为清热解毒利湿。

（一）全身治疗

1. 急性期卧床休息，采取侧卧位减少子宫对输尿管的压迫，使尿液引流通畅。

2. 多饮开水或静滴5%葡萄糖液，使每日尿量在2000mL以上。保持大便通畅，便秘者给润肠剂。

（二）抗生素应用

最好根据中段尿培养结果及药敏试验而定。一般首选对革兰氏阴性杆菌有效的，如氨苄西林、头孢菌素类。有症状者4周一疗程，无症状者2周一疗程。调节尿液酸碱度可提高抗生素的药物效果。选用抗生素时注意对孕产妇及胎儿有害的药物禁用或慎用。

（三）中医中药

1. 急性肾盂肾炎　以清热、解毒、利湿之小柴胡汤加减。
2. 慢性尿路感染　以滋阴、清热、解毒之知柏地黄汤加减。
3. 慢性肾盂肾炎　影响肾功能，以健脾补肾之金匮肾气汤加减。

第九节　妊娠合并慢性肾盂肾炎

一、概述

慢性肾炎系由多种肾小球疾病所导致的以蛋白尿、血尿、水肿、高血压为临床表现的慢性肾病。经肾穿刺活检发现，妊娠合并高血压患者中，约20%有慢性肾炎病变。妊娠可使原有的肾病加重。若合并妊娠期高血压疾病时，可发生肾功能衰竭或肾皮质坏死。严重慢性肾病可导致胎儿生长受限，甚至流产、死胎、死产。

二、临床表现

（一）病史

临床上仅15%～20%妊娠合并慢性肾炎患者能提供孕前发生急性或慢性肾炎的病史，大部分在妊娠期发现。在妊娠20周前出现水肿、蛋白尿或／及高血压者，往往存在隐匿性肾炎。若蛋白尿先于高血压出现或其严重程度与高血压不符，应疑为慢性肾炎。儿童期有反复链球菌感染史或面部水肿史，妊娠前尿常规即有蛋白尿或轻度高血压者，应高度怀疑合并有慢性肾炎。

（二）临床表现

患者可有水肿，以眼睑和下肢凹陷性水肿为主，严重者出现胸腔积液和腹水。血尿包括镜下血尿和肉眼血尿，高血压症状，晚期可有贫血症状、夜尿增多及氮质血症。

（三）体格检查

血压常升高，贫血貌，面部和下肢水肿，有胸腹腔积液的体征，肾区叩痛。

三、辅助检查

（一）尿常规检查

尿蛋白阳性，镜检见红、白细胞与颗粒管型，尿比重低而固定，维持在1. 010或以下。

（二）24小时尿蛋白定量

应大于0.5g／24 h。

（三）血常规

血红蛋白可低于正常。

（四）肾功能测定

正常妊娠时孕妇血尿素氮（blood urea nitrogen，BUN）为2.8～3.5mmol／L，肌酐（creatinine，Cr）为52.8～70.4μmol／L。如果妊娠期孕妇血BUN≥4.6mmol／L，Cr≥88μmol／L，提示肾功能受损。血尿素氮、肌酐有不同程度增高，肌酐清除率降低，血白蛋白降低，并可出现电解质紊乱及代谢性酸中毒。

（五）B超检查

双侧肾脏缩小，表面不规则。妊娠期生理变化中，肾脏较非孕时体积轻度增加，其长度一般增大1cm。如果B超发现肾脏体积较一般正常体积为小，则表明慢性肾炎已造成肾脏萎缩。

（六）眼底检查

视网膜出现血管病变，高血压性眼底改变，可有渗出或出血。

（七）肾脏穿刺活检

可获得诊断的确切依据和明确疾病的病理类型，对治疗和预后非常有帮助。但妊娠期做此检查，各学者意见不一，主要顾虑穿刺活检后出血不止，反而弊多利少。

大多数学者认为早孕期间和孕18周后行肾穿刺不安全，主张产后6周（妊娠变化恢复后）再行肾穿刺活检。

四、诊断标准

妊娠合并慢性肾炎的诊断标准与非孕时基本相同，具体如下：

1. 非孕期或妊娠 20周前出现蛋白尿、水肿、高血压等临床表现。

2. 尿常规检查　尿蛋白阳性，镜检见红、白细胞与颗粒管型，尿比重低而固定，维持在1.010左右。

3. 生化测定　血尿素氮、肌酐有不同程度增高，肌酐清除率降低，血白蛋白降低，可出现电解质紊乱及代谢性酸中毒。

4. B超检查　双侧肾脏缩小，表面不规则。

5. 眼底检查　视网膜出现血管病变，可有渗出或出血。

6. 血清补体　C3持续降低，8周以上不恢复。

7. 肾穿刺活检　证实为慢性肾炎。

五、鉴别诊断

（一）妊娠期高血压疾病

常发生于妊娠20周后，主要临床表现的发生顺序为水肿、高血压和蛋白尿。眼底检查示小动脉痉挛、视网膜水肿而无一般动脉硬化、屈曲和动静脉压迹。

尿常规检查一般无血尿和管型尿。产后42天～3个月尿常规检查仍持续异常者，多为慢性肾炎，妊娠期高血压疾病一般产后迅速恢复正常，极少超过3个月。

（二）妊娠合并原发性高血压

非孕时有高血压病史，但一般无自觉症状，肾功能损害发生晚。如长期持续高血压，往往出现肾小管功能损害，如尿浓缩功能减退，尿比重小于1.018，夜尿增多等。

（三）生理性蛋白尿

程度较轻，一般每日尿蛋白小于1g，血压正常。常与体位、运动、发热、寒冷、劳累等有关。解除诱因后蛋白尿在短期内消失。

六、治疗

1. 仅蛋白尿，在严密观察下继续妊娠。

2. 进食低蛋白、低磷饮食、补充维生素B及C、减少钠的摄入。

3. 控制血压，但降压不宜太快。

4. 预防感染，纠正水、盐代谢紊乱与酸碱失衡，禁用肾毒性药物。

5. 一旦血压在21.3／14.7kPa （160／110mmHg）以上，肾功能恶化，则应终止妊娠。在妊娠33周以上，胎儿有存活可能，可及时行剖宫产，同时行绝育术。

第十节 妊娠合并糖尿病

一、概述

妊娠合并糖尿病对母儿均有危害，围生儿死亡率高达3%，应引起重视。妊娠早期因胎儿不断摄取葡萄糖，孕妇血糖水平略低于正常。随妊娠进展，碳水化合物代谢率不断增高，胰岛素分泌量也代偿性增多，以维持其糖代谢平衡。若胰岛素的分泌功能不足，将表现为糖耐量异常或糖尿病，称为妊娠期糖尿病。若在原有糖尿病基础上合并妊娠或妊娠前为隐性糖尿病，妊娠后发展为临床糖尿病者为妊娠合并糖尿病。

二、糖尿病对孕妇的影响

1. 妊娠母体对胰岛素需求量增加，而妊娠中晚期抗胰岛激素的分泌显著增多，加上胎盘激素在周围组织中均有抗胰岛素作用，胎盘催乳素还有脂解作用，使脂肪分解成碳水化合物及脂肪酸。加之孕期血容量增加，胰岛素相对不足，分娩期进食少，大量糖原消耗等，易使糖尿病患者发展为酮症酸中毒。

2. 糖尿病患者多有小血管内皮细胞增厚及管腔狭窄，易并发妊娠期高血压疾病，发生率可增高4~8倍，子痫及并发症的发生率也增高。

3. 此病患者白细胞有多种功能缺陷，趋化性、吞噬作用、杀菌作用明显降低，易发生感染，甚至发展为败血症。

4. 因糖利用不足，能量不够，常发生产程延长及产后宫缩乏力性出血。

5. 血糖过高，胎儿渗透性利尿致羊水过多，胎膜早破，导致早产。

6. 因巨大儿等原因，剖宫产率增高。

三、糖尿病对胎儿及新生儿的影响

1. 巨大儿发生率高达13%~25%，因为胎儿长期处于高糖状态，胎儿胰岛细胞增生、产生胰岛素、活化氨基酸转移系统，促进蛋白、脂肪合成和抑制脂解作用，胎儿出现脂肪聚集。

2. 畸形胎儿发生率高于正常10倍，可能与高血糖及治疗糖尿病药物有关。

3. 严重的血管病变或产科并发症影响胎盘供血，易发生死胎、死产。新生儿因血糖供给中断，可发生低血糖，而肺表面活性物质不足易产生呼吸窘迫综合征等，均使新生儿死亡率增高。

四、诊断

（一）糖尿病合并妊娠

妊娠前已确诊为糖尿病患者。妊娠前从未进行过血糖检查，孕期有以下表现者应高度怀疑为孕前糖尿病，待产后进行血糖检查进一步确诊。

1. 孕期出现多饮、多食、多尿，体重不增加或下降，甚至并发酮症酸中毒，伴血糖明显升高，随机血糖≥11.1mmol／L（200mg／dL）者。

2. 妊娠20周之前，空腹血糖（fasting plasma glucose，FPG）≥7.0mmol／L（126mg／dL）。

（二）妊娠糖尿病（gestational diabetes mellitus，GDM）

1. 50g葡萄糖负荷试验

（1）50g葡萄糖负荷试验（glucose challenge test，GCT）的时间：所有非糖尿病孕妇应在妊娠24～28周，常规行50gGCT筛查。具有下列GDM高危因素的孕妇，首次孕期检查时，即应进行50gGCT筛查，血糖正常者，妊娠24周后重复50gGCT。

GDM的高危因素如下：肥胖、糖尿病家族史、多囊卵巢综合征患者，早孕期空腹尿糖阳性、巨大儿分娩史、GDM史、无明显原因的多次自然流产史、胎儿畸形史、死胎史以及足月新生儿呼吸窘迫综合征分娩史等。

（2）方法：随机口服50g葡萄糖（溶于200mL水中，5分钟内服完），1小时后抽取静脉血或微量末梢血检查血糖。

2. 口服葡萄糖耐量试验（oral glucose tolerance test，OGTT）　前3天正常饮食，每日碳水化合物量在150～200g以上，禁食8～14小时后查FPG，然后将75g葡萄糖溶于200～300mL水中，5分钟内服完，服后1小时、2小时分别抽取静脉血，检测血浆葡萄糖值。空腹、服葡萄糖后1小时、2小时，3项血糖值分别为5.1mmol／L、10.0mmol／L、8.5mmol／L。

3. GDM的诊断　符合下列标准之一，即可诊断GDM。

（1）两次或两次以上FPG≥5.8mmol／L（105mg／dL）。

（2）OGTT三项值中一项达到或超过上述标准。

（3）50gGCT 1小时血糖≥11.1mmol／L（200mg／dL），以及FPG≥5.8mmol／L（105mg／dL）。

4. GDM的分级

1级：FPG＜5.8mmol／L（105mg／dL），经饮食控制，餐后2小时血糖＜6.7mmol／L（120mg／dL）。

2级：FPG≥5.8mmol／L（105mg／dL），或者经饮食控制，餐后2小时血糖≥6.7mmol／L（120mg／dL），需加用胰岛素。

5. 诊治建议

（1）在有高危因素的个体中，首次产前检查时即用标准的糖尿病诊断标准筛查未诊断的2型糖尿病。

（2）对于糖尿病患病情况未知的妊娠妇女，在妊娠24～28周采用75g 2小时OGTT来筛查GDM，并采用新的诊断切点。

（3）妊娠糖尿病的妇女在产后6～12周筛查永久性糖尿病。

（4）有妊娠糖尿病病史的妇女应至少每3年筛查是否发展为糖尿病或糖尿病前期。

五、治疗

（一）糖尿病患者计划妊娠前的咨询

糖尿病患者妊娠前进行全面体格检查，包括血压、心电图、眼底、肾功能，以及糖化血红蛋白（glycosylated hemoglobin，HbA1c），确定糖尿病的分级，决定能否妊娠。糖尿病患者已并发严重心血管病变、肾功能减退或眼底有增生性视网膜病变者应避孕，若已妊娠，应尽早终止。糖尿病肾病者，如果24小时尿蛋白定量＜1g，肾功能正常者，或者增生性视网膜病变已接受治疗者，可以妊娠。准备妊娠的糖尿病患者，妊娠前应将血糖调整到正常水平。HbA1c降至6.5%以下。在孕前使用口服降糖药者，最好在孕前改用胰岛素控制血糖达到或接近正常后再妊娠。

（二）妊娠期治疗原则

门诊确诊为GDM者，可在门诊进行饮食控制，并监测FPG及餐后2小时血糖，血糖仍异常者，收入院。

1. 饮食控制

（1）妊娠期间的饮食控制标准：既能满足孕妇及胎儿能量的需要，又能严格限制碳水化合物的摄入，维持血糖在正常范围，而且不发生饥饿性酮症。

（2）孕期每日总热量：7531～9205kJ，其中碳水化合物占45%～55%，蛋白质20%～25%，脂肪25%～30%。应实行少量、多餐制，每日分5～6餐。饮食控制3～5天后测定24小时血糖（血糖轮廓试验）：包括0点、三餐前半小时及餐后2小时血糖水平和相应尿酮体。严格饮食控制后出现尿酮体阳性，应重新调整饮食。

2. 胰岛素治疗　根据血糖轮廓试验结果，结合孕妇个体胰岛素的敏感性，合理应用胰岛素。凡血糖高于上限时，应用胰岛素或增加胰岛素用量。胰岛素调整后，复查血糖。血糖调整到正常后，每周监测血糖变化，血糖异常者，重新调整胰岛素用量。

3. 酮症的治疗　尿酮体阳性时，应立即检查血糖，若血糖过低，考虑饥饿性酮症，及时增加食物摄入，必要时静脉点滴葡萄糖。因血糖高、胰岛素不足所并发的高血糖酮症，治疗原则如下：小剂量胰岛素持续静脉滴注，如果血糖＞13.9mmol／L（250mg／dL），应将普通胰岛素加入生理盐水，以每小时4～6U的速度持续静脉滴注，每1～2小时检查1次血糖及酮体；血糖低于13.9mmol／L（250mg／dL）时，应用5%的葡萄糖或糖盐，加入胰岛素（按2～3g糖加入1U胰岛素）持续静滴，直至尿酮体阴性。然后继续应用皮下注射胰岛素，调整血糖。

补充液体和静脉滴注胰岛素治疗后，应注意监测血钾、及时补充钾。严重的酮症患者，应检查血气分析，了解有无酮症酸中毒。

4. 孕期实验室检查及监测　动态监测糖尿病孕妇血糖，建议采用末梢微量血糖测定、血糖控制不理想时查尿酮体。孕期监测尿糖意义不大，因孕妇肾糖阈下降，尿糖不能准确反映孕妇血糖水平。

（1）HbA1c：糖尿病合并妊娠者，每1～2个月测定一次；GDM确诊后检查，之后根据孕期血糖控制情况，决定是否复查。

（2）肝肾功能：糖尿病伴有微血管病变合并妊娠者应在妊娠早、中、晚3个阶段进行肾功能、眼底检查和血脂测定。GDM A2级者，孕期应检查眼底。

（3）NST：糖尿病合并妊娠者以及GDM A2级，孕32周起，每周1次NST，孕36周后每周2次NST。GDM A1级或GIGT，孕36周开始做NST，NST异常者进行超声检查，了解羊水指数。

（4）B超检查：妊娠20～22周常规B超检查，除外胎儿畸形。妊娠28周后应每4～6周复查1次B超，监测胎儿发育、羊水量以及胎儿脐动脉血流等。

（5）胎儿超声心动检查：孕前糖尿病患者于孕26周至28周进行胎儿超声心动检查为合适孕周。主要了解胎儿心脏情况并除外先天性心脏病。

（6）羊膜腔穿刺：GDM确诊晚，或血糖控制不满意，以及其他原因需提前终止妊娠者应在计划终止妊娠前48小时，行羊膜腔穿刺术，了解胎儿肺成熟情况，同时羊膜腔注射地塞米松10mg，以促进胎儿肺成熟。

5. 分娩时机及方式

（1）分娩时机：①无妊娠并发症的GDM A1级以及GIGT，胎儿监测无异常的情况下，可孕39周左右收入院，在严密监测下，等到预产期终止妊娠。②应用胰岛素治疗的孕前糖尿病以及GDM A2级者，如果血糖控制良好，可孕37～38周收入院，妊娠38周后检查宫颈成熟度，孕38～39周终止妊娠。③有死胎、死产史，或并发子痫前期、羊水过多、胎盘功能不全者确定胎儿肺成熟后及时终止妊娠。④糖尿病伴微血管病变者，孕36周后入院，促使胎儿肺成熟后及时终止妊娠。

（2）分娩方式：糖尿病本身不是剖宫产的指征，决定阴道分娩者，应制定产程中分娩计划，产程中密切监测孕妇血糖、宫缩、胎心变化，避免产程过长。

（3）选择性剖宫产手术指征：糖尿病伴微血管病变、合并重度子痫前期或胎儿生长受限、胎儿窘迫、胎位异常、剖宫产史、既往死胎、死产史。孕期血糖控制不好，胎儿偏大尤其胎儿腹围偏大，应放宽剖宫产指征。

6. 产程中及产后胰岛素的应用　择期剖宫产或临产后，应停用所有皮下注射的胰岛素，密切监测产程中血糖，每2小时测定血糖，维持血糖在4.4~6.7mmol／L（80~120mg／dL）。血糖升高时检查尿酮体的变化，根据血糖水平决定静脉点滴胰岛素的用量。

产后胰岛素应用：GDM A2级者，产后复查FPG，FPG≥7.0mmol／L（126mg／dL），检查餐后血糖水平决定胰岛素用量。孕前糖尿病产后胰岛素用量减少1／2~2／3，并结合产后血糖水平调整胰岛素的用量。GDM A2级或孕前糖尿病患者产后输液可按每3~4g葡萄糖加入1U胰岛素的比例，输液过程中，动态监测血糖水平。产后应用抗生素预防感染。应鼓励糖尿病患者产后母乳喂养。

7. 新生儿的处理　新生儿出生后易出现低血糖，出生后30分钟内进行末梢血糖测定；新生儿均按高危儿处理，注意保暖和吸氧等；提早喂糖水、喂奶，动态监测血糖变化以便及时发现低血糖，必要时10%的葡萄糖缓慢静点；常规检查血红蛋白、血细胞比容、血钾、血钙及镁、胆红素；密切注意新生儿呼吸窘迫综合征的发生。

六、GDM的产后随访

所有GDM孕妇产后应检查空腹血糖，空腹血糖正常者产后6~12周进行口服75g OGTT，根据血糖水平确诊为糖尿病合并妊娠，葡萄糖耐量受损合并妊娠或GDM。

第十一节　妊娠合并甲状腺功能亢进症

一、概述

甲状腺功能亢进症（简称甲亢）是一种常见内分泌疾病，合并妊娠发生率渐有增多，分娩中出现危象时，需做紧急处理。

二、妊娠与甲亢的相互影响

1. 妊娠能使甲亢心血管系统症状加重，甚至出现心衰和甲亢危象。

2. 重症或经治疗不能控制的甲亢病例，容易引起流产、早产、死胎、妊娠期高血压疾病、产时宫缩乏力等。产褥感染的发生率也相应增高。

3. 孕妇服用硫脲类药物可通过胎盘引起胎儿甲状腺功能减退、甲状腺肿及畸形。另外，在甲亢患者血液中有一种称为长效甲状腺素的免疫球蛋白可引起胎儿一过性甲亢，若发生先天性甲亢，则围生儿死亡率明显增高。

三、临床表现

（一）病史

大多数甲亢合并妊娠的孕妇孕前有甲状腺疾病的现病史或既往史。诊断已经明确，但也有一些孕妇处在甲亢的早期阶段，同时合并妊娠。

（二）症状

甲亢的症状可以出现在妊娠的任何阶段，起病缓慢，常不能确定时日，少数在精神刺激或感染等应激后急性发病。临床表现轻重不一，典型表现有高代谢综合征，孕妇主诉怕热、皮肤湿润、面部潮红、多汗、消瘦、心悸、乏力、胃纳亢进等，神经系统症状如失眠、情绪不安、易兴奋激动、易怒、多虑等。甲状腺危象是本病恶化时的严重症状，多发生于手术、妊娠分娩、感染以及各种应激时。主要表现为高热（＞39℃）；脉速＞140次／分钟，甚至＞160次／分钟；脉压增大；焦虑烦躁，大汗淋漓，恶心厌食，呕吐腹泻，大量失水引起虚脱、休克甚至昏迷，偶有黄疸。

（三）体征

休息时心率超过100次／分钟；在食欲好、进食多的情况下孕妇体重不能按孕周增加，个别严重者体重还会下降；脉压差增大，常＞6.7kPa（50mmHg）；孕妇皮肤潮红，皮温升高，湿润多汗；眼球突出，眼睑退缩滞后，手抖；甲状腺肿大并有血管杂音；胫前黏液水肿。

四、辅助检查

（一）甲状腺功能测定

血清总甲状腺素（total thyroxine，TT_4）≥186.6 nmol／L；总三碘甲状腺原氨基酸（total triiodothyronine，TT_3）≥3.54 nmol／L；游离甲状腺指数（free thyroxine index，FT_4I）≥12.8 pmol／L。

（二）促甲状腺激素释放激素（thyrotropin-releasing hormone，TRH）兴奋试验

甲亢患者有大量甲状腺素阻断了TRH对垂体的兴奋作用，故患者注射TRH后，促甲状腺素（thyroid-stimulating hormone，TSH）不能升高。

（三）血清TSH测定

正常或稍降低。

（四）血红细胞锌含量测定

妊娠合并甲亢者血红细胞中锌的含量较正常妊娠者明显减少。

（五）基础代谢率（basal metabolic rate，BMR）测定

BMR＞+30%者提示有甲亢。

（六）促甲状腺激素受体抗体测定

促甲状腺激素受体抗体（thyroid stimulating hormone receptor antibody，TRAb）测

定TRAb的意义：①确定Graves病的诊断，美国甲状腺学术委员会指出，TRAb为Graves病的特点，Graves病患者的TRAb的阳性率几乎达到100%。②判定Graves病预后，经抗甲状腺药物治疗的患者，如TRAb持续阳性，表明停药后复发的可能性较大。③判断新生儿发生甲亢或甲减的可能性，促甲状腺激素受体刺激性抗体（thyroid stimulating hormone receptor–stimulating antibody，TSAb）或促甲状腺激素刺激阻断性抗体（thyroid stimulating hormone–stimulation blocking antibody，TSBAb）均可通过胎盘进入胎儿体内，如妊娠晚期孕母TSAb或TSBAb滴度较高，则新生儿发生甲亢或甲减的可能性很大。④突眼的鉴别诊断，浸润性突眼症患者血中常存在TRAb，因此，TRAb对突眼的诊断，尤其是浸润性突眼症的诊断有一定价值。

（七）甲状腺过氧化物酶抗体（thyroid peroxidase antibody，TPOAb）

甲状腺过氧化物酶（thyroid peroxidase，TPO）是甲状腺特异性蛋白质之一，它是甲状腺激素合成过程中的关键酶。TPOAb可存在于桥本甲状腺炎患者（阳性率几乎100%）、Graves病患者（阳性率70%）、非甲状腺患者及正常人（约10%）。测定TPOAb对自身免疫性甲状腺疾病，尤其是桥本甲状腺炎的诊断有重要作用，对甲亢的病因诊断及预后有重要价值。甲亢患者体内检出TPOAb常提示甲状腺自身免疫的病理基础，即Graves病的可能。

（八）心电图检查

常有窦性心动过速、心律不齐，严重者有房扑或房颤。

五、诊断

1. 除消瘦疲乏、情绪激动、失眠心悸等症状外，还可有多种特殊表现，如腹泻、心律不齐、心脏扩大、突眼等。

2. 典型病例有T_3、T_4增高，高代谢率、甲状腺肿。

3. 甲状腺危象是病情恶化表现。高热39℃以上，脉速＞140次／分，脉压增大，出现房颤或房扑。有焦急、烦躁、大汗淋漓、厌食、呕吐、大量失水、虚脱，甚至昏迷。有时会伴有心衰或肺水肿，偶有黄疸、白细胞升高等。多发生在手术、妊娠分娩、感染等应激情况时，孕产妇死亡率高，必须早防、早治。

六、鉴别诊断

（一）正常妊娠

妊娠期孕妇有情绪不安、易怒、怕热、多虑、易激动、脉搏快等症状，临床上类似甲亢。妊娠早期早孕反应有食欲下降、恶心、呕吐、体重下降等表现，也有类似甲亢之处。妊娠剧吐者60%可伴有甲亢生化指标异常，偶尔也有甲亢症状，直到妊娠18周之后才能恢复，妊娠妇女的甲状腺有生理性肿大，也容易与甲亢早期混淆。

（二）Graves病与其他引起甲状腺毒症的疾病相鉴别

1. **甲状腺毒症** 摄入过多的T_4及T_4类似物会导致人为的甲状腺毒症，大多数情况是由于激素替代治疗剂量过大引起的，临床容易区别。

2. **毒性结节性甲状腺肿** 可通过仔细体检及出现甲状腺功能亢进症症状前已有多年结节史来鉴别，抗甲状腺抗体的检测结果常为阴性。

3. **单个高功能腺瘤** 多见于甲状腺功能亢进逐渐进展的患者，体检或B超检查发现甲状腺内单个结节直径 > 3cm。

4. **急性或亚急性甲状腺炎** 除有甲亢的共同特征外，尚有发热、乏力、夜汗、寒战等症状。全血细胞计数正常，血沉明显加快。本病多发生在春秋季节，甲状腺炎常同时伴有咽炎、腮腺炎及呼吸道感染，甲状腺轻度肿大，局部有压痛。常表现为暂时性甲亢症状，炎症消退，症状消失。

5. **慢性淋巴细胞性甲状腺炎（即桥本病）** 该病的早期阶段可表现有甲亢症状，疾病后期则常表现为甲减，甲状腺质地较韧。血清学检查发现抗甲状腺抗体水平升高包括球蛋白抗体和过氧化物酶抗体。

七、治疗

若伴有甲亢性心脏病及高血压之重症患者，应考虑终止妊娠。对一般甲亢孕妇，既要控制甲亢发展，又要确保胎儿的正常生长发育。内科与产科配合，加强孕妇及胎儿的监测与治疗，应提前住院。

（一）药物治疗

1. **孕前** 因甲亢对胎儿有一系列不良影响，如确诊甲亢，应待病情稳定1～3年后怀孕为妥，用药（抗甲状腺药物或放射性碘）期间，不应怀孕，应采取避孕措施。

2. **孕期处理**

（1）甲亢孕妇应在高危门诊检查与随访，注意胎儿宫内生长速度，积极控制妊娠期高血压疾病。

（2）妊娠期可以耐受轻度甲亢，故病情轻者，一般不用抗甲状腺药物治疗，因抗甲状腺药物能透过胎盘影响胎儿甲状腺功能。但病情重者，仍应继续用抗甲状腺药物治疗。在妊娠中后期抗甲状腺药物剂量不宜过大，一般以维持母血TT_4水平不超过正常上限的1.4倍为度，可有轻度甲亢。大于1.4倍正常上限时才用抗甲状腺药物。抗甲状腺药物中，丙硫氧嘧啶不但可阻断甲状腺激素合成，还可阻断T4在周围组织中转化成发挥效能的T_3，使血清T_3水平迅速下降。常用丙硫氧嘧啶150～300mg／d，或甲巯咪唑（他巴唑）15～30mg／d，甲亢控制后逐渐减量。在预产期前2～3周不用药，或使用控制甲亢的最小有效量。丙硫氧嘧啶用量每天保持在200mg以下，甲巯咪唑在20mg以下，胎儿发生甲状腺肿的可能性极小。对于在应用抗甲状腺药物治疗中是否加用甲状腺素的问题有争议，因甲状腺素不易通过胎盘，使用后反而加大抗甲状腺药物的剂量，但联合应用能消除由于抗甲状腺药物引起的甲状腺功能减退和预防胎儿由于抗甲状腺药物的影响发生甲状腺功能减退或甲状腺肿大。

（3）由于抗甲状腺药物能迅速通过胎盘，影响胎儿甲状腺功能，有主张在抗甲状腺药物治疗后行甲状腺次全切除术并取得良好效果。但目前一般意见认为妊娠期应避免甲状腺切除术，因妊娠期甲亢手术难度较大，术后母体易合并甲状腺功能减退，甲状旁腺功能减退和喉返神经损伤，并且手术易引起流产和早产。

（4）β受体阻滞剂：应用普萘洛尔：剂量为10～20mg，3次／天。普萘洛尔对甲亢孕妇是一种有效的治疗药物，能缓解由于过多的甲状腺激素引起的全身症状。普萘洛尔作用较快，效果较好，适用于甲亢危象和施行紧急甲状腺手术的快速准备。但β受体阻滞剂在早期心力衰竭或代谢性酸中毒患者中会促使急性心力衰竭，在全身麻醉下会引起严重低血压；长期应用普萘洛尔可使子宫肌肉张力增高，导致胎盘发育不良以及胎儿生长受限，故在妊娠期甲亢中不宜作为首选药物。

（5）产科处理：妊娠合并甲亢治疗得当，妊娠能达足月，经阴道分娩和得到活婴。甲亢不是剖宫产的指征，妊娠合并重度甲亢，早产和围生儿的死亡率较高，并有胎儿生长受限的可能，故孕期要加强对甲亢的观察和控制，定期随访胎儿胎盘功能和防止早产。

（6）产褥期处理：产后甲亢有复发倾向，产后宜加大抗甲状腺药物剂量。关于产后哺乳问题，虽抗甲状腺药物会通过乳汁影响婴儿甲状腺功能，但应结合产妇病情的严重程度以及服用抗甲状腺药物的剂量来考虑是否哺乳。

（7）甲状腺危象的处理：妊娠期甲亢未控制而停止抗甲状腺药物治疗行产科手术、产后感染和产后出血会诱发甲状腺危象，如不及时治疗可发生高热、频脉、心力衰竭、失神、昏迷。治疗应给以大量抗甲状腺药物如丙硫氧嘧啶或甲硫氧嘧啶，每次100～200mg，每6小时1次，口服；甲巯咪唑或卡比马唑10～20mg，每6小时1次，口服。神志不清不能口服者，可经鼻饲管注入。口服复方碘溶液，每天30滴左右。普萘洛尔20～40mg，每4～6小时1次口服，或0.5～1mg静脉注射，应用时注意心脏功能。利血平1～2mg，肌内注射，每6小时1次。氢化可的松每天200～400mg静脉滴注；并予以广谱抗生素、吸氧、冷敷及镇静解热剂，纠正水和电解质紊乱以及心力衰竭。

3. 新生儿管理　对甲亢孕妇分娩的新生儿，须注意检查有无甲状腺功能减退、甲状腺肿或甲亢，并做甲状腺功能检查。母体TSH、T_4与T_3很难通过胎盘屏障，但长效甲状腺刺激物很容易通过胎盘屏障，因此患甲亢母亲的婴儿有可能发生新生儿甲状腺功能亢进，这些新生儿可以出现明显的眼球突出和甲状腺功能亢进的体征，脐血测定T_4和TSH浓度可估计新生儿甲状腺功能。新生儿甲亢可在出生后立即出现，或1周后才出现。新生儿甲亢的治疗，包括甲巯咪唑每天0.5～1.0mg／kg，或丙硫氧嘧啶每天5～10mg／kg，分次服用，并加用复方碘溶液，每次1滴，3次／天；有心力衰竭者应用洋地黄，激动者应用镇静剂。

妊娠期母亲服用过抗甲状腺药物者，新生儿有可能出现暂时性甲状腺功能减退，应加以注意。

（二）手术治疗

手术治疗的指征为：

1. 药物治疗失败或因药物严重不良反应不能耐受者。

2. 甲状腺不能排除恶性者。

3. 甲状腺肿大局部有压迫症状（喉返神经，气管）。

实际上妊娠期须施行甲状腺部分切除者很少，如需手术最好在妊娠中期进行，术前应给予碘剂7~10天。手术并发症与非孕期同，可有喉返神经损伤及甲状旁腺功能减退（1%~2%）。早孕时手术治疗流产发生率约8%。

第十二节　妊娠合并肺结核

一、概述

肺结核是由结核杆菌引起的呼吸系统慢性传染病。其病理特点是结核结节、干酪坏死和空洞形成。目前发病率较高，妊娠合并肺结核的诊断、治疗不容忽视。

二、临床表现

（一）症状

开始仅表现为疲劳、厌食、慢性消瘦、精神不振等症状；后来可发展为低热、疲劳、多梦、咳嗽，一般先干咳，然后发展为咳黄痰并形成无效腔和肺炎，甚至咯血，还可发展为肺炎、胸膜炎、心包炎、气胸而胸痛、声音沙哑、气喘、关节痛等。

（二）体征

早期病变范围小或位于肺组织深部，可无异常体征。若病变范围较大，患部呼吸运动减低，叩诊呈浊音，听诊可有支气管肺泡呼吸音和湿啰音。肺部广泛纤维化或胸膜增厚发生粘连时，则患侧胸廓下陷、肋间变窄、气管移位，对侧可有代偿性肺气肿体征，胸膜炎时可有胸膜摩擦感或积液体征。

三、辅助检查

（一）X线胸片检查

肺尖部多见浸润，斑状小阴影为早期再感染的特征，病变可有液化空洞形成，亦可硬结、钙化。有时可见肺门纵隔淋巴结肿大，肺段或肺叶不张。

（二）痰结核菌检查

痰结核菌检查是确诊肺结核、观察肺结核疗效、确诊肺结核患者是否为传染源及病灶活动性的主要依据。可采用痰涂片（薄涂、厚涂）法、集菌法、培养法、PCR法。

（三）结核菌素试验（tuberculin purified protein derivative，PPD）

以5个结核菌素单位皮内注射，48小时后检查硬结，大于10mm为阳性，5～9mm为可疑。妊娠期以PPD做筛查安全有效，不会激活静止的结核病灶，假阴性的机会较小。

四、诊断

1. 有疲劳、厌食、慢性消瘦、精神不振、低热、干咳、咯血等结核中毒表现。
2. 患部呼吸运动减弱，叩诊呈浊音，听诊可有支气管肺泡呼吸音和湿啰音。
3. 痰结核菌检查阳性。
4. PPD 以5个结核菌素单位皮内注射，48小时后检查硬结，大于10mm为阳性。

五、鉴别诊断

（一）肺癌

中心型肺癌与肺门淋巴结结核相似，多有刺激性咳嗽、间断痰中带血，结核菌素试验多阴性。

（二）肺脓肿

需与空洞型肺结核鉴别。前者有误吸史，起病急，高热、咳大量脓臭痰，痰结核菌阴性。

（三）肺炎

细菌性肺炎起病急，除高热、寒战外，有胸痛，唇间有疱疹，咳铁锈色痰，痰结核菌阴性，抗生素治疗有效。

六、治疗

1. 给足够的营养与休息，加强产前检查次数，及时发现妊娠期并发症。
2. 抗结核药物治疗活动性肺结核，应尽早联合药物治疗、适量使用敏感药物，以降低抗药性。首选异烟肼和乙胺丁醇，不良反应少，孕妇较安全。妊娠3个月后，用利福平和异烟肼，具有较强杀菌效果，同时给维生素B_6预防末梢神经炎。需要注意的是，利福平可导致肝损害，乙胺丁醇主要不良反应为球后视神经炎。
3. 应在隔离室分娩，注意保暖，第二产程助产，避免使用吸入麻醉。
4. 吸氧 防止胎儿宫内发育不良或死胎。婴儿需隔离，及时接种卡介苗。产妇不宜哺乳，应回奶。

5. 产后复查X线胸片，必要时转呼吸内科。

6. 应避孕直至结核痊愈。如有子女，应劝其绝育。

第十三节　妊娠合并卵巢肿瘤

一、概述

卵巢肿瘤是女性生殖器常见的肿瘤之一，妊娠合并卵巢肿瘤并不影响肿瘤的生长速度，分娩后肿瘤的生长增快。妊娠期多见有以下三种情况：

1. 如肿瘤较大，在妊娠早期可嵌顿在盆腔中引起流产。

2. 妊娠中期增大的子宫将肿瘤由盆腔推到空间较大的腹腔内，或在分娩后子宫急剧缩小，使腹腔空间增大时，加之患者突然改变体位或向同一方向连续转动，均易发生肿瘤蒂扭转，致由骨盆漏斗韧带、卵巢固有韧带、输卵管组成的蒂静脉回流受阻、瘤内充血或血管破裂，肿瘤发生坏死呈紫黑色，易破裂和继发感染。

3. 临产期肿瘤可阻塞产道而发生梗阻性难产或肿瘤破裂。

二、临床表现

（一）病史

以往曾有卵巢肿块史。

（二）症状

小型的卵巢肿瘤可无任何症状，当肿瘤发生扭转或破裂时，孕妇突发腹痛。若肿瘤较大，在妊娠过程中又未能随宫体升离盆腔，则足月临产后，可发现胎位异常，宫缩好而胎头高浮、下降困难。

（三）体征

妊娠早期，妇科检查可在子宫一侧或双侧触及球状肿块，囊性或实性，与子宫无粘连。妊娠晚期，随着子宫的增大，触诊变得困难。

三、辅助检查

（一）B超检查

B超检查能测知肿块的部位、大小、形态及性质，囊性或实质性，是否来自卵巢，有无腹水。但如果子宫增大明显，可遮盖附件，使肿块难以显示。

（二）肿瘤标志物

CA-125和CEA等指标可异常升高。AFP在正常妊娠时显著升高，故孕期对肿瘤诊断无参考价值。

四、诊断

1. 早孕期或孕前有无卵巢肿瘤病史，了解其大小、性质、位置及生长速度。早孕期发现的卵巢肿瘤约12%为妊娠黄素囊肿，直径可达8～10cm，于孕3个月后自然缩小或消失，于孕3个月后复查可鉴别。

2. 妊娠中晚期因增大的子宫可掩盖肿瘤时，需行B超协助诊断。

3. 突然发生一侧腹痛，常伴呕吐、固定压痛、肌紧张，甚至休克，应考虑肿瘤蒂扭转。

4. 若原有的肿瘤扪不到，剧烈呕吐、腹痛，出现腹水、内出血或腹膜炎及休克，应疑有肿瘤破裂。

五、鉴别诊断

（一）卵巢良性肿瘤

肿块生长较慢，表面光滑边界清楚，可活动，无腹水，患者一般情况良好。B超显示为液性暗区，可有间隔光带，边缘清晰。

（二）卵巢恶性肿瘤

肿块生长迅速，实性，表面结节状不平，位置固定，可有血性腹水，患者逐渐出现恶病质。B超显示液性暗区内有杂乱光点，或为实性（强回声），肿块周界不清。

（三）卵巢囊肿蒂扭转和囊肿破裂

以往已知卵巢囊肿者突发下腹痛伴恶心、呕吐者，检查发现附件肿块有压痛，应考虑囊肿扭转。如检查发现囊肿消失，则有囊肿破裂可能。卵巢囊肿破裂者腹膜刺激征较为显著，而囊肿蒂扭转者腹膜刺激征可不明显，尤其在孕期。

六、治疗

1. 早孕期发现囊性肿瘤，应待孕3个月后复查明确诊断。

2. 妊娠3个月后卵巢肿瘤仍存在，可考虑手术切除，因此时引起流产的可能性较小，术后应给保胎处理。

3. 若肿瘤不大且不妨碍妊娠子宫增大，并排除恶性肿瘤可能者，宜产后再手术。

4. 约有10%的卵巢肿瘤在妊娠期可发生蒂扭转和肿瘤破裂，如发生应立即手术切除。

5. 肿瘤阻塞产道，阻碍婴儿娩出时，应先行剖宫产术，再切除肿瘤。

6. 产后发现卵巢肿瘤，应手术切除，处理原则与非孕期相同。

第七章　异常妊娠

正常妊娠时，胚胎必须着床在子宫腔的适当部位，并在宫腔内继续生长发育，至足月时临产并分娩。种植部位不在宫腔内或在宫内生长发育的时间过短或过长，即为异常妊娠，对母胎可造成一定影响。如果胚胎或胎儿在宫内生长发育的时间过短，即为自然流产或早产；如果胎儿在宫内生长的时间过长，即为过期妊娠；如果胚胎种植于宫腔以外部位即为异位妊娠。

第一节　自然流产

妊娠不足28周、胎儿体重不足1000g而终止者，称为流产。发生在妊娠12周前者，称为早期流产，而发生在妊娠12周或之后者，称为晚期流产。流产分为自然流产和人工流产。

一、病因

病因包括胚胎因素、母体因素、父亲因素和环境因素。

1. 胚胎因素　胚胎或胎儿染色体异常是早期流产最常见的原因。

2. 母体因素

（1）全身性疾病：孕妇患全身性疾病，有可能导致流产。

（2）生殖器官异常。

（3）内分泌异常。

（4）强烈应激与不良习惯。

（5）免疫功能异常。

3. 父亲因素　有研究证实精子的染色体异常可以导致自然流产。

4. 环境因素　过多接触放射线和某些化学物质，均可能引起流产。

二、临床表现

主要为停经后阴道流血和腹痛。早期流产的临床过程表现为先出现阴道流血，后出现腹痛。晚期流产的临床过程表现为先出现腹痛，后出现阴道流血。

三、临床类型

按自然流产发展的不同阶段，分为以下临床类型。

（一）先兆流产

先兆流产指妊娠28周前先出现少量阴道流血，随后出现阵发性下腹痛或腰背痛。妇科检查宫颈口未开，胎膜未破，子宫大小与停经周数相符。经休息及治疗后症状消失，可继续妊娠；若阴道流血量增多或下腹痛加剧，可发展为难免流产。

（二）难免流产

难免流产指流产不可避免。在先兆流产基础上，阴道流血量增多，阵发性下腹痛加剧，或出现阴道流液。妇科检查宫颈口已扩张，有时可见胚胎组织或胎囊堵塞于宫颈口内，子宫大小与停经周数基本相符或略小。

（三）不全流产

难免流产继续发展，部分妊娠物排出宫腔，部分残留于宫腔内或嵌顿于宫颈口处，或胎儿排出后胎盘滞留宫腔或嵌顿于宫颈口，影响子宫收缩，导致大量出血，甚至发生休克。妇科检查见宫颈口已扩张，宫颈口有妊娠物堵塞及持续性血液流出，子宫小于停经周数。

（四）完全流产

完全流产指妊娠物已全部排出，阴道流血逐渐停止，腹痛逐渐消失。妇科检查宫口已关闭，子宫接近正常大小。

此外，流产还有以下3种特殊情况。

（1）稽留流产：指胚胎或胎儿已死亡滞留宫腔内未能及时自然排出者。

（2）复发性流产：指同一性伴侣连续发生3次及3次以上的自然流产。

（3）流产合并感染：多见于阴道流血时间较长的流产患者。

四、诊断

诊断自然流产一般并不困难，根据病史及临床表现多能确诊，仅少数需行辅助检查。确诊自然流产后，还需确定其临床类型，决定相应的处理方法。

五、鉴别诊断

首先，应鉴别流产的类型。早期自然流产应与异位妊娠、葡萄胎、功能失调性子宫出血及子宫肌瘤等相鉴别。

六、处理

应根据自然流产的不同类型进行相应处理。

1. 先兆流产　卧床休息，禁止性生活，必要时给予对胎儿危害小的镇静剂。黄体功能不全者可肌内注射黄体酮注射液、口服维生素E等保胎治疗；甲状腺功能减退者可口服小剂量甲状腺片。经治疗2周，若阴道流血停止，B超检查提示胚胎成活，可继续妊娠；若临床症状加重，B超检查发现胚胎发育不良，HCG持续不升或下降，表明流产不可避免，应终止妊娠。

2. 难免流产　一旦确诊，应尽早使胚胎及胎盘组织完全排出。早期流产应及时行清宫术。晚期流产时，可用缩宫素10~20U于5%葡萄糖注射液500mL中静脉滴注，促进子宫收缩。必要时刮宫以清除宫腔内残留的妊娠物。应给予抗生素预防感染。

3. 不全流产　一经确诊，应尽快行刮宫术或钳刮术，清除宫腔内残留组织。

4. 完全流产　流产症状消失，B超检查证实宫腔内无残留物，若无感染征象，不需特殊处理。

5. 稽留流产　处理较困难。处理前应查血常规及凝血功能，并做好输血准备。若凝血功能正常，先口服炔雌醇或肌内注射苯甲酸雌二醇。子宫<12孕周者，可行刮宫术，术中肌内注射缩宫素，一次不能刮净，于5~7日后再行刮宫术。子宫>12孕周者，可使用米非司酮加米索前列醇，或静脉滴注缩宫素，促使胎儿胎盘排出。若出现凝血功能障碍，应尽早使用肝素、纤维蛋白原及输新鲜血或新鲜冰冻血浆等，待凝血功能好转后，再行刮宫。

6. 复发性流产　染色体异常夫妇，应于孕前进行遗传咨询，确定是否可以妊娠。有子宫肌瘤、子宫纵隔、宫腔粘连应行相应手术治疗。宫颈功能不全应在孕14~18周行宫颈环扎术。抗磷脂抗体阳性患者可在确定妊娠以后使用小剂量阿司匹林和（或）低分子肝素。黄体功能不全者，应肌内注射黄体酮或口服黄体酮。甲状腺功能低下者应在孕前及整个孕期补充甲状腺素。

7. 流产合并感染　治疗原则为控制感染的同时尽快清除宫内残留物。

第二节　异位妊娠

受精卵在子宫体外着床称为异位妊娠。异位妊娠依受精卵在子宫体腔外种植部位不同而分为输卵管妊娠、卵巢妊娠、腹腔妊娠、阔韧带妊娠及宫颈妊娠。此外，剖宫产瘢痕妊娠近年在国内明显增多。子宫残角妊娠因其临床表现与异位妊娠类似，故也附于本章内简述。

输卵管妊娠占异位妊娠95%左右，其中壶腹部妊娠最多见，约占78%，其次为峡部妊娠、伞部妊娠，间质部妊娠较少见。

一、病因

（1）输卵管炎症是输卵管妊娠的主要病因。

（2）输卵管妊娠史或手术史。

（3）输卵管发育不良或功能异常。

（4）辅助生殖技术。

（5）避孕失败。

（6）其他。

二、病理

1. 输卵管的特点　输卵管管腔狭小，管壁薄且缺乏黏膜下组织，其肌层远不如子宫肌壁厚与坚韧，妊娠时不能形成完好的蜕膜，不利于胚胎的生长发育，常发生以下结局。

（1）输卵管妊娠流产多见于妊娠8~12周输卵管壶腹部妊娠。

（2）输卵管妊娠破裂多见于妊娠6周左右输卵管峡部妊娠。

（3）陈旧性宫外孕。

（4）继发性腹腔妊娠。

2. 子宫的变化　输卵管妊娠和正常妊娠一样，合体滋养细胞产生HCG维持黄体生长，使甾体激素分泌增加，致使月经停止来潮，子宫增大变软，子宫内膜出现蜕膜反应。可发生阴道流血，排出的组织中见不到绒毛。

三、临床表现

输卵管妊娠的临床表现与受精卵着床部位、有无流产或破裂以及出血量多少和时间长短等有关。在输卵管妊娠早期，若尚未发生流产或破裂，常无特殊的临床表现，其过程与早孕或先兆流产相似。

（一）症状

典型症状为停经后腹痛与阴道流血。

1. 停经　多有6~8周停经史，还有20%~30%患者无停经史，可有不规则阴道流血。

2. 腹痛　输卵管妊娠患者的主要症状，占95%。

3. 阴道流血　常有不规则阴道流血。阴道流血可伴有蜕膜管型或蜕膜碎片排出，是子宫蜕膜剥离所致。阴道流血常常在病灶去除后方能停止。

4. 晕厥与休克　由于腹腔内出血及剧烈腹痛，轻者出现晕厥，严重者出现失血性休克。

5. 腹部包块。

（二）体征

1. 一般情况　当腹腔出血不多时，血压可代偿性轻度升高；当腹腔出血较多时，可出现面色苍白、脉搏快而细弱、心率增快和血压下降等休克表现。

2. 腹部检查　下腹有明显压痛及反跳痛，尤以患侧显著，但腹肌轻微紧张。出血较多时，叩诊有移动性浊音。有些患者下腹可触及包块，若反复出血并积聚，包块可不断增大变硬。

3. 盆腔检查　阴道内常有来自宫腔的少许血液。输卵管妊娠流产或破裂者，阴道后穹隆饱满，有触痛。可有宫颈举痛或摇摆痛，此为输卵管妊娠的主要体征之一。内出血多时，检查子宫有漂浮感。子宫一侧或其后方可触及肿块，触痛明显。输卵管间质部妊娠时，子宫大小与停经月份基本符合，但子宫不对称，一侧角部突出，破裂所致的征象与子宫破裂极相似。

四、诊断

输卵管妊娠未发生流产或破裂时，临床表现不明显，诊断较困难，需采用辅助检查方能确诊。

输卵管妊娠流产或破裂后，诊断多无困难。若阴道流血淋漓不断，腹痛加剧，盆腔包块增大及血红蛋白呈下降趋势等，有助于确诊。必要时可采用下列检查方法协助诊断。

1. HCG测定。

2. 黄体酮测定。

3. B超诊断　B型超声检查对异位妊娠诊断必不可少，还有助于明确异位妊娠部位和大小。将血HCG测定与超声检查相配合，对异位妊娠的诊断帮助很大。当血HCG>2000IU／L，阴道超声未见宫内妊娠囊时，异位妊娠诊断基本成立。

4. 腹腔镜检查　腹腔镜检查是异位妊娠诊断的金标准，而且可以在确诊的同时行镜下手术治疗。

5. 阴道后穹隆穿刺　是一种简单可靠的诊断方法，适用于疑有腹腔内出血的患者。

6. 诊断性刮宫　适用于不能存活宫内妊娠的鉴别诊断和超声检查不能确定妊娠部位者。

五、鉴别诊断

输卵管妊娠应与流产、急性输卵管炎、急性阑尾炎、黄体破裂及卵巢囊肿蒂扭转相鉴别。

六、治疗

异位妊娠的治疗包括药物治疗和手术治疗。

（一）药物治疗

采用化学药物治疗，主要适用于早期输卵管妊娠，要求保存生育能力的年轻患者。化疗一般采用全身用药，也可采用局部用药。全身用药常用氨甲蝶呤（MTX）。在MTX治疗期间，应用B超和血HCG进行严密监护，并注意患者的病情变化及药物毒副作用。若用药后14日血HCG下降并连续3次直至阴性，腹痛缓解或消失，阴道流血减少或停止者为显效。若病情无改善，甚至发生急性腹痛或输卵管破裂症状，则应立即进行手术治疗。局部用药可采用在超声引导下穿刺或在腹腔镜下将MTX直接注入输卵管的妊娠囊内。

（二）手术治疗

手术治疗分为保守手术和根治手术。保守手术为保留患侧输卵管，根治手术为切除患侧输卵管。

保守手术：适用于有生育要求的年轻妇女。可采取输卵管造口术、输卵管切开术及输卵管伞部压出术。输卵管妊娠行保守手术后，残余滋养细胞有可能继续生长，再次发生出血，引起腹痛等，称为持续性异位妊娠。诊断为持续性异位妊娠者，应及时给予氨甲蝶呤治疗，必要时需再次手术。

根治手术：适用于无生育要求、内出血并发休克的急症输卵管妊娠患者。输卵管间质部妊娠，应争取在破裂前手术，避免可能威胁生命的大量出血。

输卵管妊娠手术可经腹或经腹腔镜完成，其中腹腔镜手术是治疗异位妊娠的主要方法。

附1：其他部位妊娠

一、卵巢妊娠

卵巢妊娠指受精卵在卵巢着床和发育。卵巢妊娠的诊断标准如下：

1. 双侧输卵管正常。
2. 胚泡位于卵巢组织内。
3. 卵巢及胚泡以卵巢固有韧带与子宫相连。
4. 胚泡壁上有卵巢组织。

卵巢妊娠的临床表现与输卵管妊娠极相似，主要症状为停经、腹痛及阴道流血。术前往往诊断为输卵管妊娠或误诊为卵巢黄体破裂。

治疗方法为手术治疗，应根据病灶范围做卵巢部分切除术、卵巢楔形切除术、卵巢切除术或患侧附件切除术，腹腔镜手术是治疗卵巢妊娠的主要方法。

二、腹腔妊娠

腹腔妊娠指胚胎或胎儿位于输卵管、卵巢及阔韧带以外的腹腔内。

腹腔妊娠分为原发性和继发性两类。原发性腹腔妊娠指受精卵直接种植于腹膜、肠系膜、大网膜等处，极少见。继发性腹腔妊娠往往发生于输卵管妊娠流产或破裂后，偶可继发于卵巢妊娠或子宫内妊娠而子宫存在缺陷破裂后。

患者有停经及早孕反应，且病史中多有输卵管妊娠流产或破裂症状，或孕早期出现不明原因的短期贫血症状，伴有腹痛及阴道流血，以后逐渐缓解。随后阴道流血停止，腹部逐渐增大。腹部检查发现子宫轮廓不清，但胎儿肢体极易触及，胎位异常，肩先露或臀先露，先露高浮，胎心异常清晰，胎盘杂音响亮。盆腔检查发现宫颈位置上移，子宫比妊娠月份小并偏于一侧，但有时不易触及，胎儿位于子宫另一侧。B超检查发现宫腔内空虚，胎儿与子宫分离；在胎儿与膀胱间未见子宫肌壁层；胎儿与子宫关系异常或胎位异常；子宫外可见胎盘组织。MRI、CT对诊断也有一定帮助。

腹腔妊娠确诊后，应立即行剖腹手术取出胎儿。胎盘的处理要特别慎重，任意剥离将致大量出血，应根据其附着部位、胎儿存活及死亡时间决定。

三、宫颈妊娠

受精卵着床和发育在宫颈管内者称为宫颈妊娠，有停经及早孕反应。主要症状为无痛性阴道流血或血性分泌物，流血量一般由少到多，也可为间歇性阴道大量流血。检查发现宫颈显著膨大呈桶状，变软变蓝，宫颈外口扩张边缘很薄，内口紧闭，子宫体大小正常或稍大。

宫颈妊娠的诊断标准如下：

（1）妇科检查发现在膨大的宫颈上方为正常大小的子宫。

（2）妊娠产物完全在宫颈管内。

（3）分段刮宫，宫腔内未发现任何妊娠产物。

确诊后可行宫颈管搔刮术或行吸刮宫颈管术，或直视下切开宫颈剥除胚胎，术前应做好输血准备或于术前行子宫动脉栓塞术以减少术中出血。

为减少刮宫时出血并避免切除子宫，近年采用术前给予MTX治疗。

附2：子宫残角妊娠

子宫残角妊娠指受精卵于子宫残角内着床并生长发育，多发生于初产妇。表现为除正常子宫外，尚可见一较小子宫，宫腔内有时可见内膜线。症状与输卵管间质部妊娠破裂相似。子宫残角妊娠确诊后应及早手术，切除残角子宫，若为活胎，应先行剖宫产，然后切除残角子宫。

附3：剖宫产瘢痕部位妊娠

剖宫产瘢痕部位妊娠指有剖宫产史孕妇，胚胎着床于子宫下段剖宫产切口瘢痕处，是一种特殊部位的异位妊娠，为剖宫产的远期并发症之一。

临床表现为既往有子宫下段剖宫产史，此次停经后伴不规则阴道出血。早期诊断可避免子宫大出血及子宫破裂等并发症的发生。经阴道B型超声是诊断剖宫产瘢痕部位妊娠（cesarean scar pregnancy，CSP）的主要手段。一旦确诊必须立即住院治疗，治疗方案依据个体化原则。

第三节　早产

早产指妊娠满28周至不足37周间分娩者。此时娩出的新生儿为早产儿，体重为1000～2499g。早产儿各器官发育尚不够健全，出生孕周越小，体重越轻，其预后越差。

一、早产的分类及原因

早产按原因可分为三类：自发性早产、未足月胎膜早破早产（preterm premature rupture of the membranes，PPROM）和治疗性早产。

1. 自发性早产　发生的机制主要为以下几点。

（1）黄体酮撤退。

（2）缩宫素作用。

（3）蜕膜活化。

2. 未足月胎膜早破早产　病因及高危因素包括：PPROM史、体重指数$<19.8kg/m^2$、营养不良、吸烟、宫颈功能不全、子宫畸形、宫内感染、细菌性阴道病、子宫过度膨胀及辅助生殖技术受孕等。

3. 治疗性早产　由于母体或胎儿的健康原因不允许继续妊娠，在未足37周时采取引产或剖宫产终止妊娠，即为治疗性早产。终止妊娠的常见指征有：子痫前期、胎儿窘迫、胎儿生长受限、羊水过少或过多、胎盘早剥、妊娠并发症、前置胎盘出血、其他不明原因产前出血、血型不合溶血及胎儿先天缺陷等。

二、临床表现及诊断

早产的主要临床表现是子宫收缩，最初为不规则宫缩，常伴有少许阴道流血或血性分泌物，以后可发展为规则宫缩，其过程与足月临产相似，胎膜早破较足月临产多。临床上，早产可分为先兆早产和早产临产两个阶段。先兆早产指有规则或不规则宫缩，伴有宫颈管的进行性缩短。早产临产需符合下列条件：①出现规则宫缩，伴有宫颈的进行性改变；②宫颈扩张1cm以上；③宫颈展平≥80%。

三、预防

积极预防早产是降低围产儿死亡率的重要措施之一。

（1）定期产前检查，指导孕期卫生。

（2）加强对高危妊娠的管理，积极治疗妊娠并发症及预防并发症的发生。

（3）已明确宫颈功能不全者，应于妊娠14～18周行宫颈环扎术。

（4）对怀疑宫颈功能不全，尤其是孕中、晚期宫颈缩短者，可选用：①黄体酮阴道制剂，从妊娠20周用至34周，可明显减少34周前的早产率；②宫颈环扎术；③子宫托。各种预防措施主要针对单胎妊娠，对多胎妊娠尚缺乏充足的循证医学依据。

四、治疗

治疗原则：若胎膜完整，在母胎情况允许时尽量保胎至34周。

1. 卧床休息。

2. 促胎肺成熟治疗　妊娠<34周，1周内有可能分娩的孕妇，应使用糖皮质激素促胎儿肺成熟。方法：地塞米松注射液6mg肌内注射，每12小时1次，共4次。妊娠32周后选用单疗程治疗。

3. 抑制宫缩治疗

（1）β-肾上腺素受体激动剂：常用药物有利托君。用药期间需密切观察孕妇主诉及心率、血压、宫缩变化，并限制静脉输液量，以防肺水肿。

（2）硫酸镁：25%硫酸镁16mL加于5%葡萄糖注射液100mL中，在30～60分钟内静脉滴注完，后以1～2g／h的剂量维持，每日总量不超过30g。用药过程中必须检测镁离子浓度，密切注意呼吸、膝反射及尿量。

（3）阿托西班：是一种缩宫素的衍生物，通过竞争子宫平滑肌细胞膜上的缩宫素受体，抑制由缩宫素所诱发的子宫收缩，其抗早产的效果与利托君相似。

（4）钙通道阻滞剂：常用药物为硝苯地平，其抗早产的作用比利托君更安全、更有效。10mg口服，每6～8小时1次，应密切注意孕妇心率及血压变化。已用硫酸镁者慎用，以防血压急剧下降。

（5）前列腺素合成酶抑制剂：因其可通过胎盘，故此类药物仅在孕32周前短期（1周内）选用。常用药物为吲哚美辛。

4. 控制感染　特别适用于阴道分泌物培养B族链球菌阳性或羊水细菌培养阳性及泌尿道感染者。

5. 终止妊娠的指征

（1）宫缩进行性增强，经过治疗无法控制者。

（2）有宫内感染者。

（3）衡量母胎利弊，继续妊娠对母胎的危害大于胎肺成熟对胎儿的好处。

（4）孕周已达34周，如无母胎并发症，应停用抗早产药，顺其自然，不必干预，只需密切监测胎儿情况即可。

6. 分娩期处理 大部分早产儿可经阴道分娩，临产后慎用吗啡、哌替啶等抑制新生儿呼吸中枢的药物；产程中应给孕妇吸氧，密切观察胎心变化，可持续胎心监护；第二产程可做会阴侧切，预防早产儿颅内出血等。对于早产胎位异常者，在权衡新生儿存活利弊基础上，可考虑剖宫产。

第四节 过期妊娠

平时月经周期规则，妊娠达到或超过42周尚未分娩者，称为过期妊娠。过期妊娠使胎儿窘迫、胎粪吸入综合征、过熟综合征、新生儿窒息、围产儿死亡、巨大儿及难产等不良结局发生率增高，并随妊娠期延长而增加。

一、病理

1. 胎盘 过期妊娠的胎盘病理有两种类型。一种是胎盘功能正常，另一种是胎盘功能减退。

2. 羊水 妊娠42周后羊水迅速减少，羊水粪染率明显增高。

3. 胎儿 过期妊娠胎儿生长模式与胎盘功能有关，可分为以下3种。

（1）正常生长及巨大儿。

（2）胎儿过熟综合征。

（3）胎儿生长受限。

二、对母儿影响

1. 对围产儿影响 除上述胎儿过熟综合征外，胎儿窘迫、胎粪吸入综合征、新生儿窒息及巨大儿等围产儿发病率及死亡率均明显增高。

2. 对母体影响 产程延长和难产率增高，使手术产率及母体产伤明显增加。

三、诊断

准确核实孕周，确定胎盘功能是否正常是关键。

1. 核实孕周

（1）病史：

1）以末次月经第一日计算：平时月经规则、周期为28～30日的孕妇停经≥42周尚未分娩，可诊断为过期妊娠。若月经周期超过30日，应酌情顺延。

2）根据排卵日推算：若排卵后≥280日仍未分娩者可诊断为过期妊娠。

3）根据性交日期推算预产期。

4）根据辅助生殖技术的日期推算预产期。

（2）临床表现：早孕反应开始出现时间、胎动开始出现时间以及早孕期妇科检查发现的子宫大小，均有助于推算孕周。

（3）实验室检查：

1）根据B超检查确定孕周。

2）根据妊娠初期血、尿HCG增高的时间推算孕周。

2. 判断胎儿安危状况

（1）胎动情况。

（2）电子胎儿监护。

（3）B超检查。

（4）羊膜镜检查：观察羊水颜色，若已破膜，可直接观察到流出的羊水有无粪染。

四、处理

妊娠40周以后胎盘功能逐渐下降，42周以后明显下降，因此，在妊娠41周以后，即应考虑终止妊娠，尽量避免过期妊娠。

1. 促宫颈成熟　评价宫颈成熟度的主要方法是Bishop评分，Bishop评分≥7分者，可直接引产；Bishop评分<7分者，引产前先促宫颈成熟。目前，常用的促宫颈成熟的方法主要有前列腺素E_2（prostaglandin，PCE_2）阴道抑制剂和宫颈扩张球囊。

2. 引产术　常用静脉滴注缩宫素，胎头已衔接者，通常先人工破膜，1小时后开始滴注缩宫素引产。

3. 产程处理　进入产程后，应鼓励产妇左侧卧位、吸氧。产程中最好连续监测胎心，注意羊水性状，及早发现胎儿窘迫，并及时处理。过期妊娠时，常伴有胎儿窘迫、羊水粪染，分娩时应做相应准备。胎儿娩出后应立即在直接喉镜指引下行气管插管吸出气管内容物，以减少胎粪吸入综合征的发生。

4. 剖宫产术　过期妊娠时，胎盘功能减退，胎儿储备能力下降，需适当放宽剖宫产指征。

第八章　分娩期并发症

第一节　胎膜早破

胎膜早破（premature rupture of membranes，PROM）是指在临产前胎膜自然破裂，是常见的分娩期并发症，孕周越少，围生儿预后越差。

一、病因及发病机制

1. 下生殖道感染　引起胎膜炎，使胎膜局部张力下降而破裂。

2. 营养因素　缺乏维生素、锌及铜，使胎膜张力下降而破裂。

3. 羊膜腔内压力升高　双胎妊娠、羊水过多及妊娠晚期进行性生活。

4. 宫颈内口松弛　因手术创伤或先天性宫颈内口松弛、前羊水囊楔入、受压不均导致胎膜破裂。

5. 胎先露部衔接不良　头盆不称、胎先露部高浮、胎位异常可使胎膜受压不均导致破裂。

6. 细胞因子　IL-1、IL-6、IL-8、TNF-α升高，可激活溶酶体酶，破坏羊膜组织导致胎膜破裂。

二、病情评估

（一）临床表现

1. 症状　孕妇突感有较多液体自阴道流出，有时混有胎脂及胎粪，无腹痛等其他产兆。当咳嗽、打喷嚏、负重等腹压增加时，羊水即流出。

2. 体征　肛诊将胎先露部上推，见阴道流液量增多。伴有羊膜腔感染时，阴道流液有臭味，发热时胎心率增快，子宫压痛。

（二）辅助检查

1. 阴道液pH测定　羊水pH为7.0～7.5。用pH试纸检查，流出液pH≥7.0，提示胎膜早破，准确率为90%。

2. 羊膜镜检查　可直视胎先露部，看不到前羊膜囊。

3. 阴道液涂片检查　阴道液干燥片检查可见羊齿状结晶，准确率为95%。

4. B型超声检查　羊水量减少，见不到前羊膜囊。

三、治疗原则

预防感染和脐带脱垂，并根据不同孕周选择保守治疗或终止妊娠。

四、护理

1. 一般护理　绝对卧床休息，取左侧卧位，抬高臀部防止脐带脱垂。

2. 病情观察　密切观察羊水性状、颜色、气味等。密切观察胎心率变化，监测胎动及胎儿安危。进行阴道检查时，注意有无脐带先露或脐带脱垂，如有脐带先露或脐带脱垂，应在数分钟内结束分娩。

3. 预防感染　保持外阴清洁，会阴擦洗2次／天，避免不必要的肛诊及阴道检查；严密观察孕妇的生命体征，进行白细胞计数，破膜12小时后给予抗生素预防感染。

4. 促进胎儿肺成熟　妊娠35周前，给予地塞米松10mg，肌内注射，1次／天，共2～3次。

5. 抑制子宫收缩　妊娠28～35周者，如有宫缩，静脉滴注硫酸镁抑制宫缩。

6. 健康指导　加强围生期卫生宣教与指导；妊娠后期禁止性生活；避免负重及腹压升高；补充足量的维生素、钙、铁、锌、铜等元素。宫颈内口松弛者，于妊娠14～16周行宫颈环扎术。

第二节　产后出血

胎儿娩出后24小时内出血量超过500mL者为产后出血。产后出血为分娩期严重并发症，居我国产妇死亡原因的首位。其发病率占分娩总数的2%～3%，其中80%发生于产后2小时内。

一、病因及发病机制

1. 子宫收缩乏力　胎儿娩出后宫缩乏力，从而不能关闭子宫壁胎盘附着部血窦而致流血过多，是产后出血最常见的原因。

2. 胎盘因素　包括胎盘剥离不全、胎盘滞留、胎盘粘连或植入、胎盘胎膜残留等。

3. 软产道裂伤　常因急产、胎儿娩出过速、助产手术不当，使会阴、阴道、宫颈裂伤而致出血。

4. 凝血功能障碍　任何原发的或继发的凝血功能异常均可引起产后出血。

二、病情评估

（一）临床表现

1. 症状 产妇面色苍白、出冷汗，主诉口渴、头晕、心慌，子宫出血潴留于宫腔及阴道内时，产妇表现为怕冷、寒战、打哈欠、懒言或表情淡漠、呼吸急促甚至烦躁不安，很快转入昏迷状态。软产道损伤造成阴道壁血肿者会有肛门坠胀感、尿频、排尿疼痛。

2. 体征 血压下降，脉搏细数。子宫收缩乏力所致的出血，子宫轮廓不清，触不到宫底，按摩后子宫变硬，停止按摩又变软。血液积存或胎盘已剥离而滞留于宫腔内者，宫底可升高，按摩子宫并挤压宫底部可促使胎盘和淤血排出。软产道裂伤或凝血功能障碍所致的出血，腹部检查宫缩较好，轮廓较清晰。

（二）辅助检查

1. 评估产后出血量 称重法、面积法、容积法、计算休克指数等。
2. 实验室检查 血常规、出凝血时间、凝血酶原时间及纤维蛋白原测定。

三、治疗原则

针对出血原因迅速止血，纠正休克及控制感染。

四、护理

（一）预防产后出血

1. 做好孕前及孕期保健，定期接受产前检查，不宜妊娠者及时终止妊娠。

2. 对具有产后出血危险的孕妇做好早期颈防工作，高危妊娠者如妊高征、贫血、多胎妊娠、血液病等孕妇应提前入院。

3. 第一产程密切观察产程进展，注意水分及营养的补充，保证产妇基本需要，避免产妇过度疲劳，必要时给予镇静剂保证产妇休息。

4. 重视第二产程处理，严格执行无菌技术操作；指导产妇正确使用腹压，适时做会阴侧切或会阴正中切开；接产技术操作要规范；胎头、胎肩娩出要慢；如已有宫缩乏力者，胎肩娩出后立即肌内注射或静脉滴注催产素，以增强宫缩，减少出血。

5. 正确处理第三产程，准确收集并测量产后出血量。胎盘未剥离前不可过早牵拉脐带或按压子宫；待胎盘剥离征象出现后，及时协助娩出胎盘，并仔细检查胎盘胎膜是否完整。

6. 产后2小时内产妇应留在产房接受监护，密切观察产妇的子宫收缩、阴道出血、生命体征、会阴伤口、膀胱充盈情况。

7. 督促产妇及时排空膀胱，早期哺乳，刺激宫缩减少阴道流血。对失血较多的产妇注意保持静脉通路，及早补充血容量，做好输血和急救的准备工作。

（二）针对原因止血，纠正失血性休克，控制感染

1. 产后子宫收缩乏力　加强宫缩能迅速止血，可采用以下方法。

（1）按摩子宫：胎盘娩出后，一手置于产妇腹部触摸子宫底部，拇指在子宫前壁，其余四指在子宫后壁，均匀而有节律地按摩子宫，直至宫缩恢复正常为止。若效果不佳，可选用腹部-阴道双手压迫子宫法，一手戴无菌手套伸入阴道握拳置于阴道前穹隆，顶住子宫前壁，另一只手在腹部按压子宫后壁，使宫体前屈，两手相对紧压并有节律地按摩子宫，直到宫缩恢复正常为止。

（2）应用宫缩剂：根据产妇情况采用肌内注射缩宫素或麦角新碱，或静脉滴注宫缩剂。必要时缩宫素10U直接宫体注射，或米索前列醇2片，塞肛。若效果不佳，可采用地诺前列酮0.5～1mg经腹直接注入子宫肌层。

（3）填塞宫腔：应用无菌纱布条填塞宫腔有明显局部止血作用。方法为助手在腹部固定子宫，术者用卵圆钳将无菌特制不脱脂棉纱布条自宫底由内向外填紧宫腔，压迫止血。24小时后取出纱布，取出纱布前，静脉滴注缩宫素并给予抗生素预防感染。

（4）结扎盆腔血管：经上述处理无效者，为抢救产妇生命，可采用介入治疗及结扎子宫动脉或髂内动脉的方法，必要时做好子宫次全切的术前准备。

2. 软产道损伤　及时准确的修复缝合是止血的有效措施。软产道血肿应切开血肿、清除积血，彻底止血缝合，同时注意补充血容量。

3. 胎盘因素　胎盘剥离不全、滞留及粘连均可徒手剥离取出。部分残留用手不能取出者，可用大号刮匙刮取残留物。胎盘植入者，应做好子宫切除的准备。

4. 凝血功能障碍　尽快输新鲜全血，补充血小板、纤维酶原复合物、凝血因子等。若发生弥散性血管内凝血应进行抗凝或抗纤溶治疗。

5. 失血性休克的护理

（1）密切观察生命体征、神志变化、皮肤颜色及尿量，及早发现休克征象。

（2）迅速建立静脉通道，做好输血、输液准备，快速输血、输液，以维持足够的循环血量，输血者应以补充同等量血液为原则。

（3）为患者提供安静环境，平卧、吸氧、保暖。

（4）严密观察子宫收缩、阴道流血及会阴伤口情况。

（5）给予抗生素预防感染。

（三）心理护理

大量失血后，产妇抵抗力降低，生活自理困难，应主动给予产妇关爱与支持，鼓励其说出内心的感受，教会产妇一些放松的方法。

（四）一般护理

鼓励产妇进食营养丰富、富含铁的食物，有效纠正贫血，增强体力。保持会阴清

洁，做好会阴护理。

（五）健康指导

指导产妇加强营养、适量活动的自我保健技巧。嘱其出院后继续观察恶露及子宫复旧情况，明确复查的时间、目的、意义，使其按时接受检查，以便及时发现问题，调整产后指导方案，使产妇尽快恢复健康。指导避孕，产褥期禁止盆浴，禁止性生活。

第三节　子宫破裂

子宫破裂（rupture of uterus）是指子宫体部或子宫下段于妊娠或分娩时发生破裂。子宫破裂是产科严重的并发症，威胁母儿生命，多发生于经产妇。子宫破裂按发生原因，分为自然破裂和损伤性破裂；按其破裂部位，分为子宫体部破裂和子宫下段破裂；按其破裂程度，分为不完全性破裂和完全性破裂。

一、病因及发病机制

1. **梗阻性难产**　是引起子宫破裂最常见的原因。骨盆狭窄，头盆不称，胎位异常，软产道阻塞（发育畸形、瘢痕或肿瘤），胎儿异常等，均可因胎先露下降受阻，子宫上段为克服产道阻力而强烈收缩，使子宫下段拉长变薄发生子宫破裂。

2. **子宫瘢痕**　子宫壁层有瘢痕，在临产后宫腔内压力升高，而致瘢痕发生破裂。

3. **子宫收缩药物使用不当**　分娩前肌内注射缩宫素或静脉滴注过量缩宫素，前列腺素栓及其他子宫收缩药物使用不当或子宫对宫缩剂过于敏感，均可引起宫缩过强，发生子宫破裂。

4. **产科手术创伤**　宫颈口未开全行产钳或臀牵引术造成宫颈及子宫下段撕裂伤；毁胎术、穿颅术、内倒转术操作不慎或强行剥离植入性胎盘也可引起子宫破裂。

二、病情评估

（一）临床表现

子宫破裂多发生于分娩期，也可发生在妊娠晚期尚未临产时，是个渐进发展的过程，可分为先兆子宫破裂和子宫破裂两个阶段。

1. **先兆子宫破裂**　常见于产程长，有梗阻性难产因素的产妇。先兆子宫破裂的四大临床表现是：子宫病理性缩复环的形成、下腹部压痛、胎心率改变及血尿出现。

（1）症状：子宫强直性或痉挛性过强收缩，产妇烦躁不安，下腹部剧痛难忍，阴道少量出血，呼吸心率加快，排尿困难，甚至出现血尿。

（2）体征：胎心率先加快后减慢或听不清，胎动频繁。由于子宫过强、过频收缩，使子宫下段拉长变薄，宫体增厚变短，在两者之间形成环状凹陷，称为病理性缩复环，可见该环逐渐上升达脐平或脐上，压痛明显。

2. 子宫破裂

（1）症状：产妇突感下腹撕裂样剧痛，子宫收缩停止。腹痛稍缓和后因羊水血液进入腹腔，又出现全腹持续性疼痛，伴有面色苍白、呼吸急促、出冷汗等休克征象。

（2）体征：患者全腹压痛，反跳痛，腹壁下方可清楚扪及肢体，胎心胎动消失，阴道检查可见鲜血流出，胎先露部升高，宫颈口缩小。

（二）辅助检查

1. 实验室检查　血常规检查可见血红蛋白值下降，白细胞计数增加，尿常规检查可见有红细胞或肉眼血尿

2. B型超声检查　协助确定破口部位及胎儿与子宫的关系。

3. 腹腔穿刺　可证实血腹。

三、治疗原则

1. 先兆子宫破裂立即抑制子宫收缩，尽快剖宫。

2. 子宫破裂在输液、输血、吸氧和抢救休克的同时，无论胎儿是否存活均应就地尽快手术。

四、护理

（一）预防子宫破裂

1. 建全三级保健网，宣传孕妇保健知识，加强产前检查，有瘢痕子宫、产道异常等高危因素者，应提前住院待产。

2. 宣传计划生育，节制生育，减少多产，子宫体部手术患者应避孕两年以上再孕。

3. 严密观察产程进展，严格掌握缩宫素、前列腺素等子宫收缩剂的使用指征和方法。正确掌握产科手术助产指征及操作常规，阴道助产后应仔细检查宫颈及宫腔，及时发现损伤并给予修补。

（二）先兆子宫破裂的护理

密切观察产程，注意胎心率的变化，出现宫缩过强及下腹痛压痛，或腹部出现病理性缩复环时，应立即报告医生并停止催产素引产和一切操作，按医嘱给予抑制宫缩、吸氧、监测生命体征，同时做好剖宫产的术前准备。

（三）子宫破裂的护理

1. 迅速建立静脉通道，给予补液、输血、吸氧，积极抗休克处理。

2. 严密观察并记录产妇的生命体征，尽快做好术前准备。

3. 术中术后给予大量广谱抗生素应用，预防感染。

（四）提供心理支持

1. 对产妇及家属的心理反应和需求表示理解，为她们提供舒适的环境，帮助产妇尽快调整情绪，接受现实。

2. 如胎儿已死亡，允许其释放悲伤情绪，倾听产妇诉说内心的感受，协助其度过悲伤阶段。

第四节　羊水栓塞

羊水栓塞（amniotic fluid embolism）是指在分娩过程中羊水进入母体血循环引起肺栓塞、休克和弥散性血管内凝血等一系列严重症状的综合征，是产科的一种少有而凶险的并发症，产妇死亡率可高达80%以上。

一、病因及发病机制

（一）病因

1. 宫缩过强或强直性收缩包括缩宫素应用不当，宫缩压力迫使羊水进入开放的静脉。

2. 子宫存在开放性血管如宫颈裂伤、子宫破裂、剖宫产术、前置胎盘、胎盘早剥等。

3. 其他，如滞产、过期妊娠、多产妇、巨大儿等。

（二）发病机制

1. 羊水中的有形成分霦毛、胎脂、角化上皮细胞及胎粪等物可直接形成栓子，同时，羊水是一种强凝物质，能促使血液凝固而形成纤维蛋白栓，阻塞肺毛细血管，引起肺动脉高压导致急性肺水肿、急性肺心病及左心衰竭，急性呼吸循环衰竭。

2. 羊水中的抗原成分是很强的致敏原，进入母血循环可引起母体变态反应导致过敏性休克。

3. 羊水中含有丰富的凝血活酶，进入母血后可引起弥散性血管内凝血；同时，由于羊水中还含有纤溶激活酶激活纤溶系统，使血液进入纤溶状态，血液不凝，发生严重的产后出血。

二、病情评估

（一）临床表现

羊水栓塞发病急剧而凶险，短时间内即累及全身重要器官。

1. 症状　首先表现为呛咳、气急、烦躁不安等前驱症状，继之则有呼吸困难、发绀、抽搐、昏迷，甚至仅尖叫一声后，呼吸、心搏骤停。临床经过可分为急性休克期、出血期、急性肾功能衰竭期3个阶段。

2. 体征　胎儿娩出前发病者，主要表现为心肺功能衰竭和中枢神经系统严重缺氧，心率快、肺部听诊有湿啰音。胎儿娩出后发病者，全身表现有宫腔出血和休克，出血量与休克程度不符，而宫腔出血的血液不凝，出血量多少不一，常伴有少尿或无尿。当休克出血致血容量骤减而损伤肾实质时导致肾功能衰竭。

（二）辅助检查

1. X射线　床边摄片可见肺部双侧弥散性点状或片状浸润性阴影，沿肺门周围分布，伴有轻度肺不张及心脏扩大。

2. 心电图　提示右侧房室扩大。

3. 痰液涂片　可查到羊水内容物（用尼罗蓝硫酸盐染色）。

4. 血涂片　抽取下腔静脉血液查出羊水中的有形物质如鳞状上皮、毳毛等。

5. 凝血功能　检查弥散性血管内凝血，各项检查阳性。

三、治疗原则

立即采取紧急措施，积极抢救。以解除肺动脉高压，改善低氧血症，抗过敏、抗休克，纠正弥散性血管内凝血及继发性纤溶，防治肾衰及心衰，积极进行产科处理为原则。

四、护理

（一）预防为主

1. 加强产前检查，注意诱发因素，及时发现前置胎盘、胎盘早剥等并发症并及时处理。严密观察产程，在使用缩宫素加强宫缩或引产时，严格掌握缩宫素使用方法，专人守护，随时调整缩宫素剂量、速度，避免宫缩过强。

2. 严格掌握破膜时间，人工破膜应在宫缩间歇期，预防破膜后羊水直接与颈管内口或子宫下段剥离胎膜时受损的小静脉接触，在宫缩增强情况下进入母循环而引起栓塞。

3. 中期妊娠钳刮术时，应先破膜使羊水流出后再钳出胎块组织。

4. 提高接生技术，分娩期预防子宫或产道裂伤。

（二）纠正呼吸循环衰竭

1. 吸氧　立即加压、高浓度（100%）、面罩式给氧，必要时行气管插管或气管切开，减轻肺水肿，改善脑缺氧。

2. 抗过敏　立即给予地塞米松20～40mg或氢化可的松500mg静脉推注，以后根据病情继续静脉滴注维持。

3. 解痉治疗配合

（1）心率慢时可给予阿托品0.5～1mg或东莨菪碱20mg静脉注射，每10～15分钟一次，直至产妇面部潮红或呼吸困难好转微循环改善为止。

（2）盐酸罂粟碱30～90mg溶于10%～25%葡萄糖液20mL缓慢静脉注射可解除支气管平滑肌和血管平滑肌痉挛。

（3）纠正心衰减轻肺水肿可用毛花苷C0.4mg加入50%葡萄糖注射液20mL中静脉注射，6小时后可重复使用0.2～0.4mg，以达饱和量。

（4）呋塞米（速尿）或依他尼酸钠25～50mg稀释后静脉注射，以利于消除肺水肿。

（三）纠正休克及酸中毒

1. 应用低分子右旋糖酐，24小时内输入500～1000mL多巴胺20mg加入5%葡萄糖液250mL静脉滴注以维持血压。应用5%碳酸氢钠250mL静脉滴注，及时纠正酸中毒。对失血者最好补充新鲜血液。护理过程中应注意液体滴速和输液量。

2. 应用肝素和凝血因子，纠正弥散性血管内凝血及继发性纤溶。羊水栓塞发生后应用肝素越早效果越好。

（四）严密观察生命体征及产程进展

给予心电监护，严密监测患者生命体征、胎心率、产程进展、出血量、血凝情况、尿量，并做好护理记录。如子宫出血不止，应做好子宫切除术的术前准备。

（五）积极配合治疗

如发病时正在静脉滴注缩宫素，应立即停止。中期妊娠钳刮过程中发生羊水栓塞先兆症状时，应终止手术并及时通知上级医生，立即抢救。

（六）心理护理

对于神志清醒的患者，多给予关心和鼓励，增强其战胜疾病的信心。对于家属的恐惧和激动、愤怒情绪表示理解，主动向家属介绍患者病情的严重性和凶险性，以取得理解和配合。

（七）健康指导

1. 指导孕妇定期做产前检查，可有效地避免羊水栓塞，也是孕产妇保健的重要环节。

2. 指导孕妇及时就诊，凡有前置胎盘、胎膜早破、胎盘早期剥离等异常情况，应及时去医院就诊，必要时住院治疗，严密观察产妇及胎心率的变化，及时采取相应措施，一旦发生意外，也可赢得宝贵的抢救时间。

3. 指导孕妇掌握保健知识，孕产妇及家属应共同学习和掌握一些必要的保健知识，正确对待分娩，避免情绪过度紧张。

第五节　胎儿窘迫

胎儿窘迫（fetal distress）是指胎儿在宫内有缺氧征象，危及胎儿健康和生命者。胎儿窘迫主要发生在临产过程中，也可发生于妊娠后期，发病率为27.9%~38.5%。

一、病因及发病机制

1. 母体因素　孕妇患有高血压、慢性肾炎、妊娠期高血压疾病、重度贫血、肺心病、心脏病、哮喘反复发作、产前出血性疾病和创伤、急产或子宫不协调收缩、缩宫素使用不当、产程延长、胎膜早破、子宫过度膨胀等。

2. 胎儿因素　胎儿心血管系统功能障碍，胎儿畸形。

3. 脐带、胎盘因素　脐带因素有长度异常、打结、缠绕、血肿、扭转、帆状附着、狭窄；胎盘因素有植入异常、形状异常、循环障碍等。

二、病情评估

（一）临床表现

胎儿窘迫的主要临床表现为胎心音的改变、胎动异常及羊水胎粪污染或羊水过少，严重者胎动消失。根据其临床表现可分为急性胎儿窘迫和慢性胎儿窘迫。

1. 急性胎儿窘迫　多发生在分娩期。胎心率变化是急性胎儿窘迫的重要征象，表现为胎心率加快或减慢，胎儿电子监护可出现晚期减速、重度变异减速；羊水胎粪污染和胎儿头皮血血气分析pH下降，出现酸中毒。

2. 慢性胎儿窘迫　主要发生在妊娠末期。常延续至临产并加重，主要表现在胎动减少或消失，无激惹试验（non-stress test，NST）基线平直，胎儿发育受限，羊水粪便污染，胎盘功能减退。

（二）辅助检查

1. 胎儿电子胎心监测　胎动时胎心率加速不明显，变异率 < 3次／分钟，出现晚期减速、变异减速等。

2. 胎盘功能检查　24小时尿雌三醇 < 10mg或连续监测减少 > 30%；尿雌激素／肌酐比值 < 10；胎盘生乳素 < 4mg／L。

3. 胎儿头皮血气分析　pH < 7.20。

三、治疗原则

1. 急性胎儿窘迫　积极寻找原因并给予及时纠正，改善胎儿缺氧状态。

2. 慢性胎儿窘迫　根据孕周、胎儿成熟度及胎儿缺氧程度决定处理方案。指导孕妇左侧卧位，间断吸氧，积极治疗并发症，密切观察病情变化，如无法改变，应在促使胎儿成熟后终止妊娠。

四、护理

（一）一般护理

孕妇左侧卧位，间断吸氧，严密观察胎心变化，一般每15分钟听一次胎心或进行胎心监护。

（二）治疗配合

1. 急性胎儿窘迫　如宫颈口未完全扩张，胎儿窘迫情况不严重者，给予吸氧，嘱产妇左侧卧位，如胎心率变为正常，可继续观察。如宫口开全，胎先露部已超过坐骨棘平面以下3cm者，应尽快助产经阴道娩出胎儿。如因缩宫素使宫缩过强造成胎心率减慢者，应立即停止使用，继续观察。病情紧迫或经上述处理无效者，立即剖宫产结束分娩。

2. 慢性胎儿窘迫　指导孕妇自测胎动1小时，3次／天，如距离足月妊娠远，胎儿娩出后生存可能性小，应尽量保守治疗，延长孕周；如妊娠接近足月，胎动减少，催产素激惹试验（oxytocin challenge test，OCT）出现频繁晚期减速或重度变异减速，应行剖宫产终止妊娠。

（三）做好准备工作

为手术者做好术前准备，并做好新生儿抢救和复苏的准备。

（四）心理护理

1. 向孕产夫妇提供相关信息，包括医疗措施的目的、操作过程、预期结果及孕产妇需做的配合，将真实情况告之孕产夫妇，帮他们面对现实。必要时陪伴他们，对他们的疑虑给予适当的解释。

2. 对于胎儿不幸死亡的父母亲，为他们创造安静、舒适的环境，可安排一个远离其他婴儿和产妇的单人房，安排家人陪伴，避免独处；鼓励他们诉说悲伤，接纳其哭泣及抑郁情绪，陪伴在旁提供支持及关怀；如果需要，护理人员可让他们看死婴，并同意他们为死婴做一些事情，包括更衣、沐浴、命名、拍照或举行丧礼，但事先应向他们描述死婴的情况，使之有思想准备。解除"否认"的态度进入下一个阶段；提供足印卡、床头卡等作纪念；帮助他们使用适合自己的压力应对技巧和方法。

第九章 产后并发症

第一节 产褥感染

产褥感染是指分娩时及产褥期生殖道受病原体感染引起局部和全身的炎性病变。发病率为6%，是产妇死亡的重要原因之一。

一、病因及发病机制

（一）诱发因素

因分娩影响了女性生殖道的防御功能和自净作用，所以任何削弱产妇生殖道和全身防御能力的因素均可成为产褥感染的诱因。如产妇孕期贫血、胎膜早破、产程延长、产科手术操作、产前产后出血等均可诱发产褥感染。

（二）感染途径

1. 内源性 正常孕产妇生殖道及其他部位的病原体，在机体抵抗力下降出现感染诱因时可致病。

2. 外源性 由外界的病原体侵入生殖道而引起感染，如被污染的衣物、手术器械、用具等。

（三）病原体

孕期和产褥期生殖道内有大量的需氧菌、厌氧菌、真菌、衣原体及支原体等存在，以厌氧菌为主，许多非致病菌在特定的环境下可以致病。引起产褥感染的常见病原体有：需氧性链球菌、大肠杆菌、葡萄球菌、厌氧性链球菌等。

二、临床表现

1. 急性阴道、宫颈炎阴道、宫颈感染 表现为黏膜充血、溃疡、分泌物增多并呈脓性。感染较深时，可引起阴道结缔组织炎。

2. 急性子宫内膜炎、子宫肌炎 由于病原体的侵入，使子宫内膜充血、坏死。临床表现为恶露增多并有臭味、下腹部压痛、高热、头痛、白细胞增多、子宫复旧不良等。

3. 外阴伤口感染 局部有疼痛、压痛、硬结，最常见的为灼热、红肿、脓性分泌物，甚至发生伤口裂开同时可伴有低热，深部脓肿可伴有高热。

4. 急性盆腔结缔组织炎、急性输卵管炎　患者出现持续高热伴寒战、全身不适，子宫复旧差，出现单侧或双侧下腹部疼痛和压痛。

5. 急性盆腔腹膜炎及弥漫性腹膜炎　由于炎症继续扩散，患者出现严重的全身症状及腹膜炎症状和体征，如高热、恶心、呕吐、腹胀、腹部压痛及反跳痛。若脓肿波及肛管及膀胱则出现腹泻、里急后重和排尿困难。

6. 血栓性静脉炎　患者多于产后1~2周继子宫内膜炎后出现寒战、高热，持续数周或反复发作。临床表现随静脉血栓形成的部位不同而有所不同。

7. 脓毒血症及败血症感染　血栓脱落进入血液循环可引起脓毒血症，出现肺、脑、肾脓肿或肺栓塞。当病原体侵入血液循环并大量繁殖引起败血症时，可危及生命。

三、治疗原则

解除病因，积极抗感染治疗和全身支持疗法；对重症病例伴有感染性休克或肾功能衰竭者积极抢救。

四、护理

1. 一般护理　病房保持安静、清洁、空气新鲜，每日开窗通风。保持床单、衣物及用物清洁。保证产妇充足休息和睡眠；给予高蛋白、高热量、高维生素易消化饮食；鼓励多饮水，保证足够的液体摄入，必要时给予静脉补液。产妇如出现高热、呕吐等症状时，要对症进行护理，以减轻患者的不适感。

2. 严密观察病情变化　观察产妇全身情况，同时评估产妇有无下肢持续性疼痛、局部静脉压痛及下肢水肿等。认真记录患者生命体征，恶露的颜色、性状、气味，子宫复旧情况，腹部体征及会阴伤口情况，发现异常及时通知医生。对于高热、疼痛、呕吐的患者，给予对症护理，解除或缓解患者的不适。

3. 控制并治疗感染　根据医嘱进行支持治疗，纠正贫血和水、电解质紊乱；增加蛋白质、维生素的摄入；遵医嘱准确应用抗生素；配合做好脓肿引流术、清宫术、后穹隆穿刺术等术前准备及护理。进行各项操作时严格无菌操作技术及消毒隔离制度。做好会阴部护理，每日2次会阴擦洗，保持会阴部清洁。帮助患者取半卧位或抬高床头，利于局限炎症，促进恶露的引流，防止感染扩散。

4. 心理护理　做好心理护理，解除产妇及家属的疑虑，提供母婴接触的机会，减轻产妇的焦虑。

5. 健康指导　指导产妇和家属掌握产后保健知识。做好有关治疗、饮食、休息、活动的健康指导，告知出院后复诊时间和咨询电话，使其在产褥期结束后按时返院检查。

第二节　产褥中暑

产褥中暑（puerperal heat stroke）是指在产褥期因处于高温环境中，体内余热不能及时散发而引起的中枢性体温调节功能障碍的急性热病。本病起病急、发展迅速，处理不当可遗留严重的后遗症，甚至死亡。

一、病因及发病机制

当外界气温超过35℃时，机体靠汗液蒸发散热，而汗液蒸发需要空气流通才能实现。产妇因旧的风俗习惯怕"受风"，不但穿着长衣、长裤，而且长期居住在门窗紧闭、空气不流通的居室内，这种高温高湿状态的小环境，严重影响产妇出汗散热，导致体温调节中枢功能衰竭，体内热度积蓄而引起高热，发生中暑。

二、临床表现

1. 中暑先兆　发病急，发病前多有短暂的先兆症状称为中暑先兆，表现为多汗、口渴、心悸、胸闷、恶心、四肢无力。此时体温正常或低热。

2. 轻度中暑　中暑先兆如不能及时对症处理，产妇体温逐渐升高至38.5℃以上，随后出现面色潮红、胸闷、脉搏增快、呼吸急促、口渴，全身布满痱子。

3. 重度中暑　产妇体温继续升高达41～42℃，呈稽留热型，可出现谵妄、抽搐、昏迷、面色苍白、呼吸急促、脉搏细数，数小时内可因呼吸、循环衰竭死亡。幸存者也常遗留中枢神经系统不可逆的后遗症。

三、治疗原则

立即改变高温和不通风环境，迅速降温，及时纠正水电解质紊乱及酸中毒。

四、护理

1. 预防为主　保持病室安静、通风，空气新鲜，保持床单清洁。产妇衣服要宽大透气，出汗较多时及时更换。

2. 饮食指导　产妇应进营养丰富、易消化、刺激小的食物，鼓励产妇多饮水尤其是淡盐水，保证足够的液体摄入。

3. 物理降温　当患者出现中暑症状时，立即将患者置于阴凉、通风处，脱去多余的衣物，室温降至25℃。鼓励患者多饮水，并用冷水、乙醇等进行擦浴。在头、颈、腋下、腹股沟等浅表大血管处放置冰袋，快速降温。按摩四肢，促进血液循环。已发生循环衰竭的患者慎用物理降温，避免加重衰竭。

4. 对症治疗　出现心、脑、肾并发症时，应积极对症治疗。对发生抽搐的患者及时应用地西泮、硫酸镁等药物进行抗惊厥治疗。脑水肿者，可用20％甘露醇或25％山梨醇250mL快速静脉滴注，同时配合物理降温，当体温降至38℃时，停止降温。在降温的同时积极纠正水、电解质紊乱和酸中毒，24小时补液量应控制在2000～3000mL。注意补充钾、钠盐。给予抗感染治疗。呼吸衰竭时应用呼吸兴奋剂，必要时气管插管或切开。

5. 加强监护　在使用药物进行降温时应严密观察体温、血压、心率、呼吸等生命体征变化，认真记录护理记录单。根据情况准备好抢救药品和物品，发现异常及时报告医生，并配合抢救。加强基础护理，对已出现痱子的患者，加强皮肤护理。

6. 心理护理　对症状较轻的患者，给予关心和指导，鼓励配合治疗。主动与家属进行沟通，介绍病情的有关知识，让其了解到一些不良的风俗习惯给产妇带来的危害性，以取得理解和配合。

7. 健康指导　产褥中暑关键在于预防，做好产褥期卫生宣传，能识别产褥中暑的先兆症状。破除旧的风俗习惯，产后房间应该选择朝向好、通风好、舒适、安静的房间，要经常开窗开门，通风透气，室内温度维持在28℃左右。产妇衣服要宽大、舒适、透气，利于散热，被褥不宜过厚，以舒适为宜。产妇要多喝水，多吃一些营养全面、稀薄、易消化、生津解暑的食物。注意休息，保证足够的睡眠，以加快恢复、增强体质，提高对环境的适应能力。

第三节　产褥期抑郁症

产褥期抑郁症是指产妇在产褥期内出现抑郁症状，是产褥期中非精神性的抑郁综合征。通常在产后2周内出现症状。

一、病因及发病机制

1. 分娩因素　由于产时、产后的并发症给产妇带来的紧张和恐惧，导致其生理和心理上的应激增强，致使心理不平衡。

2. 心理因素　主要是由于产妇个性特征，如敏感、性格内向、情绪不稳定等个性特点导致发生产后心理障碍。

3. 内分泌因素　由于分娩后胎盘类固醇分泌突然减少，胎盘分泌的绒毛膜促性腺激素、胎盘生乳素、孕激素、雌激素含量急剧下降，以及雌、孕激素的不平衡在此病中均起着一定的作用。

4. 社会因素　产妇本人的工作不顺利、亲人病丧、家庭不和睦、缺乏家庭和社会的支持和帮助，这些原因都可导致此病的发生。

5. 遗传因素　有精神病家族史的产妇，发病率较高。

二、临床表现

一般发生在产后2周，症状持续数周至一年，少数可持续一年以上。临床表现为：情绪抑郁；体重显著下降或增加；失眠或过度睡眠；疲劳或乏力；遇事均感觉无意义或有自罪感；对多数或全部活动明显缺乏兴趣或愉悦；精神运动性兴奋或阻滞；思维能力减退或注意力溃散；反复出现死亡想法，重者可出现伤害婴儿或自我伤害行为。

三、治疗原则

评估病情，识别诱因，减缓压力，对症处理，主要包括心理治疗和药物治疗。

四、护理

（一）一般护理

1. 以预防为主，在孕妇妊娠或分娩过程中，适当的关心和爱护可有效地预防产后抑郁症的发生。

2. 在产褥期为产妇提供一个安静、舒适、温馨的休息环境，保证产妇足够的营养摄入和充足的睡眠，避免因不良环境对产妇造成刺激。

3. 协助并促进产妇尽快进入并适应母亲的角色，指导产妇与婴儿进行交流、接触，鼓励其动手为婴儿提供照顾，培养产妇的自信心。

（二）心理护理

1. 加强与产妇的沟通，耐心倾听产妇诉说心理问题，做好产妇心理疏导工作，必要时可运用适当的触摸、持续关怀来协助产妇放松身心。

2. 对于有不良个性的产妇，给予相应的心理指导。对于存在高危因素的产妇给予足够的重视，积极发挥家庭和社会支持系统，让产妇了解到她依旧被重视、被关心。

3. 对于重症患者，请心理医生或精神科医生协助治疗。根据产妇用药情况选择合适的哺乳方式。

4. 做好家属的思想工作，让他（她）们参与到护理、治疗当中，并让他（她）们了解到这些措施的重要性。

（三）健康指导

1. 积极预防，利用孕产妇学校等多种渠道减轻产妇对妊娠、分娩的紧张和恐惧，完善自我保健。

2. 做好出院指导和家庭随访工作，为产妇提供心理咨询的机会。

第四节　晚期产后出血

分娩24小时后，在产褥期内发生的子宫大量出血，称晚期产后出血。

一、病因及发病机制

1. 胎盘、胎膜残留　多发生于产后10天左右。

2. 蜕膜残留　蜕膜多于产后一周内脱落，并随恶露排出。若蜕膜剥离不全可以影响子宫复旧，继发子宫内膜炎症，从而引起晚期产后出血。

3. 子宫胎盘附着面感染或复旧不全　若胎盘附着部位发生感染，影响子宫复旧，表面血栓脱落致使血窦重新开放，引起子宫胎盘附着部位大量出血，多发生在产后2～3周。

4. 剖宫产术后子宫切口裂开　由于我国剖宫产多采用子宫下段横切口，而伤口裂开常见于横切口两侧端，多发生在术后2～4周。造成子宫切口裂开的原因有：

（1）子宫切口感染。

（2）切口过高或过低。

（3）缝扎组织不正确。

（4）产妇合并严重的贫血或重度营养不良。

5. 产后子宫滋养叶细胞肿瘤、子宫黏膜下肌瘤均可引起晚期产后出血。

二、临床表现

晚期产后出血以产后1～2周发病最为常见，但也有迟至产后6～8周发病者。阴道流血可为少量或中等量，持续或间断，也可表现为急骤大量流血，并伴有血凝块。产妇常伴有低热、寒战，因失血过多可致重度贫血，严重者致失血性休克。

三、治疗原则

止血、纠正失血性休克、控制感染。

四、护理

（一）一般护理

1. 保证产妇充足的睡眠，加强营养，提高机体抵抗力。保持会阴清洁，预防感染。

2. 对少量或中等量阴道出血者，应严密观察产妇的生命体征和阴道出血量，遵医嘱应用广谱抗生素及子宫收缩剂。

3. 对疑有胎盘、胎膜、蜕膜残留或胎盘附着部位复旧不全者，应配合医生做好刮宫前准备，建立静脉通路、备血，必要时做好开腹或介入手术准备。刮出物及时送病理检查，术后继续应用抗生素和子宫收缩剂。

4. 对疑有剖宫产术后子宫切口裂开者，应严密观察病情变化，必要时做好剖腹探查的准备。

5. 对阴道出血量大的患者，要密切监测生命体征，准确收集并测量出血量，积极查找出血原因，配合医生进行抢救。

（二）心理护理

1. 对神志清醒的患者，耐心听取患者的倾诉，给予心理支持，增加患者战胜疾病的信心。

2. 向产妇及家属解释各项护理、治疗的目的，提供病情好转的信息，取得理解和配合。

（三）健康指导

1. 加强产褥期保健，指导产妇早期进行母乳喂养和早期离床活动，以利于子宫复旧及恶露的排出。

2. 指导产妇正确观察恶露排出情况，如血性恶露持续时间超过10天，应及时到医院检查。

3. 讲解产后复查的重要性，建立随访制度，出院时告知随访电话。

第十章 妇科恶性肿瘤

第一节 宫颈癌

一、概述

宫颈癌是妇科常见的肿瘤之一，可表现为不规则阴道流血或阴道大量出血，引起生命危险。宫颈癌是指发生在宫颈阴道部或移行带的鳞状上皮细胞及宫颈管内膜的柱状上皮细胞交界处的恶性肿瘤。宫颈癌是全球女性中仅次于乳腺癌的第二个最常见的妇科恶性肿瘤。在一些发展中国家其发病率仍居首位，我国女性生殖系统恶性肿瘤中宫颈癌发病率居第一位。

二、临床表现及分期

（一）临床表现

1. 症状 早期宫颈癌常无症状，也无明显体征，与慢性宫颈炎无明显区别，有时甚至见宫颈光滑，尤其老年妇女宫颈已萎缩者。有些宫颈管癌患者，病灶位于宫颈管内，宫颈阴道部外观正常，易被忽略而漏诊或误诊。患者一旦出现症状，主要表现为以下几个方面。

（1）阴道流血：年轻患者常表现为接触性出血，多发生在性生活后或妇科检查后。出血量可多可少，根据病灶大小、侵及间质内血管的情况而定。早期出血量少，晚期病灶较大表现为大量出血，一旦侵蚀较大血管可能引起致命性大出血。年轻患者也可表现为经期延长、周期缩短、经量增多等。老年患者常主诉绝经后不规则阴道流血。一般外生型癌出血较早，血量也多；内生型癌出血较晚。

（2）阴道排液：患者常诉阴道排液增加，白色或血性，稀薄如水样或米泔状，有腥臭。晚期因癌组织破溃、坏死，继发感染有大量脓性或米汤样恶臭白带。

（3）晚期癌的症状：根据病灶侵犯范围出现继发性症状。病灶波及盆腔结缔组织、骨盆壁，压迫输尿管或直肠、坐骨神经时，患者诉尿频、尿急、肛门坠胀、大便秘结、里急后重、下肢肿痛等；严重时导致输尿管梗阻、肾盂积水，最后引起尿毒症。到疾病末期，患者出现恶病质。

2. **体征**　镜下早浸癌及早期宫颈浸润癌，局部无明显病灶，宫颈光滑或轻度糜烂，如一般宫颈慢性炎症表现。随着宫颈浸润癌的生长发展，类型不同，局部体征亦不同。外生型见宫颈赘生物向外生长，呈息肉状或乳头状突起，继而向阴道突起形成菜花状赘生物，表面不规则，合并感染时表面覆盖灰白色渗出物，触之易出血。内生型则见宫颈肥大、质硬，宫颈管膨大如桶状，宫颈表面光滑或有浅表溃疡。晚期由于癌组织坏死脱落，形成凹陷性溃疡，整个宫颈有时被空洞替代，并覆有灰褐色坏死组织，恶臭。癌灶浸润阴道壁见阴道壁有赘生物，向两侧宫旁组织侵犯，妇科检查扪及两侧增厚，结节状，质地与癌组织相似，有时浸润达盆壁，形成冰冻骨盆。

（二）宫颈癌的临床分期

分期应根据仔细的临床检查，由有经验的医师于治疗前确定，盆腔检查、三合诊检查具有特殊重要性。分期一经确立，不能因治疗后有新的发现而改变已确定的分期。确定分期的基础是进行细致的临床检查。这些检查包括视诊、触诊、阴道镜检查、宫颈管刮取术、宫腔镜、膀胱镜、直肠镜、静脉肾盂造影、骨及肺的检查；可疑直肠、膀胱受累者，要由病理学检查证实。血管造影、淋巴造影、腹腔镜检查对确定治疗方案有帮助，但对所发现的问题不作为确定分期的依据。

分期注意事项：

1. O期包括上皮全层均有不典型细胞，但无间质浸润者。

2. ⅠA（ⅠA1期及ⅠA2期）诊断必须根据显微镜下的观察确定。

3. Ⅲ期应为宫旁浸润达盆壁，肿瘤与盆壁间无间隙，而且增厚为结节状时，方能确诊。

4. 即使根据其他检查定为Ⅰ期或Ⅱ期，但有癌性输尿管狭窄而产生肾盂积水或肾无功能时，亦应列为Ⅲ期。

5. 膀胱泡样水肿不能列为Ⅳ期。膀胱镜检查见隆起及沟裂，同时通过阴道或直肠检查能证实该隆起或沟裂与肿瘤固定时，应视为膀胱黏膜下受侵，膀胱冲洗液有恶性细胞时，应在膀胱壁取活体组织病理检查证实。

三、辅助检查

根据病史和临床表现，尤其有接触性出血者，应想到宫颈癌的可能，需全身检查及妇科三合诊检查，并采用以下辅助检查。

（一）B超检查

高分辨阴道B超，可发现宫颈内形态不规则的低回声区，血流信号丰富，或者宫颈增粗，局部膨大，与周围组织无明显界限。此外，B超尚可帮助了解子宫及附件有无包块及其大小、性状和包膜是否完整、属囊性或实性等。

（二）脱落细胞学检查

在除去宫颈表面分泌物后，以宫颈口为中心，用宫颈液基细胞学采集细胞的小刷子顺时针方向转15圈，做细胞学检查。阳性者必要时行阴道镜检查，宫颈行多点活检或宫颈锥形切除，连续切片病理检查。

（三）碘试验

碘试验是将碘溶液涂子宫颈和阴道壁，观察其着色情况。正常宫颈阴道部和阴道鳞状上皮含糖原丰富，被碘溶液染为棕色或深赤褐色。若不染色为阳性，说明鳞状上皮不含糖原。瘢痕、囊肿、宫颈炎或宫颈癌等鳞状上皮不含或缺乏糖原，均不染色，故本试验对癌无特异性。碘试验主要识别宫颈病变危险区，以便确定活检取材部位，提高诊断率。

（四）阴道镜检查

可发现醋白上皮及有异性血管区，并取活检，以提高诊断正确率。

（五）宫颈和宫颈管活组织检查

这是确诊宫颈癌最可靠和不可缺少的方法。选择宫颈鳞–柱交接部的3、6、9、12点处取4点组织做活检，或在碘试验、阴道镜观察到的可疑部位取活组织做病理检查。所取组织应包含上皮及间质，若宫颈刮片为Ⅲ级或Ⅲ级以上涂片，宫颈活检阴性时，应用小刮匙搔刮宫颈管，刮出物送病理检查。

（六）宫颈环形电切或锥形切除术

主要用于以下情况：

1. 宫颈细胞学多次阳性，阴道镜检查阴性或镜下活检阴性，颈管刮除术阴性。
2. 宫颈细胞学诊断较阴道镜下活检重，或提示可疑浸润癌。
3. 宫颈上皮内瘤变（cervical intraepithelial neoplasia，CIN）Ⅱ～Ⅲ病变或颈管刮除术阳性。
4. 宫颈细胞学提示腺上皮异常。
5. 阴道镜检查或镜下活检怀疑早期浸润癌或怀疑宫颈原位腺癌。

（七）确定分期

确诊宫颈癌后，根据具体情况，进行胸部X射线摄片、淋巴造影、膀胱镜、直肠镜检查等，以确定其临床分期。

四、鉴别诊断

（一）宫颈糜烂或宫颈息肉

均可引起接触性出血，外观难与Ⅰ期宫颈癌相区别，应做宫颈刮片、阴道镜检查等，最后做活检以除外癌变。

（二）宫颈结核

偶表现为不规则阴道流血和白带增多，局部见多个溃疡，甚至菜花样赘生物，需与宫颈癌鉴别，宫颈活检是唯一可靠的鉴别方法。

（三）宫颈乳头状瘤

宫颈乳头状瘤为良性病变，多见于妊娠期，表现为接触性出血和白带增多，外观乳头状或菜花状，经活检除外癌变，即可确诊。

（四）宫颈子宫内膜异位症

宫颈可出现多个息肉样变，甚至波及穹隆部，肉眼难与宫颈癌鉴别，须经宫颈活检才能确诊。

五、治疗

（一）治疗原则

现代宫颈癌的治疗对策概括为强调综合治疗，注重生活质量。除了常规治疗方法外，由新辅助化疗、同步放化疗、放射治疗和手术治疗等不同组合形成的综合治疗成为当今处理各期宫颈癌的一个重要策略。宫颈癌治疗强调个体化原则，根据患者的临床分期、年龄、一般情况、肿瘤相关因素及并发症等决定治疗方案，旨在增强治疗效果，提高生存质量，减少并发症。

（二）止血

1. 流血多者可立即置妇科手术床，迅速检查阴道内癌瘤情况。如为大块癌灶崩脱，即可用干纱布按压止血，查看有无活动性动脉出血，可用小血管钳夹住血管结扎止血。

2. 由于癌组织不可轻易清除，可局部敷以云南白药、凝血酶粉等止血药敷压于出血面而止血，再逐层严密地用纱布填塞阴道。

3. 静脉输广谱抗生素预防感染，酌情输血、止血药，局部压迫止血时采用腔内放疗。

经以上处理多能止血。

（三）手术治疗

1. 目的　手术治疗的目的是切除宫颈原发病灶及周围已经或可能受累的组织，减少并发症。其原则是既要彻底清除病灶，又要防止不适当地扩大手术范围，尽量减少手术并发症，提高生存质量。

2. 手术范围　宫颈癌的临床分期是以宫颈癌原发灶对主韧带、骶韧带和阴道的侵犯而确定的，因此宫颈癌手术是以切除宫旁主韧带、骶韧带和阴道的宽度来确定的。

（1）宫颈癌的手术范围：子宫、宫颈、主韧带、骶韧带、部分阴道和盆腔淋巴结，一般不包括输卵管和卵巢。

（2）盆腔淋巴结清扫手术范围：双侧髂总淋巴结、髂外淋巴结、髂内淋巴结，深腹股沟淋巴结，闭孔深、浅淋巴结，不包括腹主动脉旁淋巴。如果髂总淋巴结阳性，可以清扫到腹主动脉旁淋巴。

3. 手术类型

（1）主要类型：

Ⅰ型：为扩大子宫切除即筋膜外全子宫切除术。

Ⅱ型：为扩大子宫切除即次广泛子宫切除术，切除1／2骶主韧带和部分阴道。

Ⅲ型：为扩大子宫切除即广泛性全子宫切除术，靠近盆壁切除骶主韧带和上1／3阴道。

Ⅳ型：为扩大子宫切除即超广泛性全子宫切除术，从骶主韧带根部切除，阴道1／2～2／3。

Ⅴ型：为扩大子宫切除即盆腔脏器廓清术（前盆、后盆、全盆）。

（2）根治性宫颈切除术及盆腔淋巴结清扫术：人们称这种手术为根治性宫颈切除术，适合治疗菜花型ⅠA～ⅡA期宫颈癌。根据报道可适用于：①年龄在40岁以下。②强烈要求保留生育功能。③临床分期ⅠA～ⅡA期。④肿瘤体积＜2立方厘米，表浅浸润或宫颈电热圈环形切除术（loop electrosurgical excision procedure，LEEP）锥切后示宫颈肿瘤体积小。⑤临床上无影响生育的证据。⑥无脉管内浸润。⑦阴道镜检查宫颈管侵犯少。⑧无盆腔淋巴结转移。

手术范围：基本手术包括切除盆腔淋巴结，80%宫颈及部分主韧带、宫骶韧带，阴道2～3厘米，切断子宫动脉（再吻合或不再吻合），或仅切断子宫动脉下行支。将阴道切缘与残留宫颈间质缝合。用可吸收缝线在内口水平做预防性环形缝合，防止怀孕时宫颈管功能不全，支持无力。

（3）保留神经的宫颈癌广泛手术：主要方法是在切除主韧带时识别并推开盆腔交感神经。在未保留神经的患者中，常有尿潴留；而保留了一侧或双侧神经的患者，尿潴留发生率明显下降。

（四）放射治疗

放射治疗适于各期宫颈癌，ⅡB～ⅣB期以同步放化疗为主，放射治疗采用腔内照射与体外照射相结合的方法。据报道，按此治疗模式采用同步放化疗的各期宫颈癌的5年生存率分别为：ⅡB期70.5%，ⅢA期48.2%，ⅢB期50.2%，ⅣA期36.2%，Ⅳ期84.6%；手术治疗效果Ⅰ期86.3%，ⅡA期75.0%。

Ⅰ～ⅡA期子宫颈癌的根治性放射治疗效果与根治性手术治疗效果相当，ⅡB～Ⅲ期子宫颈癌的根治性放射治疗效果明显优于手术治疗。晚期子宫颈癌患者接受放射治疗，虽不能获得理想的根治疗效，但部分患者可能获得较好的姑息作用。放射治疗对ⅣA期、部分ⅣB期及手术后局部及区域复发的子宫颈癌患者，也有重要的治疗价值。

（五）化学治疗

1. 适应证　局部肿块巨大（直径大于或等于4厘米）或桶状宫颈，可在术前行化疗或放化疗联合应用。有预后不良因素者，如手术发现髂总动脉以上有淋巴结转移、盆腔淋巴结阳性、宫旁转移、切缘阳性、放疗不敏感或病理分级Ⅲ级以上者。中晚期患者综合治疗。不能控制的癌性出血；转移复发患者的姑息治疗。

2. 用药途径、方案及剂量

（1）全身用药：因单药的有效率低，缓解期短，全身化疗多采用联合化疗。联合化疗中含顺铂的化疗方案可达到40%～75%的反应率。

（2）动脉灌注用药：通过选择性或超选择性动脉插管技术，在明确局部病灶的基础上，将化疗药物通过导管直接注入肿瘤供血动脉。一般来讲，动脉灌注化疗可使局部药物浓度提高，而使全身药物浓度减少。疗效和毒性反应则取决于肿瘤类型、肿瘤血供状态、药物的作用机制与代谢动力学。最常应用动脉灌注化疗的妇科恶性肿瘤是宫颈癌。

（3）腹腔内用药：腹腔化疗可取得与全身用药相似的疗效，其机制有待进一步探讨。其方法同卵巢癌腹腔化疗。常用药物为顺铂 160～180mg，3～4周重复，2～3个疗程。

（六）综合治疗

所谓的综合治疗是指根据患者的机体状况、肿瘤的病理类型、播散及浸润的范围、临床分期和发展趋向，有计划、合理地应用现有的治疗手段，尽可能地提高治愈率，改善患者的生存质量。综合治疗是现代肿瘤治疗的一个趋势，但并非全部宫颈癌均需采用化疗与放疗的综合治疗。

第二节　子宫内膜癌

一、概述

子宫内膜癌多发生于绝经后或围绝经期妇女，少数发生于40岁以下年轻妇女，绝经前后的不规则阴道流血是其主要的症状，正确处理阴道流血对子宫内膜癌的诊断和治疗较为重要。子宫内膜癌是发生于子宫内膜的一组上皮性恶性肿瘤，以源于子宫内膜腺体的腺癌最常见。子宫内膜癌为女性生殖道常见三大恶性肿瘤之一，占女性全身恶性肿瘤的7%，占女性生殖道恶性肿瘤的20%～30%，近年发病率在世界范围内呈上升趋势。

二、临床表现

（一）病史

对于有月经紊乱史，特别是有子宫内膜增生过长史、不孕史、长期服用激素药物、卵巢肿瘤尤其是颗粒细胞瘤，合并肥胖、高血压、糖尿病及不孕不育史的患者，一旦出现不规则阴道出血高度怀疑子宫内膜癌。

（二）症状

1. 早期　多无症状。
2. 主要表现　绝经后阴道流血、尚未绝经者经量增多、经期延长或月经紊乱；阴道排液为血性或浆液性（因阴道排液异常就诊者约为25%）；下腹疼痛、宫腔积脓、腰骶部疼痛、贫血、消瘦及恶病质等相应症状。
3. 妇科查体　早期无明显异常，晚期可有子宫明显增大，宫腔积脓时触痛明显，宫颈管内偶有癌组织脱出，触之易出血。癌灶浸润周围组织时，子宫固定或在宫旁扪及不规则结节状物。

三、辅助检查

（一）细胞学检查

仅从阴道后穹隆或宫颈管吸取分泌物做涂片检查寻找癌细胞，阳性率不高。用特制的宫腔吸管或宫腔刷放入宫腔，吸取分泌物找癌细胞，阳性率达90%。此法作为筛查，最后确诊仍须根据病理检查结果。

（二）分段诊断性刮宫

分段诊断性刮宫是最常用、最有价值的诊断方法，是确诊本病的主要依据。适应证为绝经后阴道出血；绝经后阴道B超内膜厚度≥5毫米；生育年龄阴道不规则出血；B超提示宫腔内有回声团。先刮宫颈管，用探针探宫腔，继之刮宫腔，刮出物分别装瓶送病理。若刮取组织量多呈豆腐渣样，内膜癌可能性极大，应立即停止搔刮，以防子宫穿孔或癌灶扩散。

组织学常见的病理类型：

1. 子宫内膜样腺癌（占80%~90%）。
2. 腺癌伴鳞状上皮分化　腺癌组织中含鳞状上皮成分，伴化生鳞状上皮成分者称为棘腺癌（腺角化癌），伴鳞癌者称为鳞腺癌。
3. 浆液性腺癌　又称为子宫乳头状浆液性腺癌，恶性程度高，预后极差。
4. 透明细胞癌　恶性程度高，易早期转移。

（三）B超检查

可了解子宫大小、宫腔内有无占位性病变、子宫内膜厚度、肌层浸润深度。极早期可见宫腔线紊乱、中断。典型声像图为子宫增大或绝经后子宫相对增大，宫腔内见实质不均回声区，形态不规则，宫腔线消失，有时见肌层内不规则回声紊乱区，边界不清，可做出肌层浸润的诊断。

（四）宫腔镜检查

可直视下观察病变情况，可疑部位取活体组织行病理学检查，提高早期内膜癌的诊断率。适应证为异常出血而诊断性刮宫阴性；了解有无宫颈管受累；早期癌的直视下活体检查。

（五）CA125、CT、MRI、淋巴造影等检查

有条件者可选用血清CA125检测、CT、MRI和淋巴造影等检查。

四、鉴别诊断

（一）绝经过渡期功能失调性子宫出血（简称绝经过渡期功血）

主要表现为月经紊乱，如经量增多、经期延长、经间期出血或不规则流血等。妇科检查无异常发现，与内膜癌的症状和体征相似，临床上难以鉴别。应先行分段刮宫，确诊后再对症处理。

（二）老年性阴道炎

主要表现为血性白带，需与内膜癌相鉴别。前者见阴道壁充血或黏膜下散在出血点，后者见阴道壁正常，排液来自宫颈管内。老年妇女还须注意两种情况并存的可能。

（三）子宫黏膜下肌瘤或内膜息肉

多表现为月经过多及经期延长，需与内膜癌相鉴别。及时行分段刮宫、宫腔镜检查及B型超声检查等，确诊并不困难。

（四）原发性输卵管癌

主要表现为阴道排液、阴道流血和下腹疼痛。分段刮宫阴性，宫旁扪及块物，而内膜癌刮宫阳性，宫旁无块物扪及，B型超声检查有助于鉴别。

（五）老年性子宫内膜炎合并宫腔积脓

常表现为阴道排液增多，浆液性、脓性或脓血性。子宫正常大或增大变软，扩张宫颈管及诊刮即可明确诊断。扩张宫颈管后即见脓液流出，刮出物见炎性细胞，无癌细胞。内膜癌合并宫腔积脓时，除有脓液流出外，还应刮出癌组织，病理检查即能证实。要注意两者并存的可能。

（六）宫颈管癌、子宫肉瘤

均表现为不规则阴道流血及排液增多。宫颈管癌病灶位于宫颈管内，宫颈管扩大形成桶状宫颈。子宫肉瘤一般多在宫腔内导致子宫增大。分段刮宫及宫颈活检即能鉴别。

五、治疗

（一）治疗原则

子宫内膜癌以手术治疗为主，辅以放疗、化疗及激素药物治疗。手术范围需根据临床分期及术中所见确定手术范围。

（二）治疗方法

子宫内膜癌主要的治疗方法为手术、放疗、化疗及内分泌治疗。治疗应根据子宫大小、肌层是否被癌浸润、宫颈管是否累及、癌细胞分化程度及患者全身情况等而定。

1. 子宫内膜癌出血的治疗　阴道流血一般不会很汹涌，患者失血或贫血程度较重者应配血以便必要时输血。同时给予止血及抗感染治疗，流血来自宫口，流量不猛者，可先以探针了解宫腔情况，诊断所需子宫内膜标本刮取或刷取后，用纱布撒上止血药粉填塞，填塞必须不留空隙，用力不可过猛，填满宫腔、宫颈、阴道。当子宫内膜癌穿透子宫浆膜层，引起腹腔内出血时应立即行剖腹探查止血。根据病灶范围及患者机体情况做相应范围的手术处理。

2. 手术治疗　是首选的治疗方法。手术目的：①进行手术病理分期，确定病变范围及预后相关因素。②切除癌变的子宫及其他可能存在的转移病灶，是子宫内膜癌的主要治疗方法。

（1）子宫内膜癌各期手术方案：

Ⅰ期：应行筋膜外全子宫切除术及双侧附件切除术，具有以下情况之一者，应行盆腔及腹主动脉旁淋巴结切除或取样：①可疑的腹主动脉旁、髂总淋巴结及增大的盆腔淋巴结。②特殊病理类型为透明细胞癌、乳头状浆液性腺癌、鳞状细胞癌、癌肉瘤、未分化癌。③子宫内膜样腺癌G3。④侵犯肌层深度≥1／2。⑤癌灶累及宫腔面积超过50%。

Ⅱ期：手术可以作为临床上发现有明显宫颈浸润患者的初始治疗，应施行根治性子宫切除术、双侧盆腔淋巴切除术和选择性腹主动脉旁淋巴结切除术。淋巴结阴性者，不宜增加放疗。初始治疗不适合手术者，可以采用全盆腔照射和腔内近距离照射，然后辅以全子宫切除及选择性主动脉旁及盆腔淋巴结清扫术。

Ⅲ期：由于有阴道或宫旁浸润，在对转移病灶做全面检查后最好行盆腔外照射放疗。治疗完毕后，可以手术切除者行剖腹探查术。有盆腔外转移的患者，根据患者的不同情况，可选用扩大放射治疗野、全身化疗或者激素治疗。如果超声证实附件有包块或受侵犯，为了判断肿物的性质和进行手术病理分期，应该直接进行手术而不做术前照射。多数情况下可施行肿瘤细胞减灭术，如果子宫可切除则应行全子宫切除术及附件切除术。在某些病例中，术后切除标本的病理检查可能会发现在子宫内膜和卵巢均有原发灶，而非子宫内膜癌转移至卵巢。

145

Ⅳ期：有盆腔外转移证据的患者常用全身化疗或激素治疗。局部照射也可能有益，尤其是脑转移或骨转移，盆腔照射有助于控制局部病灶和防止由局部病灶引起的出血或并发症。

（2）手术医师的选择：低危肿瘤（分化好和＜1／2肌层浸润）的淋巴结阳性率5%以内，不需要全面的手术分期。这类患者可以由普通妇科医师进行手术。但是有子宫外病变需行淋巴切除的高危患者，应转诊至专门的妇科肿瘤专家。全面术前检查特别是病理学和影像学资料可有效、正确地分流患者。对于腹腔镜技术经验丰富的医师来说，允许对分化好子宫的内膜癌行腹腔镜辅助阴式子宫切除术，但如果发现转移则应改为开腹手术。如果需要进行手术分期，也可以通过腹腔镜进行淋巴切除术。

3. 放疗　是治疗子宫内膜癌有效方法之一。单纯放疗仅用于有手术禁忌证或无法手术切除的晚期患者。术后放疗是内膜癌最主要的术后辅助治疗，可明显降低局部复发，提高生存率。对已有深肌层浸润、淋巴结转移、盆腔及阴道残留病灶的患者，术后均需加用放疗。

已发表的资料提示，辅助放疗不是低或中度危险的Ⅰ期患者的指征。这包括：所有无浆膜侵犯的G1肿瘤和＜1／2肌层浸润的G2肿瘤。对全面手术分期已经排除子宫外病变的较高危妇女，放疗的效果仍不肯定，但许多人仍保留外照射以减少盆腔复发。另外，有学者提倡对高危的病例，如G3级和＞1／2肌层浸润的肿瘤施以辅助放疗。对于淋巴结阴性的高危患者，多数选择单纯阴道内近距离照射。

4. 化疗　为晚期或复发子宫内膜癌综合治疗措施之一，也可用于术后有复发高危因素患者的治疗，以期减少盆腔外的远处转移。常用的化疗药物有顺铂、阿霉素、氟尿嘧啶、环磷酰胺、丝裂霉素等；可以单独应用，也可几种药物联合应用，也可与孕激素合并应用。

5. 孕激素治疗　对晚期或复发癌可用孕激素治疗，也用于治疗子宫内膜不典型增生和试用于极早期要求保留生育功能的患者。孕激素以高效、大剂量、长期应用为宜，至少应用12周以上方可评定疗效。常用药物为醋酸甲羟孕酮200～400 mg／d。

过去孕激素治疗得到广泛应用，但是近期研究表明辅助性孕激素治疗对提高子宫内膜癌患者的生存率没有好处。

6. 抗雌激素制剂治疗　他莫昔芬为一种非甾体类抗雌激素药物，并有微弱雌激素作用，也可治疗内膜癌。其适应证与孕激素治疗相同。一般剂量为10～20mg，每天口服2次，长期或分疗程应用。他莫昔芬有促使孕激素受体水平升高的作用；受体水平低的患者可先服他莫昔芬使孕激素受体含量上升后，再用孕激素治疗或两者同时应用可望提高疗效。药物不良反应有潮热、畏寒、急躁等类似围绝经期综合征的表现；骨髓抑制表现为白细胞、血小板计数下降，其他不良反应可有头晕、恶心、呕吐、不规则阴道少量流血、闭经等。

第三节　子宫肉瘤

一、概述

子宫肉瘤罕见，是恶性程度高的女性生殖器肿瘤，源于子宫肌层或肌层内结缔组织和子宫内膜间质，占子宫恶性肿瘤的2%~4%。好发于围绝经期妇女，多发年龄为50岁左右。

二、组织发生及病理

根据不同的组织发生来源，主要有：

（一）子宫平滑肌肉瘤

最多见，约占45%。来自子宫肌层或子宫血管壁平滑肌纤维，也可来自子宫肌瘤肉瘤变。易发生盆腔血管、淋巴结及肺转移。巨检见肉瘤呈弥漫性生长，与子宫肌层无明显界限。若为肌瘤肉瘤变常从中心开始向周围播散。剖面失去旋涡状结构，常呈均匀一片或鱼肉状。色灰黄或黄红相间，半数以上见出血坏死。镜下见平滑肌细胞增生，细胞大小不一，排列紊乱，核异型性，染色质多、深染且分布不均，核仁明显，有多核巨细胞，核分裂象 >5／10HP。许多学者认为核分裂象越多者预后越差（生存率：5~10／10HP为42%；>10／10HP为15%）。

（二）子宫内膜间质肉瘤

来自子宫内膜间质细胞，可分为以下两类。

1. 低度恶性子宫内膜间质肉瘤　少见，有宫旁组织转移倾向，较少发生淋巴、肺转移。巨检见子宫球状增大，有多发性颗粒样、小团状突起，质如橡皮富弹性，用镊夹起后能回缩，似拉橡皮筋感觉。剖面见子宫内膜层有息肉状肿块，黄色，表面光滑，切面均匀，无旋涡状排列。镜下见子宫内膜间质细胞侵入肌层肌束间，细胞质少，细胞异型少，核分裂象少（<10／10HP），细胞周围有网状纤维围绕，很少出血坏死。

2. 高度恶性子宫内膜间质肉瘤　少见，恶性程度较高。巨检见肿瘤向腔内突起呈息肉状，质软，切面灰黄色，鱼肉状，局部有出血坏死，向肌层浸润。镜下见内膜间质细胞高度增生，腺体减少、消失。瘤细胞致密，圆形或纺锤状，核大，分裂象多（>10／10HP），细胞异型程度不一。

（三）子宫恶性中胚叶混合瘤

不少见。肿瘤含肉瘤和癌两种成分，又称癌肉瘤。巨检见肿瘤从子宫内膜长出，向宫腔突出呈息肉样，多发性或分叶状，底部较宽或形成蒂状。晚期浸润周围组织。肿

147

瘤质软，表面光滑。切面见小囊腔，内充满黏液，呈灰白或灰黄色。镜下见癌和肉瘤两种成分，并可见过渡形态。

三、临床表现

早期症状不明显。最常见的症状是不规则阴道流血，量或多或少，出血来自向宫腔生长的肿瘤表面溃破。若合并感染坏死，可有大量脓性分泌物排出，内含组织碎片，味臭。患者常诉下腹部块物迅速增大，晚期肿瘤向周围组织浸润，压迫周围组织，出现下腹痛、腰痛等。当肿瘤压迫直肠、膀胱时出现相关脏器压迫症状。癌肿转移腹膜或大网膜时出现血性腹腔积液。晚期出现恶病质、消瘦、继发性贫血、发热等全身衰竭现象。

四、诊断

（一）妇科检查

子宫增大，质软，表面不规则。有时宫口扩张，宫口内见赘生物或经宫口向阴道脱出息肉样或葡萄状赘生物，暗红色，质脆，触之易出血。

（二）诊断性刮宫

对于恶性中胚叶混合瘤和多数子宫内膜样间质肉瘤，分段刮宫是有效的辅助诊断方法。刮出物送病理检查可确诊。因子宫肉瘤组织复杂，刮出组织太少易误诊为腺癌。有时取材不当仅刮出坏死组织可以误诊或漏诊。

（三）其他

若肉瘤位于肌层内，尚未侵犯子宫内膜，单靠刮宫无法诊断。B型超声及CT等检查可协助诊断，但最后确诊必须根据病理切片检查结果。手术切除的子宫肌瘤标本也应逐个详细检查，有可疑时即做冰冻切片以确诊。子宫肉瘤易转移至肺部，故应常规行胸部X线摄片。

（四）鉴别诊断

应注意子宫平滑肌瘤与子宫平滑肌肉瘤的鉴别。前者有分裂象活跃的平滑肌瘤，也有非典型性平滑肌瘤，易与子宫平滑肌肉瘤混淆。应注意询问有无子宫肿物迅速增大病史，尤其是绝经后肿物不断长大，伴有腹痛、出血等症状，应想到子宫平滑肌肉瘤的可能。确诊必须依靠病理检查，大多数患者就诊时已是晚期。对于子宫内膜间质肉瘤应注意其为低度恶性或高度恶性，二者的预后及处理有所不同。

五、治疗

治疗原则应以手术为主。

（一）手术治疗

Ⅰ期行全子宫及双侧附件切除术。宫颈肉瘤、子宫肉瘤Ⅱ期应行广泛子宫切除术及双侧盆腔淋巴结清扫术，必要时行腹主动脉旁淋巴结活检。为了便于临床分期及估计预后，术中应注意留取腹腔积液或腹腔冲洗液进行细胞学检查。即使对于盆腹腔转移的患者，切除子宫仍能有效地缓解症状。

对于因子宫肌瘤而行部分子宫切除或子宫肌瘤切除的患者，术中应立即切开标本进行检查，仔细辨认有无肉瘤变的可能，必要时进行快速冰冻病理检查。若术中未能诊断，对于年轻、迫切需要保留子宫者，如果肿瘤为低度恶性、病变局限、没有侵及血管，可以严密随诊暂时不进行第二次手术。其他情况均应再次开腹手术，切除全子宫及双侧附件。

（二）辅助治疗

根据病情早晚，术后加用化疗或放疗有可能提高疗效。恶性中胚叶混合瘤、高度恶性子宫内膜间质肉瘤对放疗较敏感。常用化疗是顺铂、放线菌素D、环磷酰胺药物联合应用，5天为1个疗程，静脉注射，每4周重复1个疗程。目前认为阿霉素治疗平滑肌肉瘤较有效，顺铂、异环磷酰胺联合应用治疗恶性中胚叶混合瘤效果较好。低度恶性子宫内膜间质肉瘤细胞含雌、孕激素受体，孕激素治疗有一定效果。

第四节 卵巢恶性肿瘤

一、概述

卵巢肿瘤是女性生殖器常见肿瘤。卵巢恶性肿瘤是女性生殖器三大恶性肿瘤之一。至今缺乏有效的早期诊断方法，卵巢恶性肿瘤5年存活率仍较低，徘徊在25%~30%。随着宫颈癌及子宫内膜癌诊断和治疗的进展，卵巢癌已成为严重威胁妇女生命的肿瘤。

二、卵巢恶性肿瘤的转移途径

（一）卵巢恶性肿瘤的转移特点

外观局限的肿瘤，却在腹膜、大网膜、腹膜后淋巴结、横膈等部位已有亚临床转移。其转移途径主要通过直接蔓延及腹腔种植，瘤细胞可直接侵犯包膜，累及邻近器官，并广泛种植于腹膜及大网膜表面。

（二）淋巴道转移

淋巴道转移也是重要的转移途径，有以下三种方式。

1. 沿卵巢血管走行，从卵巢淋巴管向上达腹主动脉旁淋巴结。

2. 从卵巢门淋巴管达髂内、髂外淋巴结，经髂总淋巴结至腹主动脉旁淋巴结。

3. 沿圆韧带入髂外及腹股沟淋巴结。横膈为转移的好发部位，尤其右膈下淋巴丛密集，故最易受侵犯。

（三）血行转移

少见，终末期时可转移到肝及肺。

三、临床表现

早期常无症状，仅因其他原因做妇科检查偶然发现。一旦出现症状常表现为腹胀、腹部肿块及腹腔积液等。症状轻重取决于：

1. 肿瘤的大小、位置、侵犯邻近器官的程度。

2. 肿瘤的组织学类型。

3. 有无并发症。

肿瘤若向周围组织浸润或压迫神经，可引起腹痛、腰痛或下肢疼痛；若压迫盆腔静脉，出现下肢水肿；若为功能性肿瘤，产生相应的雌激素或雄激素过多症状。晚期时表现消瘦、严重贫血等恶病质征象。三合诊检查在阴道后穹隆触及盆腔内散在质硬结节，肿块多为双侧，实性或半实性，表面高低不平，固定不动，常伴有腹腔积液。有时在腹股沟、腋下或锁骨上可触及肿大淋巴结。

四、诊断

卵巢肿瘤虽无特异性症状，根据患者年龄、病史特点及局部体征可初步确定是否为卵巢肿瘤，并对良、恶性做出估计，并进行相关辅助检查。

（一）症状

早期卵巢癌常无症状，偶尔因肿瘤生长或播散引起局部隐痛不适，不易引起患者重视。所谓卵巢癌"三联征"是指：①40岁以上妇女。②有腹胀、腹痛等胃肠道症状。③较长时间的卵巢功能障碍。三联征至少应引起妇科医生的警惕，盆腔检查发现附件包块及包块性质的评估，仍是非常重要的。

1. 短期内出现腹胀，腹部肿块及腹腔积液。

2. 腹部包块迅速增长，外形多不规则，实质性居多，肿瘤浸润周围组织或压迫神经时，可引起腰痛或坐骨神经痛，若压迫盆腔静脉，可出现下肢水肿。

3. 腹腔积液增长迅速，表示癌组织在腹腔内蔓延，癌肿扩散到肺或胸膜，可出现胸腔积液（但尸解证实其中一部分胸腔积液并非转移，可能为麦格氏综合征）。

4. 晚期癌患者可出现消瘦、贫血、低热、乏力、食欲消失等恶病质现象。

（二）妇科检查

早期卵巢癌体积小，为区别生理性与肿瘤，一般以5cm为界，定期查2个月。如果为功能性囊肿可缩小，如果增大，应警惕。盆腔肿块大于5cm者，必须认真对待。但肿瘤＜5cm，一直持续存在，仍不能放松警惕，卵巢浆液性癌中有些病例原发肿瘤体积小即开始卵巢外转移。故肿瘤小亦应注意，尤其实质性肿瘤，50%是恶性的。任何绝经后妇女，摸到盆腔包块，应做腹腔镜检查或手术探查，因为绝经后妇女25%的卵巢肿瘤和50%的实质肿瘤都是恶性的。妇科检查如果有下述发现，应高度怀疑卵巢癌。

1. 附件包块是实性或囊实性，其中50%是恶性的，而囊实性只有10%是恶性的。

2. 肿瘤粘连固定者多为恶性。

3. 恶性者70%累及双侧。

4. 肿瘤不规则，表面结节感多为恶性。

5. 子宫直肠窝结节、质硬，有时附件肿物与子宫直肠窝结节连成一片（除外内异症、炎块），约90%是卵巢癌。

6. 腹腔积液或合并胸腔积液，特别为血性腹腔积液者。曾有不少卵巢癌腹腔积液被误诊为结核性腹膜炎，以致耽误治疗达数月之久。

7. 肿瘤生长迅速者。

8. 合并上腹部包块，可能为大网膜转移。

9. 锁骨上、颈部、腋下或腹股沟淋巴结肿大者，尤其左锁骨上淋巴结肿大者。

（三）B型超声检查

能检测盆腔肿块部位、大小、形态及性质，对肿块来源做出定位，是否来自卵巢，又可提示肿瘤性质，囊性或实性，良性或恶性，并能鉴别卵巢肿瘤、腹腔积液和结核性包裹性积液。

恶性肿瘤的超声特点：

1. 肿块多为实性。

2. 肿块内回声不规则，强弱不均。

3. 囊壁厚，不整齐，有突向囊腔的实性区或乳头。

4. 肿瘤有浸润或穿破囊壁向外生长时，肿块的轮廓不清，边缘不整齐。

5. 常合并腹腔积液。

有经验的医生B型超声检查的临床诊断符合率超过90%，但直径＜1厘米的实性肿瘤不易测出。通过彩色多普勒超声扫描，能测定卵巢及其新生组织血流变化，有助于诊断。

（四）肿瘤标志物

1. 血清CA125　卵巢上皮癌尤其除黏液性囊腺癌外，此抗原可增高，可用卵巢癌单克隆抗体CA125来测定。82%上皮性癌的CA125＞35U／mL。但良性疾病患者为6%，健康妇女为1%，所以并不具备高度特异性，可作为术前诊断、术后病情监测的辅助指标。

2. 血清唾液酸或脂连唾液酸（lipid sialic acid，LSA）检测　LSA是肿瘤蛋白过度合成和释放的结果，是肿瘤发生发展过程中的伴随现象。有报道对上皮性癌的敏感性为83%。炎症时可随急性期反应蛋白的增高而上升，会出现假阳性。

3. 血清甲胎蛋白（alpha-fetal protein，AFP）　是卵巢内胚窦瘤的标志物，未成熟畸形瘤、绒毛膜癌、胚胎癌含有内胚窦结构者AFP也可升高，AFP常先于临床体征出现，可作为肿瘤诊断及术后病情监测指标。

4. 血清绒毛膜促性腺激素（human chorionic gonadotropin，HCG）　绒毛膜癌或其他生殖细胞肿瘤含有绒癌成分者均可阳性（如果HCG及AFP均阳性则为胚胎癌）。

5. 类固醇激素的测定　卵巢性索间质肿瘤中的各种不同组织类型的肿瘤，有一部分具有分泌固醇类激素的功能，近年发现尚可同时分泌孕激素。颗粒细胞瘤及环管状性索间质瘤可分泌雌激素，卵巢支持细胞瘤及间质细胞瘤、卵巢硬化间质瘤可分泌雄激素，血内睾酮可升高。肿瘤切除后，激素水平可下降，肿瘤复发则升高，故可作为监测病情的标志物。

6. 血清乳酸脱氢酶（lactate dehydrogenase，LDH）　卵巢癌患者血清及腹腔积液中LDH明显升高。良性肿瘤时含量低，故LDH对卵巢癌尤其生殖细胞恶性肿瘤的诊断有一定帮助。

7. 神经细胞特异性烯醇化酶（neuron specific enolase，NSE）　NSE可大量存在于正常神经组织及神经细胞肿瘤中，因此对于神经细胞肿瘤和神经内分泌性肿瘤有诊断价值。有报道称未成熟畸胎瘤及无性细胞瘤也可使NSE升高，对该两种肿瘤检测有意义。

8. 米勒管抑制物　由男性胎儿的性腺间质细胞产生，可使米勒管退化。女性胎儿出生后，卵巢颗粒细胞瘤也可分泌米勒管抑制物，来源于性索间质的各种肿瘤可能都会分泌该激素，故可作为性索间质瘤的监测指标。米勒管抑制物是颗粒细胞瘤一个敏感、特异、可靠的标志物。

9. 滤泡调整蛋白（follicle regulating protein，FRP）　由卵巢颗粒细胞分泌，有调整滤泡发育及分泌固醇类激素的功能，检测发现，79%颗粒细胞瘤患者血清FRP升高。

10. 癌胚抗原（carcinoembryonic antigen，CEA）　上皮性囊腺癌的阳性率达46%，但如果CA125正常，CEA增高，则可能为胃肠道癌肿。

（五）腹腔镜检查

直接看到肿块大体情况，并对整个盆、腹腔进行观察，又可窥视横膈部位，在可疑部位进行多点活检，抽吸腹腔液行细胞学检查，用以确诊及术后监护。但巨大肿块或粘连性肿块禁忌行腹腔镜检查。腹腔镜检查无法观察腹膜后淋巴结。

（六）放射学诊断

1. 胃肠钡餐检查　可帮助了解卵巢肿瘤有无转移，侵犯胃肠道，排除肠胃道原发病变，协助鉴别腹腔积液和巨大卵巢肿瘤。

2. X射线胸片　可显示肺部情况，以了解胸腔有无积液及肺部有无转移灶。

3. CT检查　可显示肿物图像，有无肝、肺及腹膜后淋巴转移。但CT检出率与癌灶的体积大小有关。直径≤1厘米的病灶，检出率为10%；直径＞1厘米的病灶，检出率为37%；直径≥2厘米的病灶，检出率为42%。腹膜后淋巴转移的检出率更低，因为80%转移淋巴结直径≤1厘米。但术前淋巴造影可比较准确地评估盆腔及腹主动脉旁淋巴结转移，准确率达80%～90%，提高了术中淋巴清除的主动性和彻底性。

4. 静脉肾盂造影　了解肾的功能，肿瘤与膀胱及输尿管的关系，利于术前估计手术难度和范围。在无特殊适应证时做CT、静脉肾盂造影及钡灌肠对诊断并无帮助。

（七）细胞学检查

阴道脱落细胞涂片查找癌细胞以诊断卵巢恶性肿瘤，阳性率不高，诊断价值不大。腹腔积液或腹腔冲洗液找癌细胞对Ⅰ期患者进一步确定临床分期及选择治疗方法有意义，并可用以随访观察疗效。卵巢癌常很早穿破包膜向囊外生长，有时包膜外观正常，但已有癌肿浸润，致癌细胞脱落于盆腔。曾有报道局限在卵巢、包膜完整的卵巢癌，腹腔冲洗液中有5%可找到癌细胞，如果已有腹腔积液则癌细胞阳性率更高。可结合病情采取不同方法取材。

1. 阴道后穹隆吸液涂片查找癌细胞。

2. 子宫直肠窝穿刺吸液或冲洗液查癌细胞。

3. 腹腔积液查癌细胞。

4. 瘤体穿刺细胞学检查。

五、卵巢恶性肿瘤的鉴别诊断

（一）子宫内膜异位症

子宫内膜异位症形成的粘连性肿块及直肠子宫陷凹结节与卵巢恶性肿瘤很难鉴别。前者常有进行性痛经、月经过多、经前不规则阴道流血等。试用孕激素治疗可辅助鉴别，B型超声检查、腹腔镜检查是有效的辅助诊断方法，有时需剖腹探查才能确诊。

（二）盆腔结缔组织炎

有流产或产褥感染病史，表现为发热、下腹痛，妇科检查附件区组织增厚、压痛、片状块物达盆壁。用抗生素治疗症状缓解，块物缩小。若治疗后症状、体征无改善，块物反而增大，应考虑为卵巢恶性肿瘤。B型超声检查有助于鉴别。

（三）结核性腹膜炎

常合并腹腔积液，盆、腹腔内粘连性块物形成，多发生于年轻、不孕妇女。多有肺结核史，全身症状有消瘦、乏力、低热、盗汗、食欲不振、月经稀少或闭经。妇科检查肿块位置较高，形状不规则，界限不清，固定不动。叩诊时鼓音和浊音分界不清。B型超声检查、X射线胃肠检查多可协助诊断，必要时行剖腹探查确诊。

（四）生殖道以外的肿瘤

需与腹膜后肿瘤、直肠癌、乙状结肠癌等鉴别。腹膜后肿瘤固定不动，位置低者使子宫或直肠移位，肠癌多有典型消化道症状，B型超声检查、钡剂灌肠等有助于鉴别。

（五）转移性卵巢肿瘤

与卵巢恶性肿瘤不易鉴别。若在附件区扪及双侧性、中等大、肾形、活动的实性肿块，应疑为转移性卵巢肿瘤。若患者有消化道症状，有消化道癌、乳癌病史，诊断基本可成立。但多数病例无原发性肿瘤病史。

六、治疗

首选手术治疗。根据患者年龄、对生育的要求、肿瘤的性质、临床分期以及患者全身情况等综合分析而确定手术范围。若为恶性肿瘤，依据术中冰冻检查确定的病理类型，决定手术范围及术后辅以相应的化学药物治疗或放射治疗。

第五节　原发性输卵管癌

一、概述

原发性输卵管癌是少见的女性生殖道恶性肿瘤，其发病率仅占妇科恶性肿瘤的0.5%。平均发病年龄为52岁。多发生于绝经后。

二、病理

单侧居多，好发于输卵管壶腹部，病灶起自黏膜层。早期呈结节状增大，病程逐渐进展，输卵管增粗形如腊肠。切面见输卵管管腔扩大，壁薄，乳头状或菜花状赘生物。伞端有时封闭，内有血性液体，外观类似输卵管积水。镜下为腺癌，根据癌细胞分化程度及组织结构分为3级：Ⅰ级为乳头型，恶性程度低；Ⅱ级为乳头腺泡型，恶性程度高；Ⅲ级为腺泡髓样型，恶性程度最高。

三、转移途径

脱落的癌细胞可经开放的伞端转移至腹腔，种植在腹膜、大网膜、肠表面。也可循淋巴管转移至腹主动脉旁淋巴结或盆腔淋巴结。因子宫及卵巢与输卵管间有密切的淋巴道沟通，故常被累及。也可经血循环转移至肺及阴道等器官。

四、临床表现

临床上常表现为阴道排液、腹痛、盆腔肿块，称输卵管癌"三联征"。

（一）阴道排液

最常见。排液为浆液性黄水，量或多或少，呈间歇性，有时为血性，一般无臭味。当癌灶坏死或浸润血管时，可出现阴道流血。

（二）腹痛

多发生于患侧，为钝痛，以后逐渐加剧呈痉挛性绞痛。当阴道排出水样或血性液体后，疼痛常随之缓解。

（三）盆腔肿块

部分患者扪及下腹肿块，大小不一，表面光滑。妇科检查可扪及肿块，位于子宫一侧或后方，活动受限或固定不动。

（四）腹腔积液

较少见，呈淡黄色，有时呈血性。

五、诊断

术前诊断率极低，因少见易被忽视，输卵管位于盆腔内不易扪及，检查不够准确，症状不明显，故常被误诊。若对本病有一定认识，提高警惕，应用各种辅助检查，本病术前诊断率将会提高。常用的辅助检查方法：

（一）B型超声检查

可确定肿块部位、大小、性状及有无腹腔积液等。

（二）阴道细胞学检查

涂片中见不典型腺上皮纤毛细胞，提示有输卵管癌可能。

（三）分段刮宫

排除宫颈癌和子宫内膜癌后，应高度怀疑为输卵管癌。

（四）腹腔镜检查

见输卵管增粗，外观如输卵管积水呈茄子形态，有时可见到赘生物。

（五）鉴别诊断

输卵管癌与卵巢肿瘤、输卵管卵巢囊肿不易鉴别。若不能排除输卵管癌，宜及早剖腹探查确诊。

六、治疗

治疗原则以手术为主，辅以化疗、放疗的综合治疗，应强调首次治疗的彻底性和计划性。手术范围应包括全子宫、双侧附件及大网膜切除术。若癌肿已扩散至盆腔或腹腔，则应按卵巢上皮性癌的处理原则，仍应争取大块切除肿瘤，行肿瘤减灭术及盆腔淋巴结清扫术。术后辅以化疗和放疗。

第六节　滋养细胞肿瘤

一、概述

妊娠滋养细胞疾病是由一组与妊娠相互关联的疾病组成，包括完全性葡萄胎、部分性葡萄胎、胎盘部位滋养细胞肿瘤及绒毛膜癌。妊娠滋养细胞肿瘤主要继发于葡萄胎妊娠，少数也可继发于其他任何类型的妊娠。滋养细胞肿瘤的治愈率可达80%～90%，使其最早成为少数可治愈的实体肿瘤之一。妊娠滋养细胞肿瘤60%继发于葡萄胎，30%继发于流产，10%继发于足月妊娠或异位妊娠。继发于葡萄胎排空后半年以内的妊娠滋养细胞肿瘤的组织学诊断多数为侵蚀性葡萄胎，1年以上者多数为绒毛膜癌，半年至1年者绒毛膜癌和侵蚀性葡萄胎均有可能，时间间隔越长，绒毛膜癌可能性越大。继发于流产、足月妊娠、异位妊娠者组织学诊断应为绒毛膜癌。

二、葡萄胎

（一）概述

葡萄胎是来自胚胎滋养叶细胞的一种病变。因妊娠后胎盘滋养细胞增生、间质水肿，形成大小不一的水泡，水泡间借蒂相连成串，形如葡萄而得名，也称水泡状胎块。其特点是病变局限于子宫腔，不侵入肌层，无远处转移。分为部分性和完全性两种。过去认为部分性葡萄胎继续发展即成为完全性葡萄胎，两者是发展程度上的差异。近年来根据细胞染色体的研究已明确两者是不同类型的疾病。完全性葡萄胎染色体多数为46XX，少数是46XY，其染色体基因组是父系来源；而部分性葡萄胎染色体多分为三倍体，69XXX或69XXY。

（二）临床表现

侵蚀性葡萄胎患者均有半年内发生葡萄胎的病史，出现血HCG的升高等症状而就诊，其常见的临床表现包括：

1. 阴道不规则出血　常表现为阴道不规则出血，出血量可多可少，严重者可突然大量的阴道出血，造成患者失血性休克。

2. 腹痛　由于肿瘤细胞侵犯子宫肌层，或宫腔积血均可刺激子宫平滑肌细胞，引起肌细胞痉挛性收缩，从而造成腹痛，或黄素囊肿引起下腹部不适。严重时癌组织穿破子宫壁，引起腹腔内大出血，表现为急腹症和失血性休克。

3. 转移灶表现　发生在阴道或外阴的转移灶，一般出现为紫蓝色结节状。可以在性交或妇科检查时溃破而表现大量出血。转移至肺部的病灶可引起患者胸痛、咳嗽或咯血。

4. 妇科检查　子宫不均匀性增大，质地较软。有黄素囊肿时，可以在子宫旁扪及囊性肿块。阴道或外阴转移时，可发现转移灶呈紫蓝色，触之易出血，且出血量往往较大。

5. 血或尿HCG明显升高。

（三）辅助检查

1. 绒毛膜促性腺激素（β-HCG）测定　葡萄胎时因滋养细胞高度增生，产生大量HCG，血清中HCG浓度通常大大高于正常妊娠相应月份值，利用这种差别可作为辅助诊断。血β-HCG超过100 kU／L，常高达1500～2000 kU／L，且持续不降。由于正常妊娠时HCG分泌峰值在停经60～70天，可能与葡萄胎发病时间同期，而造成诊断困难，应连续测定HCG或与B型超声检查同时进行，即可做出鉴别。

2. HCG的定量测定　目前多用放射免疫法测定。正常妊娠尿或血中HCG高峰在60～70天，一般在16万IU／L。12周开始下降，波动在1万IU／L上下，而葡萄胎测定值常在16万IU／L以上，一般都在50万～60万IU／L，且持续不下降。

血β-HCG超过100 kIU／L，常高达1500～2000 kIU／L，且持续不下降，应考虑葡萄胎。但在孕12周左右，即在正常妊娠血HCG处于峰值时，有时较难鉴别，应根据动态变化结合B超检查做出诊断。

3. 超声检查　为重要的辅助诊断方法，B超下葡萄胎时见明显增大的子宫腔内充满粗点状或落雪状图像，但无妊娠囊可见，也无胎儿结构及胎心搏动征。

4. X射线胸片或肺部CT　肺部结节状阴影，棉球状或团块状。转移灶以右下肺多见。

5. 免疫组化　免疫组化发现P57 KIP2在完全性葡萄胎的绒毛滋养细胞和绒毛间叶细胞中不表达，在绒毛间滋养细胞岛和蜕膜中表达，部分性葡萄胎则是正常表达。

6. 病理检查　清宫后将组织送病理检查，提示完全性及部分性两类，完全性葡萄胎表现为绒毛组织全部变为葡萄状组织，其特点是绒毛间质水肿变性、中心血管消失及滋养细胞增生活跃等，无胎儿、脐带或羊膜囊成分；而部分性葡萄胎则表现为胎盘绒毛部分发生水肿变性及局灶性滋养细胞增生活跃，并可见胎儿、脐带或羊膜囊等成分。

7. 胎心多普勒超声检查　无胎心显示。

8. 子宫腔内窥镜检查　镜下可见灰白色或淡蓝色、大小不等、细蒂相连、透明的水泡状物，水泡之间有蜕膜样组织及出血区，或漂浮的子宫内膜。

（四）治疗

由于葡萄胎随时可发生阴道大出血，故一经确诊或来诊时已发生大出血，首要的处理是及时予以清除，一般采用吸宫术，继以并发症及并发症的治疗防止恶变。

1. 术前准备　术前做好大出血及休克的救治准备，如输液、备血。有严重贫血而无活动出血时，宜先少量多次输血，待情况平稳后再行手术，但也不宜久等。

2. 术中注意事项

（1）充分扩张宫颈，选用大号吸管（一般用8号管），以免葡萄胎组织堵塞吸管而影响操作。如遇葡萄胎组织堵塞吸头，可迅速用卵圆钳钳取，待基本吸净后再用刮匙沿宫壁轻刮2~3周。

（2）出血多时可用催产素静脉滴注（10 IU，加入5%葡萄糖液500毫升中），但应在宫口已扩大，开始吸宫后使用，以免宫口未开，子宫收缩，将葡萄胎组织挤入血管。

（3）手术操作力求轻柔。因葡萄胎子宫极软，易于发生穿孔。由于第一次吸宫术时，子宫大而软（尤其大子宫者），很难一次吸净，需在第一次清宫后1周左右，行第二次刮宫术。一般不需进行第三次刮宫，除非高度怀疑有残存葡萄胎必须再次刮宫。如非必要，以少刮为宜。目前主张子宫小于12周大小时，应争取一次清宫干净。

3. 术后处理

（1）仔细检查吸（刮）出物的数量、血量、葡萄粒的大小，并详细记录。密切观察阴道流血量。

（2）将宫腔内吸出物与宫壁刮出物分别送病理检查，以了解滋养细胞实际增生程度。每次刮宫的刮出物均应送检。

（3）为预防继发感染，术后可予抗生素治疗，但不宜时间过长。

必须强调的是，葡萄胎禁忌采用引产方法，因可能使葡萄胎组织进入血流，甚至造成广泛肺栓塞。

4. 并发症及其处理

（1）合并重度子痫前期：血压高于160/110mmHg，水肿明显，伴蛋白尿时，应先给予解痉、降压、镇静、酌情扩容、利尿等治疗。遇有心力衰竭或子痫发作时，更应积极控制心力衰竭或制止抽搐，待情况好转或稳定后，尽早行清宫手术。因不清除葡萄胎，妊娠高血压疾病也难恢复正常。

（2）水电解质紊乱：长期流血及严重妊娠呕吐可使患者发生脱水及电解质紊乱，应在治疗中加以纠正。

（3）葡萄胎栓塞：葡萄胎可经血循环转移或游走至身体其他部位，最常见于肺及阴道。小量栓子有可能自行消退，大量肺栓塞可致猝死。为预防其发生，应注意在子宫口未开时忌用缩宫素（催产素）、前列腺素等宫缩剂，避免在葡萄胎排出前施行子宫切除术，挤压子宫或用力刮宫造成子宫壁损伤，使葡萄胎经子宫壁进入血运。有栓塞发生者，宜用化疗。

（4）黄素化囊肿：多数在葡萄胎清除后能自然消退，无须处理。但如发生扭转，则需及时手术探查，如术中见卵巢外观无明显变化，血运尚未发生障碍，可将各房囊内液穿刺吸出，使囊肿缩小自然复位，不需手术切除。如血运已发生障碍，卵巢已有变色坏死，则应切除病侧卵巢而保留健侧卵巢。

（5）子宫穿孔：如吸宫开始不久发现穿孔，应立即停止阴道操作，剖腹探查，并根据患者年龄及对生育的要求，决定剖宫取胎或切除子宫。如在葡萄胎块已基本吸净后发现穿孔，应停止操作，严密观察。如无活动性子宫出血，也无腹腔内出血征象，可等待1～2周后再决定是否再次刮宫。疑有内出血应及早开腹探查。

5. 子宫切除术　年龄超过40岁者，葡萄胎恶变率较年轻妇女高4～6倍，处理时可直接切除子宫、保留附件；若子宫超过孕14周大小，应考虑先吸出葡萄胎组织再切除子宫。然而，单纯切除子宫只能去除病变侵入局部的危险，不能防止转移的发生。

三、侵蚀性葡萄胎

（一）概述

侵蚀性葡萄胎是妊娠滋养细胞肿瘤的一种，继发于葡萄胎后，多数在葡萄胎清除术后6个月内发生。葡萄胎组织细胞侵入肌层或转移至子宫外，最常见的转移部位是肺和阴道，少数转移到脑，临床发生阴道大出血、腹腔内出血、咯血或脑转移症状，病情危重。

侵蚀性葡萄胎病理可分为三种类型：①宫腔内有大量水泡胎块，肉眼观察很似良性葡萄胎，增生的滋养细胞侵入肌层血窦。②病灶部位可见少量水泡样出血坏死，镜下滋养细胞不同程度增生，分化不良。③病灶部位可见极少量残存绒毛，大部分为出血坏死，滋养细胞高度增生，分化不良，形态上极像绒癌。

（二）临床表现

侵蚀性葡萄胎患者均有半年内发生葡萄胎的病史，出现血HCG的升高等症状而就诊，其常见的临床表现包括：

1. 阴道不规则出血　常表现为阴道不规则出血，出血量可多可少，严重者可突然大量的阴道出血，造成患者失血性休克。

2. 腹痛 由于肿瘤细胞侵犯子宫肌层，或宫腔积血均可刺激子宫平滑肌细胞，引起肌细胞痉挛性收缩，从而造成腹痛，或黄素囊肿引起下腹部不适。严重时癌组织穿破子宫壁，引起腹腔内大出血，表现为急腹症和失血性休克。

3. 转移灶表现 发生在阴道或外阴的转移灶，一般出现为紫蓝色结节状。可以在性交或妇科检查时溃破而表现大量出血。转移至肺部的病灶可引起患者胸痛、咳嗽或咯血。

4. 妇科检查 子宫不均匀性增大，质地较软。有黄素囊肿时，可以在子宫旁扪及囊性肿块。阴道或外阴转移时，可发现转移灶呈紫蓝色，触之易出血，且出血量往往较大。

5. 血或尿HCG明显升高。

（三）诊断

1. 病史 葡萄胎清宫术后1年内HCG升高。

2. 妇科检查

（1）外阴、阴道有时可见转移结节：①结节多位于阴道前壁或尿道口。②呈紫蓝色，结节直径大小在2~3厘米。③结节表面出现破溃继发感染。

（2）注意宫颈有无转移结节，一般少见。

（3）子宫稍大而软。病灶靠近浆膜层时子宫表面不平，有压痛。

（4）双卵巢黄素化囊肿，一般直径小于8厘米。

（5）当转移灶穿破子宫肌层形成阔韧带内血肿时可在宫旁扪及不规则包块，有压痛。

3. 辅助检查

（1）血HCG：葡萄胎清宫后，患者如HCG滴度下降后复又上升，或持续到8~12周仍未恢复至正常值，即应考虑发展为恶性葡萄胎的可能。国外多数学者也以患葡萄胎8周（或60天）HCG滴度仍高或出现转移作为按侵蚀性葡萄胎处理的标准。辅以下列检查，对明确诊断甚有帮助。

（2）刮宫：为排除残存葡萄胎，可行诊断性刮宫。如刮宫术后血HCG降至正常范围，证实为残存葡萄胎；若刮宫术后HCG仍不下降，则可考虑诊断为侵蚀性葡萄胎。

（3）子宫碘油造影：此方法较为简便，对了解滋养细胞瘤在宫内病变情况，鉴别良性或恶性病变，确定病变范围和部位，准确性较高。①造影剂侵入肌壁，出现"龛影"。若肌层病变不与宫腔相通，则造影时宫壁无造影剂侵入。因此，阴性所见不能排除宫壁间有病变可能。②造影剂溢入静脉，可见卵巢或子宫静脉部位出现粗细均匀的黑线，但转瞬即逝，易被误认为是极为通畅的输卵管显像。其区别在于静脉较粗而输卵管粗细不均，静脉流向头部而输卵管流向两侧或向下。应注意除外以下呈假阳性的情况：a. 可能因造影时间不适当，子宫内膜尚未修复。b. 子宫内膜有结核。③造影出现宫腔充盈缺损，对除外残余葡萄胎和宫腔粘连（经刮宫可鉴别）有诊断价值。

（4）盆腔动脉造影：此法在确诊良性与恶性滋养细胞肿瘤上的价值高，但要求有造影设备及专业技术人员。由于侵蚀性葡萄胎和绒癌为瘤组织侵入肌层，破坏血管，在肌层内形成动静脉瘘（血窦）。在动脉造影中可见到：①患侧子宫动脉屈曲变粗，子宫壁血管丰富，病灶部位出现多血管区。②弓形动脉不经过子宫肌壁血管网，而直接和肌壁间异常的动静脉瘘相通。③静脉提前出现，称静脉早现。④病变区造影剂排空延续。

（5）超声检查：病变达到一定大小，B型超声扫描检查可见异常的回声波出现，彩色超声检查可见病灶区有异常血流。

（6）X射线胸片：有肺转移时可见转移灶阴影，多为散在多发，呈棉絮片状。

根据上述的临床症状、体征及血（或尿）的HCG测定，一般诊断不困难。确诊靠病理检查见深肌层内有葡萄组织浸润，肉眼或镜下可见绒毛结构。随着化疗的进展，多数患者经单纯化疗即可获得痊愈，子宫标本难以获得。因此，无病理诊断者，以临床诊断为治疗依据。

（四）治疗

1. 滋养细胞肿瘤所致阴道流血抢救措施　自20世纪80年代成功开展滋养细胞肿瘤化疗以来，恶葡、绒癌成为可以治愈的癌症，还可以保留生殖功能。但有时在急诊抢救中还不得不借助于手术及放疗。因阴道或腹腔内大流血等必须立即局部止血或剖腹探查止血，目的是及时制止出血，抢救患者生命。

如阴道流血多，必须紧急有效地止血。咯血多为痰中带血或吐血。如流血仅以阴道内的转移灶不断出血，将镭锭置于阴道癌灶旁，或局部用纱条敷以止血药，如云南白药、凝血酶粉等止血，然后再配合局部或全身化疗、手术或放疗。

如遇腹内出血，特别是阔韧带内出血，必须立即开腹止血，并备鲜血辅注以抢救生命。开腹后如为一侧阔韧带内浸润癌或恶葡急性破裂出血，血涌如注，立即一面快速切开阔韧带前叶破口，清除其中水泡胎块或癌组织，流血多时立即行子宫动脉上行支结扎或髂内动脉结扎及腹主动脉间断阻断术止血，手术时暴露清楚后缝扎病灶处小血管止血，或局部敷以止血药，经以上处理多能奏效。如经以上处理仍不能控制出血，应考虑行阴道上子宫切除止血。

2. 化疗　化疗药物选择及使用方法：出血控制和贫血等情况纠正后，应尽快开始化疗。国内常用治疗恶性滋养细胞肿瘤的药物为氟尿嘧啶和放线菌素D。国外以氨甲蝶呤为主。此外，还有环磷酰胺、消卡芥和长春新碱等。

3. 其他治疗

（1）放射治疗：20世纪60年代开展化疗治疗本病以来，加以手术配合，基本上解决了恶性滋养细胞肿瘤的治疗，放疗仅用于顽固的局部单个病灶，如阴道转移结节、小于3cm的肺部转移灶、骨转移灶等。放疗多在化疗的基础上进行，单纯的放疗现已不使用。

对阴道转移结节的反复出血病灶，采用纱条压迫同时加用局部放疗，可使肿瘤缩小及迅速止血。骨转移灶的化疗作用比较慢，辅以放疗可增加疗效。

放疗配合化疗，必须注意两者的治疗剂量及机体反应，化疗剂量相应减小。

（2）中医中药治疗：实践证明，一些中草药对滋养细胞疾病有一定治疗作用，如天花粉、穿心莲、紫草根等，有报道用穿心莲液配合化疗治疗早期恶性滋养细胞肿瘤有一定疗效。

（3）免疫治疗：主要是增强免疫功能的方法作为辅助治疗，包括输入血浆、血清、白蛋白、球蛋白、多种氨基酸等，或用中药参芪扶正蜜丸强壮滋补助阳，提高机体免疫功能，也可用干扰素、转移因子等作为辅助用药。

四、绒毛膜癌

（一）概述

绒毛膜癌简称绒癌，是一种高度恶性的滋养细胞肿瘤。其特点是滋养细胞失去原绒毛或葡萄胎的结构，而散在侵入子宫肌层并可转移至其他器官或组织，造成严重破坏，可迅速致死。

（二）临床表现

发生在葡萄胎清宫术后6个月以上或足月妊娠、流产后。最常见的转移器官是肺部，其他分别为阴道、脑、肝和肾。临床表现有：

1. 子宫增大，阴道不规则出血。

2. 腹痛。

3. 转移灶表现　阴道转移灶呈紫蓝色结节状，触之易出血。肺部转移可引起胸痛、咳嗽或咯血，严重时可造成血胸或急性肺动脉栓塞。脑转移引起颅内压升高、脑组织损失，甚至脑疝死亡。

4. 妇科检查　子宫增大，质地较软。如果阴道内有转移灶可见紫蓝色结节。黄素囊肿时能扪及增大的卵巢。

（三）诊断

1. 症状

（1）前次妊娠性质：在妊娠性绒癌中，前次妊娠性质可以为葡萄胎，也可以为流产（包括宫外孕、人工流产、自然流产、稽留流产）或足月产（包括早产）。

（2）潜伏期：从前次妊娠之后至发病，中间相隔的时间自数月至数年不等，偶尔亦可与妊娠同时存在，此时称妊娠合并绒癌。

（3）临床症状：

1）阴道不规则出血：葡萄胎、流产或足月产之后，阴道有持续性不规则出血，量多少不定。有时也可出现一段月经正常的时间，以后再发生闭经，然后阴道流血，此时和一般流产极易相混。如绒癌和妊娠同时存在，则亦可表现为妊娠中反复出血，易误诊为先兆流产（早期妊娠）或前置胎盘（晚期妊娠）。出血量多少不定，但以反复大出血为多见。

2）恶病质：绒癌恶性程度高，肿瘤在体内多处破坏，大量消耗，使患者极度衰弱，出现恶病质。

3）贫血、感染：长期阴道流血可使患者发生严重贫血，出现头晕、心慌等贫血症状。此外，这种肿瘤也极易感染，可早期出现体温升高等感染症状。

4）转移灶的症状：如有转移发生，则可出现与转移灶相关的症状，如阴道转移破溃出血，可发生阴道大出血；肺转移，患者可有咯血、憋气等，肺转移瘤破裂，出现突发剧烈胸痛等；脑转移可出现头痛、喷射性呕吐、抽搐、偏瘫以及昏迷等；消化道转移可出现呕吐及柏油样大便；肾转移可出现血尿。

2. 体征

（1）盆腔检查：阴道分泌物极臭。子宫增大，柔软，形状不规则。患侧之子宫动脉有明显搏动。如有盆腔动静脉瘘存在，可触到像猫喘样的血流感觉。有时可摸到双侧黄素化囊肿，但不如在葡萄胎中常见，也不常见像葡萄胎那样大于手拳的。如破入阔韧带，则在其内形成血肿。

（2）与转移瘤相关的体征：

1）阴道转移：可见阴道内单个或多个紫蓝色结节，以阴道前壁或尿道下为多见。

2）宫颈转移：可见自颈口伸出紫黑色肿物，或宫颈上、下唇处突出紫色肿物。颈管内转移，则使宫颈膨大如桶样。

3）脑转移：早期体征不多且多为一过性。脑瘤体征和脑转移瘤的部位、病灶大小、病变发展程度（包括脑水肿及出血）等有关。可出现神志障碍、肢体无力、瘫痪、膝腱反射亢进或消失，瞳孔不等圆、不等大或出现病理反射。

根据上述病史、临床症状与体征，典型的病例诊断较容易。但有些不典型的病例，诊断还有一定困难，尤其是没有病理标本检查时，困难更多。应用必要的辅助检查，明确诊断极为重要。

3. 辅助检查

（1）血和尿HCG测定：根据大量临床病例观察，足月产或流产后血（或尿）内HCG测定显示多迅速转为阴性，个别的病例尿妊娠试验转阴时间较长，但无超过1个月的。葡萄胎排出后，一般不超过2个月HCG测定即为阴性。

（2）X射线诊断：因绒癌和侵蚀性葡萄胎很早就发生转移，尤其肺转移，故X射线检查是临床诊断的一个重要手段。绒癌肺转移在X射线上的表现分为两大类：

1）片状阴影：为边缘不规则的云片状阴影，从形态上很难和非典型肺炎或浸润型肺结核相鉴别。如追踪观察，可见这些片状阴影逐渐发展融合形成环形。

2）球形阴影：有不同大小、边缘模糊和边缘清楚两种，以边缘模糊者多见，经过

163

一定时间后，逐渐变为边缘清楚。

除上述两种类型外，有时沿肺纹理可见成串的小结节，或末端膨大，如鼓槌，或肺野有细密的粟粒样阴影。这些病变有时可自行消失，但继续发展即成为片状球形阴影。在一次肺片上可同时出现一种或几种病变，是绒癌肺转移的一大特点，有助于区别肺原发癌或其他癌肿肺转移。

（3）CT和核磁共振检查：CT对发现肺部较小病灶和脑、肝等部位的转移灶有较高的诊断价值。核磁共振主要诊断脑和盆腔病灶。

4. 组织学诊断　在子宫肌层或子宫外转移灶中若见到绒毛或蜕化的绒毛阴影，则诊断为侵蚀性葡萄胎；若仅见成片滋养细胞浸润及坏死出血，未见绒毛结构者，诊断为绒癌。若原发灶和转移灶诊断不一致，只要任何一组织切片中见有绒毛结构，均诊断为侵蚀性葡萄胎。

（四）治疗

绒毛膜癌是侵蚀性很强的肿瘤，病程进展快，早期容易转移引起阴道或腹腔大出血而危及患者生命，局部放疗，压迫止血或急诊手术是毋庸置疑的，目的是及时制止出血，抢救患者生命。除紧急手术外，大多数情况下需进行的各种手术几乎是在化疗后进行的。

1. 化疗　是治疗恶性滋养细胞肿瘤的主要方法。少数病例需辅以手术或放射治疗。随着近代化学治疗发展，恶性滋养细胞肿瘤的治愈率明显提高。侵蚀性葡萄胎基本上可达到无死亡，绒癌的死亡率也下降至20%左右，年轻妇女可经单纯化疗而不切除子宫也获得痊愈，能保留生育功能。

原则上要根据原发病（侵蚀性葡萄胎与绒癌）及其病情发展的不同阶段，采用不同治疗方案和给药途径。常用化学药物包括：5-氟尿嘧啶、放线菌素D、氨甲蝶呤、消卡芥等。5-Fu和KSM疗效好，不良反应轻，常作为首选药物。药剂量要视患者具体情况而定。药物用量应足量，如肥胖者（体重超过60kg），药物耐受能力差，应用规定范围的低限；而瘦小患者（体重小于40kg）用量可偏大，应用规定范围的高限。

2. 手术治疗　大多数病例经过化疗获得痊愈。但有些病例，手术治疗仍有必要。手术指征包括：

（1）子宫原发灶或转移灶破裂发生大出血（子宫穿孔、脾破裂等），只有立即手术，切除出血脏器，才能挽救患者生命。

（2）耐药病例中，子宫或肺内残余病变久治不消，亦需采用手术手段。化疗无效时可切除子宫，年轻患者保留卵巢。术中应注意盆腔内有无充血，必要时可在双侧卵巢血管内（静脉）每侧推入氟尿嘧啶250mg。

（3）为明确诊断和临床分期，必要时需手术探查。

（4）患者年龄大，已无生育要求，治疗前又为高危状态，化疗结束后切除子宫。

3. 放射治疗 在化学治疗取得成功前，放射治疗常用以配合手术治疗以提高疗效。但在临床实践中发现，放疗效果并不理想。因此，自有了有效化疗后，放射治疗已较少应用。但最近又报道，对脑转移采用全脑照射，初治病例50%可以获得痊愈。

4. 转移瘤的治疗

（1）外阴阴道转移：转移瘤未破溃时，全身静脉滴注氟尿嘧啶，多数均能自然消失。如转移瘤破溃大出血，可行阴道填塞压迫止血，并立即开始静脉滴注氟尿嘧啶。以纱布压迫时必须注意先查清出血部位再填塞，切忌盲目堵塞。纱条填塞24小时（最多36小时）需更换一次，以免继发感染。出血后勿过早做阴道检查，以免引起再次出血。阴道结节消失后，很少遗留瘢痕。

（2）宫旁和盆腔转移：一般经全身用药可使其消失。如疗效不好，可加用局部注射5-氟尿嘧啶。注射可经腹壁或阴道，注意严格无菌操作，并经常改变进针部位，以防反复穿刺致转移瘤破溃。用药量不宜大，以免瘤内张力过大。有条件者，可行股动脉逆行插管，并保留导管于患侧子宫动脉，滴注5-氟尿嘧啶或氨甲蝶呤以提高疗效。

（3）肺转移：一般均采用静脉滴注给药，疗效较好。耐药病例且病灶局限于肺的一叶者，可以合并患叶切除。手术前后需合并使用化疗。如转移瘤破裂发生血胸，在全身治疗的同时，可加用胸腔局部化疗（先抽出部分血液，然后注入5-氟尿嘧啶1000～1250mg，当天全身化疗应减量或停用）。如发生大咯血，可静脉滴注垂体后叶素，并及时化疗。

（4）脑转移：静脉滴注抗癌药物，以控制其他脏器的病灶。鞘内注射氨甲蝶呤，每次10～15mg，溶于4～6mL注射用水（不用生理盐水），每隔2～3天1次，3～4次为1个疗程。每疗程氨甲蝶呤总量为40～50mg。除上述治疗外，对脑转移患者，应积极对症处理，避免患者死于脑疝，失去化疗机会。应急主要采取以下措施：积极降低颅内压；应用镇静止痛剂，以防抽搐或烦躁不安加重脑水肿或脑出血；给予有效的止血药物；严格控制液体摄入量，注意电解质和酸碱平衡；加强护理，预防吸入性肺炎和褥疮等并发症。

五、胎盘部位滋养细胞肿瘤

（一）概述

胎盘部位滋养细胞肿瘤（placental site trophoblastic tumor，PSTT）指来源于胎盘种植部位的一种特殊类型的、较为罕见的滋养细胞肿瘤。

本病一般为良性，但也可以为恶性。

（二）临床表现

1. 病史 一般继发于足月产（或早产）、流产或葡萄胎后，或与妊娠同时存在。

2. 症状 主要表现为不规则阴道流血，有时闭经，可伴有贫血。少数病例以转移症状为首发症状，转移部位以肺为主，也可经血行多处转移。

3. 妇科检查　子宫可呈均匀或不规则增大。一般如8~16周大小。其他体征有贫血貌，肾病综合征者可有水肿、蜘蛛痣、脾肿大、高雄激素体征等。

（三）辅助检查

1. 血HCG测定　仅1/3~1/2患者HCG升高，通常低于3000 IU/L。

2. 血液人胎盘催乳素（human placental lactogen，HPL）测定。

3. 超声检查　B超提示子宫肌层内肿块，有时类似子宫肌瘤回声，彩色多普勒超声显示为舒张期成分占优势的低阻抗富血流肿块图像。

4. 胸片检查　以诊断肺转移。

5. MRI　以诊断子宫病灶。

6. 诊断性刮宫　许多胎盘部位滋养细胞肿瘤（placental site trophoblastic tumor，PSTT）常通过刮宫首先做出诊断，一般根据刮宫标本可进行PSTT病理组织学诊断。

（四）诊断

PSTT的诊断必须依靠病理。其特点为：

1. 单一类型的中间型滋养细胞，缺乏典型的细胞滋养细胞和合体滋养细胞，无绒毛结构，出血坏死较少见。

2. 免疫组化染色，大多数肿瘤细胞HPL阳性，仅少数HCG阳性。

3. 临床上可以通过刮宫标本诊断PSTT。但若准确判断PSTT侵蚀子宫肌层的深度，必须靠子宫切除标本。

4. 血β–HCG可轻度升高或正常，血HPL可有轻度升高。

5. B型超声　显示子宫肌层内低回声区。彩色多普勒超声可见肿瘤部位呈现血流丰富、低阻抗血流图像。

6. 鉴别诊断。

（1）稽留流产：宫内刮出物有胎囊及绒毛。

（2）绒癌：有典型的细胞滋养细胞和合体滋养细胞，常伴大量出血和坏死。

（3）合体细胞子宫内膜炎：胎盘部位浅肌层有合体细胞浸润，并混有不等量的炎细胞。

（4）当PSTT的肿瘤细胞呈梭形时需与平滑肌肉瘤相鉴别，PSTT核分裂象少，其临床表现也不同于平滑肌肉瘤。

（五）治疗

1. 手术　手术是首选治疗方法，手术范围一般为全子宫加双侧附件切除术。对疑有淋巴转移者可加行盆腔淋巴结清扫术。年轻妇女、无卵巢转移证据者可保留卵巢。

2. 化疗　主要适用手术后辅助化疗及年轻要求保留生育功能患者。刮宫后一般主张联合用药。

3. 诊断性刮宫　适用于年轻要求保留生育功能，组织学检查可提示核分裂象等，影像学检查子宫增大不明显，且有条件随访者。

4. 放疗　主要适用于转移瘤，对孤立、局部复发病变最有效。

第十一章 月经失调

第一节 功能失调性子宫出血

功能失调性子宫出血（dysfunctional uterine bleeding，DUB）简称功血，是由调节生殖的神经内分泌机制失常引起的异常子宫出血，而全身及内外生殖器官无明显器质性病变存在。常表现为月经周期长短不一、经期延长、经量过多或不规则阴道流血。功血可分为无排卵性功血和排卵性功血两类，无排卵性功血约占85%。

一、病因及发病机制

（一）无排卵性功能失调性子宫出血

无排卵性功血多见于青春期和围绝经期妇女，但也可发生于生育期妇女。

1. 青春期 青春期无排卵性功血的主要原因是由于下丘脑-垂体-卵巢轴调节功能尚未成熟，大脑中枢对雌激素的正反馈反应异常，导致卵巢不能排卵。

2. 围绝经期 围绝经期妇女，由于卵巢功能衰退，卵泡对促性腺激素敏感性降低，或下丘脑-垂体对性激素正反馈调节的反应性降低，卵泡因退行性变而不能排卵。

3. 生育期 可由内外各种刺激等因素干扰而引起。

各种原因引起的无排卵均可导致子宫内膜受单雌激素刺激且无黄体酮对抗而发生雌激素突破出血。

（二）排卵性功能失调性子宫出血

多发生于育龄期妇女，虽然有排卵功能，但黄体功能异常，分为黄体功能不足和子宫内膜不规则脱落两种类型。黄体功能不足的原因在于神经内分泌调节功能紊乱，导致激素分泌紊乱，孕激素分泌减少或黄体过早衰退，导致子宫内膜分泌反应不良。子宫内膜不规则脱落者，在月经期有排卵，黄体发育良好，但因萎缩过程延长，导致子宫内膜不规则脱落。

二、病情评估

（一）临床表现

1. 无排卵性功血 可有各种不同的临床表现，特点是月经周期紊乱，经期长短不一，出血量时多时少。出血期间一般无下腹疼痛或其他不适。

2. 排卵性功血

（1）黄体功能不足者表现为月经周期缩短，月经频发。

（2）子宫内膜不规则脱落者，表现为月经周期正常，但经期延长，且出血量多。

（二）辅助检查

1. 诊断性刮宫　既可止血又可明确子宫内膜病理诊断。对于年龄大于35岁、药物治疗无效或存在子宫内膜癌高危因素的异常子宫出血患者，应通过诊刮排除子宫内膜病变。诊刮时必须搔刮整个宫腔，并注意宫腔大小、形态，宫壁是否平滑，刮出物的性质和量。

2. B超检查　可了解子宫大小、形状，宫腔内有无赘生物，子宫内膜厚度等。

3. 宫腔镜检查　可在宫腔镜直视下，选择宫腔病变区活检，诊断宫腔病变如子宫内膜息肉、子宫黏膜下肌瘤、子宫内膜癌等。

4. 基础体温测定　无排卵型呈单相型曲线，排卵型呈双相型曲线。

5. 宫颈黏液结晶检查　经前期出现羊齿状结晶提示无排卵。

6. 阴道脱落细胞涂片检查　一般表现为中、高度雌激素影响。

7. 激素测定　经前测定血黄体酮值，若为卵泡期水平为无排卵，测定血催乳激素水平及甲状腺功能以排除其他内分泌疾病。

8. 血液测定　红细胞计数及血细胞比容可了解患者贫血情况；血小板计数、出血和凝血时间以及凝血酶原时间等可排除其他血液病。

三、治疗原则

1. 无排卵性功血　出血期间应迅速有效地止血及纠正贫血，血止后尽可能明确病因，根据病因进行治疗，选择适合方案控制月经周期或诱导排卵，预防复发及远期并发症。注意加强营养，改善全身状况。用药物治疗青春期及生育期无排卵性功血以止血、调整周期、促排卵为主；治疗围绝经期妇女功血以止血、调整周期、减少经量，防止子宫内膜病变为治疗原则，常使用性激素止血和调整月经周期。出血期可辅以促进凝血和抗纤溶药物，促进止血。

2. 排卵性功血　黄体功能不足的治疗原则为促进卵泡发育，刺激黄体功能及黄体功能替代；子宫内膜不规则脱落的治疗原则为调节下丘脑-垂体-卵巢轴的反馈功能，使黄体及时萎缩，常用药物有孕激素和HCG。

四、护理

（一）出血期护理

1. 补充营养　患者体质往往较差，应加强营养，改善全身状况，可补充铁剂、维生素C和蛋白质。成人体内大约每100mL血中含50mg铁，行经期妇女，每天从食物中吸收铁0.7～2.0mg，经量多者应额外补充铁。

2. 病情观察　嘱患者保留出血期间的会阴垫及内裤，以便准确估计出血量。对出血量大的患者严密观察并记录生命体征、出入量等，嘱其卧床休息，避免过度疲劳、剧烈活动，以防晕厥，并做好配血输血的准备。长期出血者给予抗生素预防感染。

（二）性激素治疗的护理

根据不同年龄阶段的患者制定正规治疗的整体方案，写出个体的用药方法及时间表。强调不可擅自停药，或不正规用药的不良反应。按时按量服用性激素，保持药物在血中的稳定程度，不得随意停服和漏服。药物减量必须按规定在血止后才能开始，每三天减量1次，每次减量不得超过原剂量的1／3，直至维持量。维持量服用时间，通常按停药后发生撤药性出血的时间，与患者上一次行经时间相应考虑。指导患者在治疗期间如出现不规则阴道流血，应及时就诊。

（三）心理护理

鼓励患者表达内心感受，耐心倾听诉说，了解其疑虑。向患者解释病情及提供相关的信息，帮助患者澄清问题，解除思想顾虑，摆脱焦虑。也可交替使用放松术，如看电视、听广播、看书等分散患者的注意力。

第二节　闭经

闭经（amenorrhea）是妇科疾病中常见症状，表现为无月经或月经停止。通常将闭经分为原发性和继发性两类。原发性闭经是指年龄超过16岁、女性第二性征已发育、月经还未来潮，或年龄超过14岁尚无女性第二性征发育者；继发性闭经是指正常月经建立后经停止6个月，或按自身原来月经周期计算停经3个周期以上者。青春前期、妊娠期、哺乳期及绝经期后的月经不来潮均属生理现象。

一、病因及发病机制

正常月经的建立和维持有赖于下丘脑–垂体–卵巢轴的神经内分泌调节，以及靶器官子宫内膜对性激素的周期性反应和下生殖道通畅，其中任何一个环节发生障碍均可导致闭经。

1. 原发性闭经　较为少见，往往由于遗传学原因或先天发育缺陷引起，如米勒管发育不全综合征、雄激素不敏感综合征、对抗性卵巢综合征、低促性腺激素性腺功能减退和高促性腺激素性腺功能减退。

2. 继发性闭经　发生率高于原发性闭经。其病因复杂，根据控制正常月经周期的4

个主要环节，按病变区可分为以下4种，其中以下丘脑性闭经最常见，依次为垂体性闭经、卵巢性闭经及子宫性闭经。

（1）下丘脑性闭经：是最常见的一类闭经，以功能性原因为主，病因复杂。常见的有精神应激性（突然或长期的精神压抑、紧张、忧虑、环境变化、过度劳累、情感变化、寒冷等）、体重下降和营养缺乏（中枢神经对体重急剧下降极为敏感，单纯性体重下降、神经性厌食）、运动性闭经（剧烈运动，如长跑、芭蕾舞或现代舞等训练易致闭经）、药物性闭经（长期应用某些药物如奋乃静、氯丙嗪、利血平以及甾体类避孕药，偶尔也可出现闭经和异常乳汁分泌）；颅咽管瘤。

（2）垂体性闭经：主要病变在垂体。腺垂体器质性病变或功能失调可影响促性腺激素的分泌，继而影响卵巢功能而引起闭经。常见的有垂体肿瘤、垂体前叶功能减退（席汉综合征）、原发性垂体促性腺功能低下。

（3）卵巢性闭经：闭经的原因在卵巢。卵巢分泌的性激素水平低下，子宫内膜不发生周期性变化而导致闭经。常见的有卵巢早衰、双侧卵巢已手术切除或经放疗破坏卵巢组织、卵巢功能性肿瘤和多囊卵巢综合征。

（4）子宫性闭经：闭经的原因在子宫。此时月经调节功能正常，第二性征发育也正常，但子宫内膜受到破坏或对卵巢激素不能产生正常的反应，从而引起闭经。如先天性子宫缺陷、子宫内膜损伤、子宫内膜炎、子宫切除后或子宫腔内放射治疗后。

（5）内分泌功能异常：甲状腺、肾上腺、胰腺等功能紊乱也可引起闭经，常见的疾病有甲状腺功能减退或亢进、肾上腺皮质功能亢进、肾上腺皮质肿瘤等。

二、病情评估

（一）临床表现

1. 症状　闭经是主要症状。诊断时首先必须寻找引起闭经的原因，即下丘脑-垂体-卵巢轴的调节失常发生在哪一环节，然后再确定是何种疾病所引起。

2. 体征　检查全身发育状况，有无畸形；测量体重、身高，五官生长特征；观察精神状态、智力发育、营养和健康状况。妇科检查注意内、外生殖器的发育，有无先天性缺陷、畸形，腹股沟区有无肿块，女性第二性征如毛发分布、乳房发育是否正常，乳房有无乳汁分泌等。

（二）辅助检查

1. 子宫功能检查　主要了解子宫、子宫内膜状态及其功能。诊断性刮宫及子宫内膜活组织检查、子宫输卵管碘油造影、内镜检查、药物撤退试验（孕激素试验和雌、孕激素序贯试验）。

2. 卵巢功能检查　基础体温测定（基础体温在正常月经周期中显示为双相型，提示卵巢有排卵或黄体形成）、阴道脱落细胞检查（涂片有正常周期性变化，提示闭经原因在子宫）、宫颈黏液结晶检查（若涂片上出现羊齿植物叶状结晶，且结晶越明显、越粗，提示雌激素作用越显著）、血甾体激素测定、卵巢兴奋试验、B型超声监测（从周期第10天开始用B超动态监测卵泡发育及排卵情况最简便可靠）。

3. 垂体功能检查　雌、孕激素序贯试验阳性提示患者体内雌激素水平低落，为确定原发病因在卵巢、垂体或下丘脑，需做以下检查：血催乳素（prolactin，PRL）、尿促卵泡激素（follicle-stimulating hormone，FSH）、促黄体生成素（luteinizing hormone，LH）的含量测定；蝶鞍X射线摄片；垂体兴奋试验等。

4. 其他　疑有先天畸形者，应进行染色体核型分析及分带检查。闭经与肾上腺功能有关时可作尿17-酮、17-羟类固醇或血皮质醇测定。

三、治疗原则

纠正全身健康状况，进行心理和病因治疗及性激素替代治疗；应用辅助生育技术；有器质性病变者可采用相应的手术治疗。

四、护理

1. 防重于治　纠正全身健康状况，预防闭经的发生，避免精神压抑、紧张、忧虑，消除不良刺激，积极治疗原发病。有慢性病和营养不良者，增加营养，给予丰富维生素饮食。勿做剧烈运动，易做慢运动。

2. 明确病因，对症治疗　对于垂体、卵巢或其他部位的肿瘤造成的闭经，明确诊断后，应及早手术切除。

3. 指导合理用药　讲解性激素的作用、不良反应、剂量、具体用药方法、时间等，指导患者合理用药，激素治疗期间不可随意停药。

4. 心理护理　建立良好的护患关系，鼓励患者表达自己的感情，对健康、治疗和预后提出问题。解释疾病可能的发生发展，提供诊疗信息，解除担心焦虑，鼓励患者积极参与社会活动，保持良好的情绪，正确对待疾病，树立信心，战胜自我，重塑自我。

第三节　痛经

痛经（dysmenorrhea）是指行经前后或月经期出现下腹疼痛、坠胀，伴腰酸或其他不适，程度较重，影响生活和工作质量者。痛经为妇科最常见症状，分为原发性和继发性两类，前者是指生殖器官无器质性病变的痛经，后者是指由于盆腔器质性疾病如子宫内膜异位症、盆腔炎或宫颈狭窄等所引起的痛经。

一、病因及发病机制

原发性痛经多见于青少年，痛经与子宫肌肉活动增强所导致的子宫张力增加和过度痉挛性收缩有关。其发生受遗传因素、内分泌因素、精神与神经因素、免疫因素等的影响。痛经的发生还与月经时子宫内膜释放前列腺素（prostaglandin，PG）有关。

二、病情评估

（一）临床表现

1. 症状　月经期下腹痛是原发性痛经的主要症状。疼痛多自月经来潮后开始，最早出现在经前12小时，行经第1天疼痛最剧烈，持续2～3天缓解。疼痛程度不一，重者呈痉挛性，部位在下腹部耻骨上，可放射至腰骶部和大腿内侧。有时伴发恶心、呕吐、腹泻、头晕、乏力等症状，严重时面色发白、出冷汗。

2. 体征　妇科检查无异常发现。偶可触及过度前屈前倾或后倾后屈的子宫。

（二）辅助检查

为排除盆腔病变，可做超声检查、腹腔镜检查、子宫输卵管造影、宫腔镜检查等排除子宫内膜异位、子宫肌瘤、盆腔粘连、感染、充血等疾病。

三、治疗原则

避免精神刺激和过度疲劳，以对症治疗为主。疼痛不能忍受时可适当应用镇痛、镇静、解痉药物。

四、护理

1. 心理护理　严重的痛经可使患者精神不振、思想不集中，影响正常的生活学习和工作，痛经还与精神、神经因素、个体痛阈有关，故应为患者提供心理支持，在经期合理调节情绪，避免精神紧张、过度劳累或剧烈运动，保证充分休息和睡眠。

2. 症状护理　患者痛经时，正确用热水袋热敷下腹部和进食热汤、热茶等热饮。严重痛经者，遵医嘱应用口服避孕药和前列腺素合成酶抑制剂。每次月经期习惯口服止痛剂者，应防止成瘾。

3. 健康指导　注意经期卫生，经期禁止性生活，加强经期保护，预防感冒。

4. 应用生物反馈法　增加患者的自我控制感，使身体放松，以解除痛经。

第四节　经前期综合征

经前期综合征（premenstrual syndrome，PMS）是指妇女反复在黄体期周期性出现影响日常生活和工作的躯体、精神以及行为方面改变的综合征。月经来潮后，症状自然消失。

一、病因及发病机制

病因不明，可能与卵巢激素比例失调、中枢神经递质异常、缺乏维生素B_6以及精神因素等有关。

二、病情评估

（一）临床表现

1. 症状　为周期性发生的系列异常征象。多见于25～45岁妇女，症状出现于月经前1～2周，月经来潮后明显减轻至消失。主要症状可归纳为：

（1）躯体症状，表现为头痛、乳房胀痛、腹部胀满、肢体浮肿体重增加、运动协调功能减退；

（2）精神症状，易怒、焦虑、抑郁、情绪不稳定、疲乏以及饮食、睡眠、性欲改变；

（3）行为改变，思想不集中、工作效率低、意外事故倾向，易有犯罪行为或自杀意图。

2. 体征　妇科检查无异常发现。全身检查有水肿。

（二）辅助检查

全身检查有水肿体征，但妇科检查无异常。必要时配合相关检查以区别心、肝、肾等疾病引起的浮肿。

三、治疗原则

给予心理安慰与疏导，使精神松弛，重新控制生活。应用利尿、镇静、止痛等药物解除症状。

四、护理

1. 饮食指导　饮食均衡，有水肿者限制盐分、糖分、咖啡因、酒类，多摄取富含维生素B_6的食物，如猪肉、牛奶、蛋黄和豆类食物。

2. 健康指导　保持良好的生活习惯，坚持适度的体育锻炼，鼓励患者进行有氧运动如舞蹈、慢跑、游泳等对肌肉张力具有镇定的作用。讲解经前期综合征可能的原因，识别诱发因素和相应处理措施，指导患者记录月经周期，获得家人的关心和支持，增加女性自我控制的能力，正确面对月经来潮。

3. 应对压力　学习应对压力的技巧，如常做腹式呼吸、生物反馈训练、增进性肌肉松弛等。

4. 用药指导　指导患者遵医嘱正确使用药物，经前期有明显的精神症状及行为改变者，可于黄体期口服抗抑郁药物如氟西汀等，一般不超过3个周期；月经前体重增加明显，减少食盐摄入症状未改善者，可给予利尿剂如螺内酯，于周期第18~26天口服，有明显乳房胀痛伴高催乳激素血症者，可减少含咖啡因的饮料摄入、口服避孕药或溴隐亭，有助于缓解症状；补充维生素B₆调节自主神经系统与下丘脑-垂体-卵巢轴的关系，可减轻抑郁症状。

第五节　围绝经期综合征

绝经是每个妇女生命进程中必然发生的生理过程，绝经提示卵巢功能衰退，生殖能力终止。妇女绝经前后由于性激素减少所致的一系列躯体及精神心理症状，称为围绝经期综合征。绝经可分为自然绝经和人工绝经，前者是指卵巢内卵泡生理性耗竭所致绝经，后者是指双侧卵巢经手术切除或受放射线毁坏导致的绝经。

一、病因及围绝经期的内分泌变化

（一）病因及发病机制

1. 内分泌因素　卵巢功能减退，血中雌、孕激素水平下降，使正常的下丘脑-垂体-卵巢轴之间平衡失调，影响了自主神经中枢及支配下的各脏器功能。从而出现一系列自主神经功能失调的症状。

2. 神经递质异常　血 β-内啡肽及其自身抗体含量明显降低，引起神经内分泌调节功能紊乱。神经递质5-羟色胺水平异常，与情绪变化密切相关。

3. 种族、遗传因素　个体人格特征、神经类型，以及职业、文化水平均与围绝经期综合征的发病及症状严重程度有关。围绝经期综合征患者大多数神经类型不稳定，且有精神压抑或受过较强烈的刺激。

（二）绝经期的内分泌变化

围绝经期的最早变化是卵巢功能衰退，然后才表现为下丘脑和垂体功能退化。

1. 雌激素　围绝经期由于卵巢功能衰退，雌激素分泌减少。

2. 黄体酮　绝经过渡期卵巢尚有排卵功能，因黄体功能不全，可导致黄体酮分泌减少。

3. 雄激素　绝经后总体雄激素水平下降。

4. 促性腺激素　绝经过渡期FSH水平升高，呈波动型，FSH／LH＜1。绝经后FSH／LH＞1。绝经后2~3年达最高水平，约持续10年，至老年期下降。

5. 泌乳素　绝经后泌乳素变化不大。

6. 促性腺激素释放激素　绝经后GnRH的分泌增加与LH相平行，说明下丘脑和垂体间仍保持良好功能。

7. 抑制素　绝经期妇女血抑制素浓度下降，较雌醇下降早且明显，可能成为反映卵巢功能衰退更敏感的标志。

二、病情评估

（一）临床表现

1. 月经紊乱　是绝经过渡期的常见症状，半数以上妇女出现月经紊乱，表现为月经周期不规则、持续时间长及月经量增加。围绝经期及绝经后妇女出现异常子宫出血，一定要警惕子宫内膜癌及其癌前病变的发生，应取子宫内膜活检以排除恶性病变。

2. 全身症状

（1）血管舒缩症状：主要表现为潮热，是雌激素下降的特征性症状。特点是反复出现面部和颈部皮肤阵阵发红，伴有发热，继之出汗。此血管舒缩症状可历时一年，有时长达5年或更长。

（2）精神神经症状：主要是情绪、记忆及认知功能症状。易出现激动易怒、焦虑不安或情绪低落、郁郁寡欢、不能自我控制，记忆力减退、失眠、注意力不集中等。

（3）泌尿生殖道症状：主要表现为泌尿生殖道萎缩症状，出现阴道干燥、性交困难、反复发生的阴道炎、排尿困难、尿急及反复发生的尿路感染。

（4）心血管疾病：包括冠状动脉及脑血管病变。易发生动脉粥样硬化、心肌缺血、心肌梗死、高血压和脑出血。

（5）骨矿含量改变及骨质疏松：25%的妇女患有骨质疏松症，桡骨远端、股骨颈、椎体等部位易发生骨折。

（二）辅助检查

1. 血常规、出凝血时间，以了解贫血程度及有无出血倾向。
2. 心电图检查可了解心功能状态。
3. B超检查可了解盆腔器官情况。
4. 尿常规、细菌检查，必要时行膀胱镜检查，排除泌尿系统病变。
5. 血脂检查有无胆固醇增高。
6. 宫颈刮片或HPV、TCT检查以筛查宫颈病变。
7. 分段诊刮排除子宫内膜病变。
8. 必要时行X射线、阴道脱落细胞、腹腔镜等检查。

三、治疗原则

1. 一般治疗　围绝经期精神症状可因神经类型不稳定或精神状态不健全而加剧，故应进行心理治疗。必要时可选用适量的镇静药以助睡眠，如夜晚服用艾司唑仑

2.5mg。谷维素有助于调节自主神经功能，口服20mg，每日3次。老年妇女应坚持体格锻炼，增加日照时间，摄入足量蛋白质及含钙丰富食物，并补充钙剂。

2. 绝经过渡期重点是预防和排除子宫内膜恶性病变，以及药物治疗控制月经紊乱症状。

3. 绝经及绝经后期主要是激素替代治疗，以补充雌激素最为关键。合理应用雌激素可控制和预防围绝经期各种症状及相应疾病。

四、护理

1. 激素替代治疗的护理　指导帮助患者正确用药，讲解用药的目的、剂量、适应证、禁忌证、用药时可能出现的不良反应等。根据用药情况，适时调整药物、药量及用药途径。激素替代治疗必须在专业医师指导下进行，督促长期使用性激素者接受定期随访，检查肝、肾功能。用药时注意观察如有子宫不规则出血，应做妇科检查并进行诊断性刮宫，排除子宫内膜病变。雌激素剂量过大时可引起乳房胀痛、白带多、阴道出血、头痛、水肿等。孕激素不良反应包括抑郁、易怒、乳房胀痛和浮肿等。用药时不良反应严重应及时到医院就诊。

2. 心理护理　向围绝经期的妇女及其家属讲解绝经相关知识，帮助患者消除因绝经发生变化产生的恐惧心理，并对将发生的变化做好心理准备。同情、安慰和鼓励患者，医护患相互配合，达到缓解症状的目的。

3. 健康指导　介绍减轻绝经期前后症状的方法，以及预防围绝经期综合征的措施。合理饮食，多食蛋白质类食品，如牛奶、豆浆、蛋以及新鲜蔬菜瓜果，每日补充少量的钙片；保持乐观情绪，参加有益的社交活动，多交朋友，防止孤独与寂寞，克服抑郁、焦虑的情绪。加强夫妻间的安慰与沟通。同时，要努力克制自己的不良情绪，保持心态平衡，有规律地安排好个人的生活；加强体育锻炼，参加气功、太极拳、体操、慢跑等户外活动，可增强体质和自主神经的调节能力，陶冶情趣。定期进行体格检查，便于及时发现疾病，将可能出现的器质性疾病消除在萌芽时期，必要时给予药物治疗。

第十二章　妇科急危重症

第一节　急性盆腔炎

一、概述

急性盆腔炎是指盆腔内子宫、输卵管、卵巢、盆腔结缔组织及盆腔腹膜的炎症，主要有子宫内膜炎、输卵管炎、输卵管卵巢脓肿、盆腔腹膜炎，最常见的是输卵管炎。盆腔炎性疾病多发生在性活跃期、有月经的妇女。近年来，性传播疾病增多，急性盆腔炎仍为妇科常见病。若急性盆腔炎未能得到及时正确的治疗，则可导致不孕、输卵管妊娠、慢性盆腔痛以及炎症反复发作等盆腔炎性疾病的后遗症。

二、临床表现

（一）症状与体征

患者多在产后、宫腔操作后出现下腹痛，甚至为全腹痛。严重的患者出现高热伴畏寒、寒战、头痛、食欲缺乏。阴道分泌物呈脓性或脓血性白带，月经期患者出现经量增多、经期延长，伴有膀胱直肠刺激症状如排尿困难、尿急、尿频、里急后重和排便困难。查体可见患者急性病容，体温高，心率快，下腹部肌紧张、压痛、反跳痛，肠鸣音减弱或消失。阴道可有充血，宫颈举痛，宫口可有脓性分泌物流出；子宫稍大，有压痛，一侧或两侧附件增厚，压痛明显，扪及包块；宫骶韧带增粗、触痛；若有脓肿形成且位置较低时，可扪及穹隆有肿块且有波动感。

（二）诊断的标准

根据美国CDC推荐的盆腔炎性疾病的诊断标准，出现宫颈举痛或宫体压痛或附件区压痛是最低诊断标准，即可临床诊断为盆腔炎。

盆腔炎附加诊断标准：体温超过38℃（口温）；宫颈或阴道异常黏液脓性分泌物；阴道分泌物生理盐水涂片见到大量白细胞；红细胞沉降率升高；血C反应蛋白升高；实验室证实的宫颈淋病奈瑟菌阳性或沙眼衣原体阳性。

盆腔炎特异诊断标准：子宫内膜活检组织学证实子宫内膜炎；阴道超声或MRI显示输卵管增粗、输卵管积液，伴或不伴有盆腔积液、输卵管卵巢肿块；以及腹腔镜检查发现盆腔炎阳性疾病征象。

三、辅助检查

（一）血常规

白细胞及中性粒细胞升高，红细胞沉降率增快，C反应蛋白增高。

（二）宫颈分泌物涂片

直接涂片，干燥后以亚甲蓝或革兰染色。凡是在多行核白细胞内见到革兰阴性双球菌者，则为淋病感染。因为宫颈管淋病检出率只有67%，所以涂片阴性并不能除外淋病存在，而阳性涂片是很有特异性的。寻找沙眼衣原体进行细菌培养。

（三）穹隆穿刺

抽出脓液有助于盆腔炎诊断。

（四）B超检查

可以识别输卵管、卵巢及肠管粘连在一起形成的包块或脓肿，但轻度或中度的盆腔炎很难在B型超声影像中显示出特征。

（五）腹腔镜检查

如果不是弥漫性腹膜炎，患者一般情况尚好，腹腔镜检查可在盆腔炎或可疑盆腔炎患者施行。腹腔镜下可见输卵管表面充血、管壁水肿、伞部或浆膜面有脓性渗出物，取分泌物做病原体培养和药物敏感试验最准确，还可以对盆腔炎的病变程度进行初步判断。

（六）性伴侣的检查

可取男性的尿道分泌物做直接涂片染色或培养淋病双球菌，如果发现阳性，则为有力的佐证，特别对于无症状或症状轻微者。

四、治疗

急性盆腔炎及盆腔脓肿的治疗主要为应用抗生素，必要时手术治疗。绝大多数盆腔炎患者经恰当的抗生素治疗能彻底治愈。根据药物敏感试验选用抗生素较为合理，但通常需在获得实验室结果前即给予抗生素治疗，初始治疗往往根据经验选择抗生素。在盆腔炎性疾病诊断48小时内及时用药将明显降低后遗症的发生。抗生素的治疗原则：经验性、广谱、及时及个体化。

（一）一般治疗

收入院、卧床休息。半卧位可以利于脓液积聚在直肠窝，使炎症局限。

（二）支持治疗

增加营养，补充液体，纠正水电解质紊乱，以增加抵抗力，疼痛剧烈时给予止痛剂。高热时用物理降温，尽量避免不必要的阴道检查，以免炎症扩散。

（三）病情观察

重症病例应严密观察，多测血压、体温、脉搏、呼吸，以便及时发现感染性休克。

（四）抗生素应用

根据药敏试验选用抗生素较为合理，但通常需在获得实验室结果前即应给予抗生素治疗，因此，初始治疗往往根据经验选用抗生素。由于急性盆腔炎的病原体多为需氧菌、厌氧菌及衣原体的混合感染，需氧菌及厌氧菌又有革兰阴性及革兰阳性之分，故抗生素多采用联合用药。

1. 青霉素或红霉素与氨基苷类药物及甲硝唑联合　青霉素240万～1000万U分次静脉滴注，庆大霉素16万～32万U静脉滴注，甲硝唑500mg静脉滴注每8小时1次（孕妇及哺乳妇女慎用）。或红霉素0.9～1.2g静脉滴注，卡那霉素0.2～0.4g静脉滴注；一般疗程不超过10天。

2. 第一代头孢菌素与甲硝唑联合　头孢唑林2.0g静脉滴注，每日3次，头孢拉定100～150mg/kg，分次给予。

3. 克林霉素与庆大霉素联合　克林霉素0.6g静脉滴注每6小时1次。

4. 哌拉西林　每日4～12g，分3～4次静脉注射或静脉滴注。

5. 第二代头孢菌素　头孢呋辛0.75～1.0g，每日3次，肌内注射或静脉滴注；头孢孟多0.5～1.0g，每日4次，静脉滴注，感染较重者，每日6次，每次1g。

6. 第三代头孢菌素　头孢噻肟（头孢氨噻肟），每日2g，分两次肌内注射或静脉滴注，中重度感染者3～6g，分3次肌内注射或静脉滴注。

7. 喹诺酮类药物　如诺氟沙星、氧氟沙星、环丙沙星、甲氧诺氟沙星等，可口服或静脉滴注，其抗菌谱广，不仅对革兰阳性菌、革兰阴性菌有抗菌作用，而且对厌氧菌、衣原体、支原体等药物有较强的抑菌或杀菌作用。

（五）手术治疗

抗生素等治疗48～72小时无效，或疑有盆腔脓肿，应行手术治疗。根据患者年龄、病灶范围，采用不同手术方式。

1. 年轻患者尽量保留生育能力，清除病灶。年龄较大、病灶范围大者，应行全子宫及双附件切除术；术毕腹腔放抗生素，如卡那霉素1.0g或庆大霉素8万U，并放置引流。

2. 当盆腔脓肿位于盆腔底部，阴道后穹隆检查饱满且有波动感时，可自后穹隆穿刺排脓同时注入青霉素400～800万U，或甲硝唑液冲洗盆腔，反复冲洗直到把盆腔脓液冲洗基本干净后，自切口处放入软质橡皮引流管，备以后再次冲洗及引流，放置引流管7天左右，效果更佳。

3. 输卵管卵巢脓肿往往在病情早期或晚期破裂，脓液流入腹腔，当用抗生素治疗效果不佳时，或阴道后穹隆切开引流不满意时，应采用开腹手术引流，术时切除脓肿包块效果极佳。术时囊肿自行破裂不能完整切除时，可分离粘连灶，用抗生素液反复冲洗盆腔脓液，术毕腹腔内放入抗生素并置入腹腔引流管，放置在盆底深处，自侧壁引出，备术后冲洗及引流。最后用张力线缝合腹壁。术后48~72小时腹腔分泌液明显减少，炎症控制后拔出引流管。

第二节　外阴裂伤及血肿

一、概述

外阴裂伤多见于未成年少女，有时也可发生在青年女性。当骑车或骑跨在栏杆时，外阴撞在硬物上，分娩时损伤，使局部软组织发生不同程度外伤，由于外阴血运丰富，出现疼痛伴活动性出血。

二、临床表现

患者多有外阴撞到硬物上的外伤史，受伤后感到外阴疼痛，皮肤无裂伤时形成外阴血肿，患者感到外阴肿胀、剧烈疼痛、行走不便，当皮肤有破裂时可有活动性出血，外阴血肿增大压迫尿道可引起尿潴留。一般有典型病史，诊断不难。行妇科检查外阴部、大小阴唇部可见紫蓝色不规则隆起，压痛明显，可有波动感，当皮肤有裂伤时自破口可见活动性出血，注意会阴伤口有无撕裂至阴道、穹隆或损伤内脏器官。

三、诊断

（一）有骑跨伤史

多发生在未成年女性或年轻女性。

（二）妇科检查

外阴血肿或外阴裂伤伴活动性出血。

（三）病情危重指标

外阴大出血，外阴巨大血肿。

（四）辅助检查

1. 血常规检查　出血多时有血红蛋白下降，应注意血小板是否正常。
2. 出凝血时间检查　了解有无凝血功能异常。
3. B超检查　注意观察盆腔脏器，了解盆腔脏器有无损伤。

四、治疗

血肿形成后最初24小时内避免抽吸血液，有活动性出血者应立即手术止血。术前详细检查，包括阴道检查、直肠指检，查明除血肿外有无阴道、尿道、膀胱、直肠、血管、腹腔脏器等的损伤。

（一）保守治疗

血肿小、无增大趋势时可保守治疗。

1. 卧床休息。

2. 外阴血肿直径小于5cm，可压迫止血，严密观察，24小时内冷敷，24小时后改为热敷或超短波、红外线治疗，以促进吸收。

3. 血肿形成4～5天后，可在消毒下抽吸血液，以加速血肿的消退。

4. 血肿形成后最初24小时内避免抽吸血液，特别是最初数小时内，切忌抽吸，因为渗出的积血有压迫出血点、防止继续出血的作用，早期抽吸易诱发再次出血。

（二）手术治疗

外阴血肿超过5cm，血肿不易自行吸收，或保守治疗无效而血肿继续增大，有感染化脓倾向者，应手术治疗。

1. 术前详细检查，包括阴道检查、直肠指检，查明除血肿外有无阴道、尿道、膀胱、直肠、血管、腹腔脏器等的损伤。

2. 准备明胶蛋白海绵、止血粉、凡士林纱布。

3. 采用局麻或阴部神经组织麻醉，血肿较深或范围较大者，可采用硬膜外腔阻滞麻醉。

4. 患者取膀胱截石位，可疑尿潴留者，先导尿。在切口最薄弱处或者最突出的黏膜表面做纵向切口，直达血肿腔。用手指或纱布清除血肿腔内血块，并送细菌培养。以冷无菌生理盐水冲洗血肿腔。

5. 仔细检查血肿腔内有无活动性出血点，若有出血点以细丝线结扎止血，如为弥漫性渗血，看不清出血点时，可放置明胶蛋白海绵、止血粉，以纱布压迫片刻，然后缝合闭锁创腔。

6. 可吸收线自血肿腔底部开始做间断或荷包缝合，关闭血肿腔，不可遗留腔隙，如血肿较大，有少量渗血或可疑感染等情况，在缝合切口后放置橡皮引流条直达腔底。如已感染或化脓，清除血块、充分止血，放置引流，不做缝合。

7. 已缝合的伤口用无菌纱布覆盖，用"丁"字带压紧固定。抗生素预防感染，加用止血药物。

8. 术毕应在外阴或阴道内加压以防继续渗血。

9. 术后保留尿管24小时。

（三）新鲜裂伤

如果为新鲜裂伤，自破口可见活动性出血，可用吸收线缝合止血，严密观察有无继续出血，术后给予抗生素和止血药物。

第三节　阴道损伤

一、概述

阴道损伤多见于各年龄妇女暴力性交后，有阴道活动性出血，量多时可导致休克，甚至危及生命。当阴道用药不当可导致药物作用引起的阴道损伤，出现阴道出血、溃疡，药物被黏膜吸收后可引起全身中毒。

二、临床表现

（一）症状

1. 当暴力性交后阴道活动性出血，色鲜红，量较多。药物引起阴道损伤，开始时阴道流臭白带，以后出现脓血性白带或鲜血。

2. 阴道损伤同时穿破腹膜时可引起腹痛、腹胀。

3. 损伤直肠时可有粪便自阴道排出。

4. 损伤膀胱时有清亮液体自阴道内流出。

5. 阴道内使用毒性或腐蚀性强的药物时，可被阴道黏膜吸收，引起全身中毒性反应，有时可发生肾功能衰竭。

（二）体征

1. 外力性阴道裂伤　多发生于后穹隆部损伤，可为单发或多发，往往呈半月形裂伤环绕宫颈。

2. 药物性损伤　整个阴道壁广泛充血，并有散在大片溃疡。

3. 合并腹膜、直肠、膀胱损伤可在以上各部位有裂伤口。

三、诊断

1. 有暴力性交史或阴道放置腐蚀药史。

2. 阴道有较多活动性出血，或脓血性白带。

3. 仔细检查出血来自何部位，是在阴道外1／3部还是在穹隆部，尤其注意后穹隆部，此处是性交猛力冲撞处，最易破损，以窥器检查时易被遮盖，应转动窥器观察后穹隆，此处裂伤最易达腹腔，故应仔细注意其深度。产褥期阴道组织脆弱，性交时往往易在后穹隆部位发生损伤。检查时患者多不配合，可在麻醉下或肌注止痛药物后再进行检查。

4. 辅助检查

（1）血常规检查：可有血红蛋白下降或白细胞升高等表现。

（2）B超检查：了解盆腔脏器损伤情况。

（3）阴道分泌物检查：生理盐水悬滴检查滴虫、真菌。

（4）必要时行阴道分泌物或血液细菌培养及药物敏感试验。

5. 病情危重指标　阴道大出血，休克；损伤腹膜、直肠和膀胱；全身药物中毒征象。

四、治疗

暴力性交引起的阴道损伤可行手术治疗，阴道内上药引起阴道损伤需药物治疗。暴力性交引起的阴道损伤有阴道活动性出血，量多时可导致休克，甚至危及生命，需积极治疗休克，阴道裂伤压迫止血，暂不处理，待全身情况好转，重要脏器损伤处理之后，才行阴道裂伤修补。药物引起的阴道损伤可出现全身中毒反应，需严密监测生命体征、重要脏器功能，积极纠正一般情况，尤其是老年人，切勿只治疗局部阴道损伤，忽视纠正全身中毒反应。

（一）药物治疗

适用于药物性阴道损伤。发现阴道内有药物时立即取出，用生理盐水，或1：5000高锰酸钾液，或1：1000苯扎溴胺（新洁尔灭）液外洗阴道，擦干后，局部喷敷金霉素粉，每日1次，直至溃疡及炎症消退。

（二）手术治疗

1. 会阴部有丰富的神经末梢，局部麻醉往往止痛效果不佳，应采取腰骶管麻醉。

2. 麻醉下仔细检查阴道裂伤部位、深浅、范围；导尿了解膀胱、尿道情况；再戴一双手套，指诊检查肛门、直肠情况。阴道侧壁或后穹隆裂伤时，以鼠齿钳夹住裂伤的边缘及断端的两末端，检查无活动性出血，用"0"号可吸收线连续缝合，如果有活动性出血，先用4号丝线缝扎出血点，然后再用可吸收线缝合裂口。

3. 如裂伤波及直肠，应先用3-0肠线间断缝合裂伤处的黏膜下组织，注意勿穿过直肠黏膜，然后用2-0肠线间断缝合阴道黏膜层，或用0-2可吸收肠线连续锁边缝合，术后3天勿排大便。

4. 如裂伤波及膀胱，则在导尿后用3-0可吸收线间断缝合膀胱壁或1-0丝线或肠线间断缝合。用0号肠线间断缝合阴道黏膜下结缔组织及阴道黏膜，术后放置导尿管5～7天。

5. 如裂伤延及腹膜并达腹腔，应立即开腹手术缝合裂伤。

第四节 会阴裂伤

一、概述

会阴裂伤是常见的分娩并发症，几乎每例足月初产妇都会有不同程度的会阴裂伤，它不仅可以引起产时较多的出血，也可使盆底组织失去正常的支持功能。会阴裂伤若不及时修补，近期可造成感染、出血，远期可发生子宫脱垂，直肠、膀胱脱垂或压力性尿失禁，并易引起泌尿生殖系统感染，Ⅲ度裂伤者出现大便失禁。

二、临床表现

当存在以下因素时要提前警惕会阴裂伤发生：产妇年龄过小或过大、骨盆发育不良、外阴异常、阴道异常；胎儿发育异常、胎位异常、接产技术不当或不熟练、手术助产不当、急产或胎儿娩出过快、滞产。会阴裂伤多在分娩后检查软产道发现，裂伤分为以下四度：

Ⅰ度裂伤：仅累及会阴皮肤、黏膜和会阴浅筋膜，未达肌层，会阴体完整。

Ⅱ度裂伤：不同程度地累及肌层，会阴体撕裂，肛门括约肌完整。

Ⅲ度裂伤：延及肛门括约肌。

Ⅳ度裂伤：深至直肠。

三、辅助检查

血常规检查：当出血较多时，可伴有不同程度的贫血。

四、治疗

原则上发生裂伤都应及时修补。修补之前，仔细检查胎盘、胎膜是否完整，有无阴道、穹隆裂伤，修补最好在24小时内完成。若合并感染或产妇病情紧急，需抢救生命时，可行局部冲洗，待感染控制或病情好转后再予修补。

（一）会阴Ⅰ度裂伤

裂伤浅，能自然愈合者可不缝合，有出血或深及黏膜下、皮下组织者皆需缝合，用无菌盐水冲洗外阴，检查裂伤的部位及深度，常规消毒，局部浸润麻醉，用可吸收线连续缝合黏膜，第一针于裂伤顶端以上0.5～1cm处进针，至伤口底部露针2mm再刺入对侧组织相应处出针。术后会阴清洗每日2次。

（二）Ⅱ度裂伤修补术

前准备同Ⅰ度裂伤，一般先缝合黏膜，再缝肌肉，最后缝皮肤，裂伤深者先缝肌肉。有活动性出血点应先用丝线缝扎。阴道裂伤深者，用扩张器撑起前壁，以可吸收线连续缝合伤口，第一针于裂伤顶端以上0.5cm处进针，以防漏缝退缩的小动脉断端，引起术后血肿，用可吸收线间断缝合肛提肌和会阴中心腱。裂伤深者用大圆针，外侧组织多带，内侧组织少带，以免穿透直肠，并不留无效腔。直肠筋膜暴露者，可将筋膜层间断挑起数针，结扎以关闭无效腔。裂伤深者，做肛门指诊检查有无缝线穿透直肠，若有，应予以拆除，清洗伤口、消毒后重缝。术后会阴清洗每日2次，术后3～5天拆线。注意会阴局部疼痛、红肿，伤口疼痛加重，肛门坠胀并伴局部肿胀者应及时肛门及阴道检查有无血肿，排除血肿后可给予热敷、理疗或热水坐浴。

（三）Ⅲ度裂伤

肛门括约肌断裂，检查可见肛门皮肤裂开，裂口两侧皮肤可见0.5cm直径隐窝，即为退缩的肛门外括约肌断裂端所在，有时可见一侧断裂端露出于皮下裂口处。裂口常不整齐，致括约肌不易辨认，有时误将会阴浅横肌和深横肌的肌束当作括约肌缝合，使修补失败。术前反复用生理盐水冲洗伤口，盐水纱布探入肛门裂口至裂口上端以上2～3cm处，擦净肛门及直肠内的黏液及粪便，再消毒，换无菌巾、单、手套，重铺无菌台，换消毒器械。肛门裂口内松松地塞一块无菌纱布，3-0可吸收线自裂口顶端开始间断缝合直肠的黏膜下组织及基层组织，两侧各宽约0.5cm，针距小于1cm；直至肛门皮肤处，使黏膜对合，边缝边退出肛门内纱布。用组织钳沿肛门裂口皮下达隐窝处，夹取肛门括约肌断端。10号丝线间断缝合肛门括约肌断端2针，务必使肌纤维全部扎入。组织钳向伤口两侧深部抓取肛提肌的耻骨直肠肌部，10号丝线间断缝合2针，是会阴Ⅲ度裂伤修补成功的关键。术后肛门指诊检查直肠肌肛管的黏膜对合是否平整，肛门有无收缩感。术后给予抗生素预防感染，无渣饮食，术后3天内口服复方樟脑酊，3天后改服液状石蜡，术后5天未自行排便，可用液状石蜡保留灌肠，促使排便。7天拆线，视伤口愈合情况停服液状石蜡，同时逐渐恢复正常饮食。若能控制稀便及排气，表示肛门功能恢复，若控制欠完善或仍不能控制，则需观察6个月，无改善者再次手术修补。

第十三章　不孕症

一、不孕症

（一）概述

凡婚后未避孕，有正常性生活，同居2年未曾受孕者称为不孕症（infertility）。按照曾否受孕，不孕症可以分为原发性不孕和继发性不孕。婚后未避孕而从未妊娠者称为原发性不孕；曾有过妊娠，而后未避孕连续2年不孕者称为继发性不孕。按照不孕是否可以纠正分为绝对不孕和相对不孕。我国不孕症发病率为7%～10%，而且有增加的趋势。

（二）临床特点

1. 病因　阻碍受孕的因素包括女方、男方和男女双方。据多项流行病学调查，不孕属女性因素占40%～55%，包括输卵管因素、卵巢因素、子宫因素、宫颈因素和阴道因素；属男性因素占25%～40%，主要有生精和输精障碍；属男女双方共同因素约为20%～30%，10%为免疫和原因不明的不孕症。

2. 主要辅助检查

（1）男方检查：除全身检查外，重点应检查外生殖器有无畸形或病变，包括阴茎、阴囊、前列腺的大小、形状等。精液常规检查必不可少。正常情况下每次排出精液量为2～6mL，平均3～4mL；pH为7.0～7.8，在室温中放置30分钟内完全液化，总精子数$\geqslant 40 \times 10^6$；精子密度（20～200）$\times 10^9 /$L；正常形态精子占66%～88%；射精1小时内前向运动活动数$\geqslant 50\%$。

（2）女方检查：

1）基础体温测定（basal body temperature，BBT）：可了解有无排卵以及黄体功能，虽不十分准确，但简单易行，有参考价值。

2）黄体酮测定：月经的前一周约在黄体的高峰期测血中的黄体酮水平，平均为15ng／mL，如大于3ng／mL为有排卵，如小于10ng／mL为黄体功能不全。由于黄体酮的分泌也呈脉冲式，因此影响它的准确性。

3）子宫内膜诊刮术：月经前2～3天或月经来潮6小时内诊刮子宫内膜病检，如为分泌期变化则有排卵，如子宫内膜发育比正常延迟2天以上可诊断为黄体功能不全。除检查排卵外，还可以检查子宫内膜有无异常。

4）B超监测排卵：可以观察卵泡生长的全过程并可确定有无排卵及排卵的时间。

5）子宫输卵管造影术（hysterosalpingography，HSG）：可了解子宫的形态，输卵管的通畅性以及输卵管阻塞的部位。也有一定比例的假阳性，特别是输卵管近端梗阻，选择性输卵管造影和插管再通术不仅可减少假阳性还可起到治疗的作用。亦可行输卵管通液术或B超监视下输卵管通液术。

6）性交后试验：试验前3天禁欲，预计排卵期性交后2～8小时检查宫颈黏液及后穹隆液，宫颈黏液中每高倍视野有20个活动的精子为正常。

7）腹腔镜检查：可全面检查盆腔的情况，包括子宫、输卵管、卵巢、盆腔有无粘连、炎症、子宫内膜异位症、结核等，可同时治疗。在月经中期行腹腔镜检查时，如看见排卵斑可确诊有排卵。

8）宫腔镜检查：检查宫腔有无畸形、粘连、内膜息肉、增生、黏膜下肌瘤等。

9）免疫检查：判断免疫性不孕的因素是男方自身抗体因素还是女方的抗精子抗体因素。

（三）治疗要点

1. 诱发排卵　常用的促排卵药物有克罗米芬、尿促性腺激素、尿促卵泡激素、人绒毛膜促性腺激素、曲普瑞林等。不同的助孕技术诱发排卵的要求也不同，需结合患者的自身情况选择合适的方案。

2. 手术治疗输卵管梗阻　目前多采用腹腔镜下输卵管整形术及盆腔粘连松解术。

3. 辅助生育技术。

（四）护理措施

1. 心理护理　医护人员应给予心理疏导和支持，使不孕夫妇保持良好心态，避免精神紧张，积极配合治疗。

2. 病情观察　向妇女解释诊断性检查可能引起的不适，子宫输卵管碘油造影可能引起腹部痉挛感，在术后持续1～2小时。腹腔镜手术后1～2小时可能感到一侧或双侧肩部疼痛等。

3. 用药指导　观察药物疗效，对应用促排卵药物的患者，需向夫妇双方详细讲明各种药物的使用方法，以防出现不良反应。

4. 健康指导　教会患者监测基础体温、预测排卵期的方法，掌握性交的适当时机。如在排卵前2～3天或排卵后24小时内进行性交可以增加受孕机会。保持精神愉快，避免过度紧张。

二、辅助生殖技术

（一）概述

辅助生殖技术（assisted reproductive techniques，ART）也称为医学助孕，指采用医疗辅助手段使不孕夫妇达到生育的目的，是生育调节的主要组成部分。辅助生殖技术包括人工授精、体外受精和胚胎移植、配子输卵管内移植以及在这些技术基础上演进的各种新技术。

（二）人工授精

人工授精（artificial insemination，AI）是用器械将精液注入宫颈管内或宫腔内取代性交使女性妊娠的方法。按精液来源不同分两类：①丈夫精液人工授精（artificial insemination with husband，AIH）；②供精者精液人工授精（artificial insemination with donor，AID）。

1. 患者选择　年龄<45岁，不孕时间>2年，HSG或腹腔镜证实输卵管通畅，具有下述适应证者。

2. 适应证

（1）AIH适应证：①男性因少精、弱精、液化异常、性功能障碍、生殖器畸形等不育；②宫颈因素不育；③生殖道畸形及心理因素导致性交不能等不育；④免疫性不育；⑤原因不明不育。

（2）AID适应证：①不可逆的无精子症、严重的少精症、弱精症和畸精症；②输精管复通失败；③射精障碍；④男方和（或）家族有不宜生育的严重遗传性疾病；⑤母儿血型不合不能得到存活新生儿。

3. 操作程序

（1）控制超排卵（controlled ovarian hyperstimulation，COH）：①CC／HMG。最常用方案，一般于月经第3～7天，每日口服CC 100mg，第6、8天每日肌注HMG 150IU，第10天再根据卵泡监测情况决定HMG的用量。②HMG或FSH。于第3～7天每日肌注HMG或FSH 75IU，根据卵泡监测情况调整剂量。③单纯用CC。较少使用，第5～9天每日口服CC 100mg。

（2）监测血E_2测定：①根据E_2水平确定卵泡发育是否成熟及注射HCG的时机。②B超监测。于月经第10天开始每日上午进行，直接观测卵泡的大小、数量及生长速率等，根据卵泡发育情况确定注射HCG时间。③尿LH测定。于第9天开始每天3次留尿测定LH值，以监测体内LH水平。

（3）注射HCG时机：当B超见2个或更多卵泡直径≥18mm，或每个优势卵泡血E_2值≥200pg／mL，或尿LH值≥20IU／L，<40IU／L时，一次肌肉注射HCG 5000IU，32～36小时后即第三天上午9点行宫腔内人工授精（intrauterus insemination，IUI）；若

LH值≥40IU／L，则应立即注射HCG，并于第二天上午9点行IUI。

（4）女方用药的同时，男方口服抗生素7～10天，术前5～7天排精一次。

（5）IUI时间和方法

1）时间：若未发生自然排卵，尿LH＜40IU／L，应于注射HCG后32～36小时进行第一次IUI，若尿LH≥40IU／L，应立即注射HCG，并于此后24～48小时内行IUI。IUI次日应行B超检查，若证实未排卵，则应于次日进行第二次IUI，否则，一次既可。

2）优化精子：筛选活动力强、受精能力优良的精子，去除精浆、异常或死亡精子和细胞成分以及有害微生物，并使精子在体外获能。新鲜精液应于术前至少2小时通过手淫方法留取。将精液置室温下自然液化后通过上游法（swim-up）或per-toll密度梯度离心法处理，并将优化后的精子置培养箱内待用。

3）方法：患者排空膀胱，取截石位，用5%活力碘消毒外阴及阴道，再以生理盐水冲洗，用纱布拭干，暴露宫颈，以Tomcat导管抽吸优化后的精液0.3～0.6mL，顺子宫方向轻柔置入宫腔，缓慢推注，术后休息15～30分钟方可下床活动。

注意：术前应准确掌握子宫大小、方向，操作轻柔，尽量避免插管导致的子宫出血，否则可明显影响妊娠率。

（6）支持黄体功能及随访：一般于IUI术后第1、4、7天分别注射HCG 2000IU，若卵泡数过多（>15个），为防止发生OHSS，可改为每日肌注黄体酮40mg，术后2周测尿HCG，若阳性，则继续支持黄体功能至孕3月，阴性则停药；术后4周B超检查，若发现宫腔内孕囊，并见胚芽及胎心搏动，则确诊为临床妊娠。

4. 主要并发症

（1）卵巢过度刺激综合征（ovarian hyperstimulation syndrome，OHSS）。

（2）感染：单纯因IUI而引起的盆腔感染很少见，大约每500次IUI可能发生一次感染。IUI术后发生感染多是患者生殖道内潜在感染但术前未发现，但对高危者或既往有盆腔炎、阴道炎者可给予适量抗生素预防感染。

（3）子宫痉挛：少数患者术后出现下腹痛，呈阵发性，可能与引起子宫痉挛有关，尤其多见于将未经处理的精液直接注入宫腔者，一般不需特殊处理。

（4）多胎妊娠及流产。

（三）体外受精及胚胎移植（in vitro fertilization and embryo transfer，IVF-ET）

IVF-ET是用人工方法取出精子及卵细胞，在体外培养、受精，当胚胎分裂到4～8个细胞时，再将其移植到子宫腔内继续发育及着床。其主要技术程序包括：诱发超排卵，卵泡监测及适时注射HCG，精子优化，采卵及卵细胞的处理，体外受精及胚胎培养，胚胎移植及移植后管理等。

1. 适应证

（1）输卵管疾病：双侧输卵管梗阻、手术切除、严重伞端粘连或输卵管炎症后引起输卵管黏膜不可逆的损伤及丧失了正常蠕动功能、严重子宫内膜异位症或盆腔炎症。

（2）原因不明性不孕症：不孕夫妇经所有检查均正常，且接受3次以上IUI或GIFT失败者。

（3）男性因素：精子过少或弱精症。

（4）免疫性不孕。

（5）子宫内膜异位症（endometriosis，EMT）：导致不孕的原因尚不清楚，可能与免疫因素有关，或因盆腔内粘连。

（6）其他：如宫颈因素，黄素化未破裂卵泡综合征（luteinized unruptured follicle syndrome，LUFS）等。

2. 主要技术程序

（1）诱发超排卵。诱发超排卵或称控制的卵巢过度刺激（COH）。方案很多，各家IVF-ET中心各不相同，但目前较常用的方案有：①GnRHa／HMG或FSH／HCG。首先应用GnRHa，抑制垂体，即"药物性去势"，使体内内源性LH及其他激素达到绝经妇女的水平，然后，再给予外源性激素药物。②HMG或FSH／HCG。于月经第3天开始每日肌肉注射HMG或FSH 2～4支（150～300IU），用药5天后再根据卵泡监测情况调整HMG或FSH用量，直到注射HCG。

（2）监测卵泡发育及确定采卵时间：方法同IUI，国内主要依靠阴道B超，可清楚看到卵巢形态、卵泡及子宫内膜厚度。卵泡的数量、大小及生长速度可间接反映血LH，从而可省去连续测定血E_2。一般从月经第8天开始监测，当两个或更多卵泡直径达18mm，于当晚10点肌肉注射HCG10 000IU，32～36小时内采卵。另外，尿LH及宫颈黏液评分也可有助于卵泡监测。

（3）采卵及找卵：阴道B超引导下经后穹隆穿刺采卵。

（4）精子优化、体外受精及培养：精子优化方法与IUI相同。

（5）胚胎移植。

（6）移植后的处理：卧床24小时，限制活动3～4天，肌注黄体酮治疗，移植后第14天测定血β-HCG，明显增高提示妊娠成功，按高危妊娠加强监测管理。

3. 措施

（1）心理：尊重患者的知情权，向患者讲解不孕症的原因和治疗方法，消除其自卑心理，增加患者治疗的信心。告知采取助孕技术目前的成功率及所需费用，以免失败后患者无法承受心理打击。

（2）饮食护理：注意饮食均衡，加强营养，戒烟酒，禁辛辣刺激性食物。

（3）病情观察：

1）观察有无腹痛、腹胀、胃肠道不适等卵巢过度刺激症状，对移植后出现的过激反应，应及时给予诊治及护理。

2）ET术后14天抽血查HCG，确定是否妊娠。对生化妊娠者，于ET术后4周必须行B超检查，确定妊娠胎数及妊娠部位；对三胎以上的妊娠者，应协助医生进行减胎术。

（4）药物：

1）行ET术前，严格按医嘱给予促排卵药物，观察药物疗效，并告知药物的保管方法、使用剂量、用药途径及可能出现的不良反应。

2）行ET术后，按医嘱给予黄体酮肌内注射，注意更换注射部位，防止局部皮肤多次注射后形成硬结。

（5）健康指导：注意休息，劳逸结合，保持生活规律；加强营养，提高机体抵抗力；保持外阴清洁，如有出血应及时就诊。

（四）配子输卵管内移植技术

配子输卵管内移植（Gamete Intrafallopian Transfer，GIFT）是直接将卵母细胞和洗涤后的精子移植到输卵管壶腹部的一种助孕技术，是继IVF-ET之后发展起来的比较成熟的助孕技术之一，已成为治疗非输卵管性不孕症的重要手段。

GIFT程序如下。

1. 患者的条件

（1）所有患者须行输卵管通畅试验（子宫输卵管造影术，B超监视下输卵管通液或染色腹腔镜检查）以证实至少有一侧输卵管通畅。

（2）GIFT周期前3个月未用激素类药物。

（3）子宫无器质性病变：如畸形、子宫内膜息肉、黏膜下肌瘤及炎症等。

（4）无腹腔镜手术禁忌证：如严重心肝肾功能异常、盆腔严重粘连、过度肥胖等。

2. 诱发超排卵　又称控制的卵巢过度刺激（Controlled ovarian hyperstimulation，COH），其优点为促进多个卵泡发育和成熟，增加回收卵细胞数，使可供移植卵子数增加，从而增加妊娠机会；其缺点为治疗周期不适当的用药或对药物敏感性的不同，可引起体内激素环境异常。

诱发超排卵的常用药物有克罗米芬、HMG、FSH及GnRH-a。

3. 卵泡监测及适时注射HCG　常用的卵泡监测方法有连续阴道B超，连续血E_2测定及血或尿LH测定。由于实验条件限制，国内目前尚无条件常规进行快速连续血E_2放免测定，因此国内主要采用阴道B超和尿LH来监测卵泡发育及成熟。

（1）快速血E_2放免测定：第3天开始每日上午8点抽血，下午3点出结果，根据每日下午血E_2值来判断刺激效果并作为调节次日Gn剂量的依据。

（2）阴道B超：采用阴道扇扫探头，5～7.5MHz，扫描范围1000～1200，第8天开始，每日上午8：30行阴道B超检查，测量并记录子宫大小及内膜厚度，再向两侧探查双侧卵巢及卵泡，测量记录卵巢大小及所有直径≥15mm卵泡，以下简称卵泡。以卵泡最大切面两垂直直径的均值为卵泡大小。

（3）尿LH测定：第9天开始，每日上午8点、12点及下午5点，分别留尿以酶标法测定尿LH值。本实验室结果显示，尿LH值<20U／L为基础水平，达到20U／L为LH峰起点，20U／L<LH<40U／L，表明LH峰值即将出现，≥40IU／L，即为尿LH峰值。

注射HCG的时机：①血E_2值≥400pg／mL或平均每个优势卵泡血E_2值≥200pg／mL。②阴道B超见至少有2个卵泡直径达16~18mm。③尿LH≥20U／L时。

当至少出现上述一个征象时，停用Gn，24~36小时后，于下午10点肌内注射HCG 10 000U。

4. 精液优化处理　筛选活动力强的精子，去除精浆、异常、死亡精子及细胞成分和有害的微生物杂质等，并使精子在体外获能。

5. 腹腔镜采卵及配子移植术

（1）卵泡穿刺：注射HCG后35~37小时，在硬膜外麻醉下，通过腹腔镜穿刺抽吸双侧卵巢所有卵泡，收集卵泡液（Follicular Fluid，FF）。

（2）寻找卵及判断其成熟度：将所获FF于恒温条件下迅速肉眼找卵，并在立体显微镜或倒置显微镜下证实并判断其成熟度。GIFT过程只移植成熟型及中间型卵母细胞，不成熟者不予移植。

（3）配子移植：我们根据所获成熟卵细胞数及盆腔情况决定单侧或双侧移植及移植卵数量，移植卵数量平均为4~6个。

6. GIFT术后处理及随访：

（1）支持黄体功能：以HCG促进黄体形成及延长黄体寿命并直接肌内注射黄体酮来补充体内黄体酮。

（2）随访：GIFT术后12~14天，连续2次抽血行β-HCG放免测定，若妊娠，则定期检查至分娩。

（3）GIFT成功标准：GIFT术后5周左右，阴道B超见宫腔内有妊娠囊、胚芽及胎心搏动，为临床妊娠成功的标准。

第十四章 妇产科常用诊疗手术

第一节 生殖道细胞学检查

一、概述

女性生殖道细胞指阴道、宫颈管、子宫和输卵管的上皮细胞。由于阴道上皮细胞受卵巢女性激素的影响出现周期性变化，生殖道细胞学检查女性生殖道脱落细胞既可反映体内女性激素水平，又能协助诊断生殖系统不同部位恶性肿瘤及观察其治疗效果。生殖道细胞学检查是临床防癌普查和内分泌检查时不可缺少的一种简便、经济、实用的辅助诊断方法。

二、适应证

1. 早期宫颈癌筛查，30岁以上已婚妇女应每年检查1次。
2. 宫颈炎症需排除癌变者。
3. 卵巢功能检查，适用于卵巢功能低下、功能失调性子宫出血、性早熟等患者。
4. 怀疑宫颈管恶性病变者。
5. 胎盘功能检查，适用于疑似妊娠期间胎盘功能减退的孕妇。

三、禁忌证

1. 生殖道急性炎症。
2. 月经期。

四、操作方法

1. 阴道涂片 了解未孕妇女的卵巢功能或妊娠妇女的胎盘功能。取阴道上1／3段侧壁表面分泌物及浅层细胞做涂片。
2. 宫颈刮片 宫颈刮片是筛查早期宫颈癌的重要方法。取材应在宫颈外口鳞柱状上皮交接处，以宫颈外口为圆心，用木制小刮板轻轻刮取1周后涂片。现多应用薄层液基细胞学技术，采用特制的宫颈采样拭子刷取宫颈细胞，并洗脱于保存液中送检，此技术提高了识别宫颈高度病变的灵敏性。
3. 宫颈管涂片 用于了解宫颈管内状况。用小刮板放入宫颈管内轻刮1周后涂片。

现多用"宫颈细胞刷"置于宫颈管内1cm左右，旋转360°后取出，并洗脱于保存液中送检。

五、结果评定及临床意义

（一）用于卵巢功能的检查

阴道脱落细胞受卵巢激素的影响，连续涂片检查能反映卵巢功能的动态变化，可协助诊断不孕的原因、月经失调的类型以及随诊治疗效果。

（二）用于妇科肿瘤的诊断

生殖道脱落细胞学诊断的报告方式有两种：一种是分级诊断，以往我国多采用此法，应用巴氏5级分类法；另一种是描述性诊断，采用TBS分类法，目前我国正在推广使用。

1. 巴氏5级分类法

巴氏Ⅰ级：未见不典型或异常细胞，为正常阴道细胞涂片。

巴氏Ⅱ级：发现不典型细胞，但无恶性特质细胞，属良性改变或炎症。

巴氏Ⅲ级：发现可疑恶性细胞，为可疑癌。

巴氏Ⅳ级：发现不典型癌细胞，待证实，为高度可疑癌。

巴氏Ⅴ级：发现多量典型的癌细胞。

2. TBS分类法

（1）良性细胞学改变：包括感染及反应性细胞学改变。

（2）鳞状上皮细胞异常：包括未明确诊断意义的不典型鳞状上皮、鳞状上皮细胞内病变（分低度、高度）和鳞状细胞癌。

（3）腺上皮细胞异常：包括不典型腺上皮细胞、腺原位癌和腺癌。

（4）其他恶性肿瘤细胞。

六、护理措施

1. 向受检者宣教有关生殖道脱落细胞的知识，使其配合。做好检查用物的准备和处理工作。

2. 受检者于检查前2天内禁止性交、阴道检查及阴道内放置药物治疗。

3. 取标本时动作应轻、稳、准，避免损伤组织引起出血。若阴道分泌物较多，应先用无菌干棉球轻轻擦拭后再取标本。

4. 涂片必须均匀地向一个方向涂抹，禁忌来回涂抹，以免破坏细胞。

5. 玻片应做好标记，避免混淆患者姓名和取材部位。

6. 向受检者说明生殖道脱落细胞检查结果的临床意义，嘱其及时将病理报告结果反馈给医师，以免延误诊治。

第二节 宫颈活组织检查

一、概述

宫颈活组织检查简称宫颈活检，是自宫颈病变处或可疑部位取小部分组织进行病理学检查，绝大多数宫颈活检是诊断最可靠的依据。取材的方法有局部活组织检查和诊断性宫颈锥形切除。

二、局部活组织检查

（一）适应证

1. 宫颈脱落细胞学涂片检查巴氏Ⅲ级及Ⅲ级以上者；宫颈脱落细胞学涂片检查巴氏Ⅱ级经抗感染治疗后复查仍为巴氏Ⅱ级者；TBS分类为鳞状上皮细胞异常者。

2. 阴道镜检查时反复可疑阳性或阳性者。

3. 疑有宫颈癌或慢性特异性炎症（结核、尖锐湿疣、阿米巴等），需明确诊断者。

（二）禁忌证

1. 生殖道急性或亚急性炎症。

2. 妊娠期或月经期。

3. 血液病有出血倾向者。

（三）操作方法

1. 患者取膀胱截石位，消毒外阴，铺无菌洞巾。

2. 放置窥阴器，充分暴露宫颈，用干棉球擦净宫颈表面黏液，消毒局部。

3. 选择宫颈外口鳞-柱交接处或特殊病变处，取适当大小的组织。临床明确为宫颈癌，只为确定病理类型或浸润程度可以行单点取材；可疑宫颈癌者，在宫颈时钟位置3、6、9、12点4处取组织；为提高准确性，可以用复方碘溶液涂擦宫颈阴道部，选择不着色区取材，或在阴道镜引导下取材。

4. 手术结束时用带尾棉球或带尾纱布卷压迫局部止血。

5. 将所取组织分别放在标本瓶内，并做好部位标记。

（四）护理措施

1. 术前向患者讲解手术的目的、过程或注意事项，取得患者配合。

2. 术中及时为医师传递所需用物，观察患者反应，给予心理支持。

196

3. 术后嘱患者观察有无阴道出血，12小时后自行取出带尾棉球或带尾纱布卷，保持会阴清洁，禁止性生活、盆浴1个月。

4. 指导患者及时领取病理报告并及时反馈给医师。

三、诊断性宫颈锥切术

（一）适应证

1. 宫颈刮片细胞学检查多次找到恶性细胞，而宫颈多处活检及分段诊刮病理检查均未发现癌灶者。

2. 宫颈活检为原位癌或镜下早期浸润癌，而临床可疑为浸润癌，为明确病变累及程度及决定手术范围者。

3. 宫颈活检证实有重度不典型增生者。

（二）禁忌证

同宫颈活组织检查。

（三）操作方法

1. 硬膜外或蛛网膜下腔麻醉，患者取膀胱截石位，消毒外阴阴道，并导尿。

2. 宫颈表面涂碘液，在病灶外或碘不着色区外0.5cm处，用尖刀做环形切口，深约0.2cm，按30°～50°角向内做宫颈锥形切除。

3. 于切除组织12点处做一标记，装入标本瓶中送检。

4. 用无菌纱布卷压迫创面止血。

5. 将行子宫切除术者，最好在锥切术后48小时内进行。

（四）护理措施

1. 术前告知患者手术应在月经干净后3～7天内进行。向患者及家属说明手术过程，减轻其内心恐惧。

2. 术中配合医生做好导尿、止血、标本标记与固定。

3. 术后患者留滞观察1小时，观察有无阴道出血、头晕及血压下降等出血反应。

4. 告知患者术后休息3天，遵医嘱应用抗生素预防感染。保持会阴清洁，2个月内禁止性生活及盆浴。

5. 嘱患者于术后24小时后自行取出阴道内纱布，观察阴道出血情况，若出血多及时就诊。术后6周到门诊探查宫颈管有无狭窄。

第三节　常用穿刺检查

一、概述

妇产科常用的穿刺检查有经腹壁腹腔穿刺、经阴道后穹隆穿刺和经腹壁羊膜腔穿刺。

二、经腹壁腹腔穿刺

经腹壁腹腔穿刺是指在无菌条件下用穿刺针经腹壁进入腹腔抽取腹腔及盆腔积液进行化验检查、细菌培养及脱落细胞学检查，以明确积液性质或查找肿瘤细胞。此外，还可用于人工气腹、腹腔积液放液及腹腔化疗等。

（一）适应证

1. 辨明腹腔积液的性质。
2. 鉴别贴近腹壁的肿瘤性质。
3. 因腹水引起呼吸困难等压迫症状者放出腹水，缓解症状。
4. 注入抗癌药物进行腹腔化疗。
5. 气腹造影时，穿刺注入二氧化碳后再行X线摄片，盆腔器官显影清晰。

（二）禁忌证

1. 疑有腹腔内器官严重粘连，特别是晚期卵巢癌有盆腹腔广泛转移致肠梗阻者。
2. 疑有巨大卵巢囊肿者。

（三）护理措施

1. 术前向患者讲解经腹壁腹腔穿刺的目的和操作规程，减轻其心理压力。
2. 术中严密观察患者的生命体征及反应，注意引流管是否通畅，记录腹水性质及引流量。
3. 放腹水时应固定好针头，控制放液量及速度，每小时不应超过1000mL，一次放腹水不应超过4000mL，以免腹压骤减出现休克征象。若出现异常，应立即停止放腹水。术后应扎紧束缚带或腹部加压沙袋。
4. 留取足量送检标本，腹腔积液细胞学检查需200mL，其他检查需20mL。抽出液体应注明标记及时送检，脓性液体应做细菌培养和药物敏感试验。
5. 因气腹造影而行穿刺者，X线摄片完毕需将气体排出。
6. 告知患者术后需卧床休息8~12小时，遵医嘱给予抗生素预防感染。

三、经阴道后穹隆穿刺

经阴道后穹隆穿刺（culdocentesis）是指在无菌条件下，用穿刺针经阴道后穹隆刺入盆腔，抽取直肠子宫陷凹处积存物进行肉眼观察、化验和病理检查。直肠子宫陷凹是腹腔最低部位，腹腔内的积血、积液、积脓等容易积存于该部位，是妇产科常用辅助诊断方法。

（一）适应证

1. 怀疑有腹腔内出血时。

2. 怀疑盆腔内有积液、积脓时；若为盆腔积脓，可行穿刺引流及注入广谱抗生素药物。

3. B型超声引导下行卵巢子宫内膜异位囊肿或输卵管妊娠部位注药治疗。

4. B型超声引导下经后穹隆穿刺取卵，用于各种助孕技术。

（二）禁忌证

1. 盆腔严重粘连，较大肿块占据直肠子宫陷凹部位并凸向直肠者。

2. 疑有肠管和子宫后壁粘连者。

3. 临床已高度怀疑恶性肿瘤者。

4. 异位妊娠准备采用非手术治疗者。

（三）护理措施

1. 术前应认真评估患者健康状况，做好抢救准备。

2. 术中应严密观察生命体征变化，重视患者主诉。

3. 穿刺时注意进针方向和深度，告知患者禁止移动身体，以免损伤直肠和子宫。

4. 若抽出血液，应观察血液是否在短时间内凝集，出现凝集为血管内血液，血液不凝集为腹腔内血液。抽出液体应注明标记及时送检，并做常规和细胞学检查，脓性液体应行细菌培养和药物敏感试验。

5. 术后注意患者阴道流血情况，嘱其半卧位休息，保持外阴清洁。

四、经腹壁羊膜腔穿刺

经腹壁羊膜腔穿刺（amniocentesis）是指在中晚期妊娠时，用穿刺针经腹壁、子宫肌壁进入羊膜腔抽取羊水，供临床分析诊断或注入药物进行治疗。

（一）适应证

1. 产前诊断

（1）羊水细胞染色体核型分析、染色质检查以明确胎儿性别。

（2）诊断或评估胎儿遗传病可能。

（3）羊水生化测定。

2. 治疗

（1）羊膜腔内注药引产终止妊娠。

（2）羊膜腔内注射肾上腺皮质激素促进胎儿肺成熟。

（3）母儿血型不合，需给胎儿输血。

（4）羊水过少或羊水过多。

（二）禁忌证

1. 术前24小时内两次体温>37.5℃。

2. 孕妇有流产先兆时，不宜用于产前诊断。

3. 心、肝、肾功能严重异常，或各种疾病的急性阶段，不宜进行羊膜腔内注射药物流产。

4. 穿刺部位皮肤感染。

（三）护理措施

1. 术前向孕妇及家属说明操作目的、过程，缓解其紧张心理，积极配合。

2. 选择合适的穿刺时间，产前诊断宜在16～22周进行，胎儿异常引产宜在妊娠16～26周内。

3. 胎儿异常引产前应做血、尿常规，出凝血时间和肝功能检查。

4. 术中严格执行无菌操作规程。若抽不出羊水，应调整穿刺方向、深度；若抽出血液，应立即拔针，并压迫穿刺点，包扎腹部；若羊水过少，不要勉强操作，以免误伤胎儿。

5. 穿刺针进入时不可过深过猛，尽可能1次成功，最多不超过2次。穿刺及拔针前后，注意观察孕妇有无呼吸困难、发绀等异常情况，警惕发生羊水栓塞的可能。

6. 嘱孕妇术后多休息，减少活动；观察有无穿刺部位液体渗出、阴道流血及胎心率和胎动变化，如有异常，及时就诊。

第四节　会阴切开术

一、概述

会阴切开术（episiotomy）是最常用的产科手术。常用术式有会阴后一侧切开和会阴正中切开两种。

二、适应证

1. 初产妇需行产钳术、胎头吸引术、臀位助产术。

2. 初产妇会阴体较长或会阴部坚韧，有严重撕裂可能。

3. 缩短第二产程。

4. 重度子痫前期需缩短第二产程。

5. 预防早产儿因会阴阻力引起颅内出血。

三、操作方法

1. 会阴后—侧切开　在会阴后联合正中偏左或偏右0.5cm，与正中线呈45°，宫缩时剪开皮肤及阴道黏膜4~5cm，注意阴道黏膜与皮肤切口长度一致。

2. 会阴正中切开　沿会阴后联合中线垂直剪开约2~3cm。

四、护理措施

1. 术前向产妇宣教操作目的和注意事项，取得配合和理解。

2. 密切观察产程进展，协助医师掌握会阴切开的时机。

3. 术中指导产妇正确运用腹压。

4. 术后嘱产妇健侧卧位，保持会阴部的清洁。

5. 注意观察会阴切口情况，及时发现异常。

6. 外阴伤口肿胀疼痛明显者，可用50%硫酸镁或95%酒精湿热敷，然后配合烤灯、理疗，有利于伤口的愈合。

7. 会阴后—侧切开于术后第5天拆线，正中切开于术后第3天拆线。

第五节　胎头吸引术

一、概述

胎头吸引术是将胎头吸引器（vacuum extractor）置于胎头，形成一定负压后吸住胎头，通过牵引协助胎儿娩出的一种助产手术。常用的胎头吸引器有金属直形、牛角形和金属扁圆形胎头吸引器。

二、适应证

1. 需缩短第二产程者，如产妇患心脏病、子痫前期等。

2. 子宫收缩乏力致第二产程延长，或胎头拨露达30分钟胎儿仍不能娩出者。

3. 有剖宫产史或子宫有疤痕，不宜过分屏气加压者。

三、禁忌

1. 有严重头盆不称、面先露、产道阻塞、尿瘘修补术后等，不能或不宜经阴道分娩者。

2. 宫口未开全或胎膜未破者。

3. 胎头位置高，未达阴道口者。

四、护理措施

1. 术前向产妇讲解胎头吸引术助产的目的及方法，取得产妇积极配合。

2. 牵拉胎头吸引器前，检查吸引器有无漏气。吸引器负压要适当，一般以每分钟负压增加0.2kg/m²为度，最大负压以0.6kg/m²为度；如无负压表，则抽吸空气150mL；压力过大容易使胎儿头皮损伤，压力不足容易滑脱；若发生滑脱，可重新放置，但不应超过2次，否则改行剖宫产。

3. 牵引时间不应超过20分钟。指导产妇配合操作，当胎头双顶径越过骨盆出口时，避免用力增加腹压。

4. 术后仔细检查软产道，有撕裂伤应立即缝合。

5. 留产妇在产房观察2小时，注意监测产妇生命体征、宫缩及阴道流血等。

6. 新生儿护理

（1）密切观察新生儿头皮产瘤大小、位置，有无头皮血肿、头皮损伤，以便及时处理。

（2）注意观察新生儿面色、反应、肌张力等，警惕发生颅内出血，做好新生儿抢救准备。

（3）新生儿静卧24小时，避免搬动，出生后3天内禁止洗头。

（4）给予新生儿维生素K 10mg肌内注射，预防出血。

第六节　产钳术

一、概述

产钳术是用产钳牵拉胎头以娩出胎儿的手术。根据手术时胎头所在位置分为出口、低位、中位、高位产钳4种。目前临床仅行出口产钳术及低位产钳术。

二、适应证

1. 同胎头吸引术。

2. 胎头吸引术因阻力较大而失败者。

3. 臀先露后出胎头娩出困难者。

4. 剖宫产娩出胎头困难者。

三、禁忌证

1. 同胎头吸引术。
2. 胎头颅骨最低点在坐骨棘水平及以上，有明显头盆不称者。
3. 确定为死胎、胎儿畸形者，应行穿颅术。

四、护理措施

1. 术前明确胎位，检查产钳是否完好。向产妇及家属说明操作目的、步骤及方法，指导产妇正确使用腹压，缓解紧张情绪。
2. 放置及取出产钳时，指导产妇全身放松，张口吸气。产钳闭合时，立即听胎心，及时发现有无脐带受压。术中注意观察产妇宫缩及胎心变化。
3. 术后产妇及新生儿护理同胎头吸引术。

第七节　剖宫产术

一、概述

剖宫产术（cesarean section）是经腹壁切开子宫取出已达成活胎儿及其附属物的手术。手术应用恰当能使母婴转危为安，但也存在出血、感染和脏器损伤的危险，故决定行剖宫产术应慎重。主要术式有子宫下段剖宫产术、子宫体部剖宫产术和腹膜外剖宫产术3种。

二、适应证

1. 头盆不称。
2. 相对性头盆不称及产力异常者。
3. 妊娠并发症者。
4. 过期妊娠儿、珍贵儿、早产儿、临产后出现胎儿窘迫等。

三、禁忌证

死胎及胎儿畸形，不应行剖宫产终止妊娠。

四、护理措施

（一）术前准备

1. 告知产妇剖宫产的目的，耐心解释有关疑问，缓解其焦虑。做好备皮、药物敏感试验等准备。
2. 术前禁用呼吸抑制剂，以防发生新生儿窒息。

3. 术日晨禁食水，留置导尿管。

4. 观察并记录胎心变化，做好新生儿保暖和抢救工作。

5. 产妇可取侧斜仰卧位，防止仰卧位低血压综合征的发生。

（二）术中配合

1. 密切观察并记录产妇的生命体征。若因胎头入盆太深致取胎头困难，助手可在台下戴无菌手套自阴道向宫腔方向推胎头。

2. 观察并记录导尿管是否通畅、尿量及尿色；破膜时，应注意产妇有无咳嗽、呼吸困难等症状，监测羊水栓塞的发生。

（三）术后护理

在腹部手术后及产褥期妇女护理的基础上，注意做好以下几个方面。

1. 观察产妇子宫收缩及阴道出血情况，术后24小时取半卧位，利于恶露的排出。

2. 留置尿管24小时，拔管后指导产妇自行排尿。

3. 鼓励产妇勤翻身并尽早下床活动，根据肠功能恢复的情况，指导进食。

4. 按医嘱补液、应用抗生素2~3天。腹部切口缝线一般术后5~7天拆除。

5. 健康宣教　指导产妇保持外阴清洁；落实避孕措施，至少避孕2年；鼓励符合条件的妇女坚持母乳喂养；做产后保健操，促进骨盆肌及腹肌张力恢复；若出现发热、腹痛、阴道流血过多等，及时就诊；产后42天复诊。

第八节　人工剥离胎盘术

一、概述

人工剥离胎盘术是指胎儿娩出后，术者用手剥离胎盘并取出滞留于宫腔内胎盘的手术。

二、适应证

1. 胎儿娩出后，胎盘部分剥离引起子宫大量出血。

2. 胎儿娩出后30分钟，胎盘尚未剥离排出者。

三、操作方法

1. 产妇取膀胱截石位，导尿排空膀胱，重新消毒外阴，术者更换无菌手套。

2. 术者右手五指并拢呈圆锥形沿脐带进入子宫腔，找到胎盘边缘，手背紧贴子宫壁，以手掌的尺侧缘慢慢将胎盘从边缘部开始逐渐与子宫壁分离，左手在腹壁配合按压子宫底。待整个胎盘剥离后，手握胎盘取出。

四、护理措施

1. 术前向产妇说明人工剥离胎盘术的目的，取得配合；并做好输液、输血准备。

2. 密切观察产妇生命体征。

3. 严格执行无菌操作规程，动作轻柔，切忌粗暴，不可多次进出，尽量一次进入宫腔。若剥离确实困难，应考虑是否为胎盘植入，切不可强行剥离。

4. 术后注意观察子宫收缩及阴道流血，宫缩不良应按摩子宫，并按医嘱注射宫缩剂。

5. 认真检查胎盘、胎膜是否完整，若有少量胎盘缺损，可用大刮匙轻刮1周。

6. 术后监测有无体温升高、下腹疼痛及阴道分泌物异常等，遵医嘱应用抗生素预防感染。

第九节　诊断性刮宫术

一、概述

诊断性刮宫术简称诊刮，通过刮取子宫内膜和内膜病灶行活组织检查，做出病理学诊断。若同时疑有宫颈管病变时，应对宫颈管和宫腔分别进行诊刮，简称分段诊刮。

二、适应证

1. 子宫异常出血或阴道排液，需证实或排除子宫内膜癌、宫颈管癌或其他病变者（如流产、子宫内膜炎等）。

2. 无排卵型功能失调性子宫出血或怀疑子宫性闭经，需在月经周期后半期了解子宫内膜改变。

3. 女性不孕症需了解有无排卵及子宫内膜病变。

4. 功能失调性子宫出血或疑有宫腔内组织残留致长期多量出血时，彻底刮宫有助于诊断并迅速止血。

三、禁忌证

1. 急性阴道炎、急性宫颈炎、急性或亚急性附件炎。

2. 术前体温>37.5℃。

四、主要操作方法

1. 刮匙由内向外沿宫腔四壁、宫底及两侧角有次序地将内膜刮除并注意宫腔有无变形、高低不平等。若高度怀疑刮出物为癌组织，应停止刮宫，以免引起出血及癌扩散。若怀疑子宫内膜结核，应注意刮取两侧宫角部。

2. 刮出的子宫内膜全部固定于10%甲醛溶液或95%酒精中，送病理检查。

3. 行分段诊刮时先不探测宫腔，用小刮匙首先刮宫颈内口以下的颈管组织，然后按一般诊断性刮宫处置，将颈管和宫腔组织分开送检。

五、护理措施

1. 术前向患者讲解诊断性刮宫的目的和过程，解除思想顾虑。出血、穿孔和感染是刮宫的主要并发症，做好输液、配血的准备。

2. 告知患者术前5天禁止性生活。了解卵巢功能时，术前至少停用性激素1个月，以避免错误结果。

3. 不孕症患者应选择月经前期或月经来潮12小时内刮宫，以判断有无排卵。功能失调性子宫出血患者，若疑为子宫内膜增生症，应选择月经前1~2天或月经来潮24小时内刮宫；若疑为子宫内膜不规则脱落，应选择月经第5~6天刮宫。

4. 术中让患者学会深呼吸等放松技巧，转移其注意力，以减轻疼痛。

5. 协助医师观察并挑选刮出的可疑病变组织并固定，做好记录，及时送检。

6. 术后告知患者保持外阴清洁，2周内禁止性生活及盆浴，遵医嘱服用抗生素。

7. 一周后到门诊复查并了解病理检查结果。

第十节　妇产科内镜检查

一、概述

内镜检查是临床常用的一种诊疗方法，利用连接于摄像系统和冷光源的内窥镜，窥探人体体腔及脏器内部，观察组织形态、有无病变，必要时取活组织行病理学检查，以明确诊断。妇产科常用的内镜有阴道镜、宫腔镜和腹腔镜。

二、阴道镜检查

阴道镜检查是利用阴道镜将子宫颈的阴道部黏膜放大10~40倍，观察肉眼看不到的较微小病变（宫颈异常上皮细胞、异型血管及早期癌前病变），选择可疑部位做活体组织检查，以提高确诊率。

（一）适应证

1. 宫颈刮片细胞学检查巴氏Ⅱ级以上，或TBS提示上皮细胞异常者。

2. 有接触性出血，肉眼观察宫颈无明显病变者。

3. 肉眼观察可疑癌变者，行可疑病灶指导性活组织检查。

4. 宫颈、阴道及外阴病变治疗后复查和评估。

5. 可疑下生殖道尖锐湿疣者。

（二）护理措施

1. 检查前应排除滴虫、淋病奈瑟菌等感染，急性宫颈炎症及阴道炎患者均应先治疗。检查前24小时内避免性交、阴道检查和阴道冲洗等。

2. 向受检者提供预防保健知识，介绍过程及可能出现的不适，减轻心理压力。

3. 使用阴道窥器时不蘸润滑剂，以免影响观察。术中配合医生调整光源，及时传递所需用物。

4. 术后嘱患者休息，如有活检标本及时固定、标记及送检。

三、宫腔镜检查

宫腔镜检查是应用膨宫介质扩张宫腔，经宫腔镜直接观察子宫颈管、宫颈内口、子宫内膜及输卵管开口，用于指导诊刮、活检和疾病治疗等。

（一）适应证

1. 异常子宫出血者。

2. 不孕症、反复流产及怀疑宫腔粘连者。

3. 评估B型超声及子宫输卵管造影检查发现的宫腔异常。

4. 宫内节育器的定位与取出。

（二）禁忌证

1. 急性或亚急性生殖道炎症。

2. 严重心肺功能不全或血液疾患。

3. 近期（3个月内）有子宫穿孔或子宫手术史。

4. 宫颈瘢痕影响宫颈扩张者，宫颈裂伤或松弛致灌流液外漏者。

（三）护理措施

1. 一般选择月经干净7天内进行检查。

2. 术前详细询问病史，糖尿病患者应选择5%甘露醇替代5%葡萄糖液。术前需进行妇科检查、宫颈脱落细胞学和阴道分泌物检查。

3. 术中注意患者反应，给予心理支持。配合医师控制宫腔总灌入量，葡萄糖液进入患者血液循环量不应超过1L，防止低钠、水中毒。

4. 术后卧床休息30分钟，观察并记录生命体征、有无腹痛等。遵医嘱应用抗生素3~5天。

5. 指导患者保持外阴清洁，2周内禁止性交及盆浴。

四、腹腔镜检查

腹腔镜检查是将腹腔镜自腹壁插入盆、腹腔内通过视频观察盆、腹腔内脏的形态、有无病变，必要时取组织送病理学检查，以明确诊断的方法。

（一）适应证

1. 怀疑子宫内膜异位症，腹腔镜是确诊的金标准。
2. 原因不明的急、慢性腹痛与盆腔痛及治疗无效的痛经者。
3. 不孕症患者，明确或排除盆腔疾病，判断输卵管通畅程度，观察排卵情况。
4. 绝经后持续存在小于5cm的卵巢肿块。
5. 计划生育并发症的诊断。
6. 恶性肿瘤手术和化疗后的效果评价。

（二）禁忌证

1. 严重心、肺疾病或膈疝，凝血功能障碍。
2. 弥漫性腹膜炎或怀疑腹腔内广泛粘连。
3. 盆腔肿块过大，超过脐水平及妊娠>16周者。
4. 腹腔内大出血。

（三）并发症

1. 血管损伤，误伤腹膜后大血管或腹壁下动脉，引起大出血。
2. 脏器损伤，误伤膀胱、直肠等。
3. 与气腹相关的并发症，如皮下气肿等。
4. 其他并发症，如穿刺口愈合不良或穿刺口痛等。

（四）护理措施

1. 术前准备

（1）评估患者身心状况，协助医师掌握适应证。向患者讲解腹腔镜检查的目的、操作步骤、术中配合及注意事项等，以配合手术。

（2）术前1日晚肥皂水灌肠，腹部皮肤准备时注意清洁脐孔。

（3）术日晨禁食水。

2. 术中配合

（1）随CO_2气体进入腹腔，将患者改为头低臀高15°位，并按医生要求及时更换所需体位。

（2）严密观察生命体征变化，如有异常及时处理。

3. 术后护理

（1）拔出导尿管，嘱患者自主排尿。卧床休息30分钟后即可下床活动，以尽快排出腹腔气体。向患者讲解术后可能发生的不适及原因。

（2）术后当日可进半流食，次日可摄入正常饮食。

（3）注意观察生命体征及穿刺口有无红肿、渗出。

（4）遵医嘱给予抗生素。

（5）术后2周内禁止性交。

第十一节 输卵管通畅检查

一、概述

输卵管通畅检查是检查输卵管是否通畅，了解子宫腔和输卵管腔形态及输卵管阻塞部位。常用方法有输卵管通气术、输卵管通液术、子宫输卵管造影术。

二、适应证

1. 女性不孕症，疑有输卵管阻塞。

2. 评价输卵管绝育术、输卵管再通术或输卵管成形术的效果。

3. 对输卵管黏膜轻度粘连者有疏通作用。

三、禁忌证

1. 生殖器官急性炎症或慢性炎症急性或亚急性发作。

2. 月经期或不规则阴道流血。

3. 严重全身性疾病。

4. 碘过敏者不能做子宫输卵管造影术。

5. 体温>37.5℃。

四、护理措施

1. 月经干净3～7天内进行检查为宜，术前3天禁止性生活。

2. 术前宣教操作目的、方法及步骤，消除紧张心理。行输卵管造影术前，应询问其过敏史，并做碘过敏试验。便秘者行清洁灌肠，以保持子宫正常位置。

3. 检查时所需溶液应加温至接近体温，以免引起输卵管痉挛。

4. 术中通液器须紧贴宫颈外口，以免液体外漏；推注液体速度不可过快，压力不超过21.28kPa（160mmHg），防止输卵管损伤。

5. 注意观察受检者反应，发现异常，及时处理。若注射造影剂过程中出现呛咳，应警惕造影剂栓塞，立即停止注射，取出造影管，严密观察生命体征，必要时按肺栓塞处理。

6. 输卵管通气术后取头低臀高位，减轻刺激后症状。

7. 术后告知受检者2周内禁止性生活及盆浴。按医嘱应用抗生素预防感染。

第十五章　会阴部手术

一、会阴部手术

（一）概述

会阴部手术是指女性外生殖器部位的手术，在妇科应用比较广泛。会阴部手术区域血管神经丰富、组织松软，前方有尿道，后面近肛门，这些特点使患者容易出现疼痛、出血、感染等相关的护理问题；由于手术部位涉及身体隐私处，在心理上患者常具有自我形象紊乱、自尊低下等护理问题。

手术种类：外阴癌根治术、外阴切除术、局部病灶切除术、前庭大腺切开引流术、处女膜切开术、宫颈手术、子宫黏膜下肌瘤摘除术、阴式子宫切除术等。

（二）手术前准备

1. **心理准备**　护士应理解患者，以亲切和蔼的语言耐心解答患者疑问，帮助患者选择积极的应对措施，同时做好家属的工作。

2. **全身情况准备**　详细了解患者全身重要脏器的功能，正确评估患者对手术的耐受力。

3. **健康教育**　疾病及手术相关知识的宣教，术前练习床上使用便器，向患者讲解术后体位及床上锻炼的重要性。

4. **皮肤准备**　术前一日行皮肤准备，备皮范围上至耻骨联合上10cm，两侧至腋中线，下至外阴部、肛门周围、臀部及大腿内侧上1／30。

5. **肠道准备**　术前3天进少渣饮食，并按医嘱给予肠道抗生素，每日肥皂水洗肠一次，术前日晚及术晨行清洁灌肠。

6. **阴道准备**　应在术前3天阴道冲洗或坐浴，常用溶液有1∶5000高锰酸钾、浓度为0.2‰碘伏、1∶1000新洁尔灭溶液等。手术当日晨阴道消毒，阴道穹隆部必要时涂甲紫做标记。

7. **膀胱准备**　嘱患者手术前排空膀胱，根据手术需要，术中、术后留置尿管。

8. **特殊用物准备**　根据手术需要准备软垫、支托、绷带、阴道模型等。

（三）手术后护理

1. **体位**　根据手术采取不同体位。外阴根治术后行平卧位，双腿外展屈膝；盆底修补术后行平卧位，禁止半卧位；处女膜闭锁切开术后行半卧位。

2. 切口的护理　观察伤口炎性反应，局部皮肤状况，阴道分泌物的量、性质、颜色及有无异味；保持外阴清洁干燥，外阴擦洗、烤灯；避免增加腹压；阴道内纱条压迫止血，术后12～24小时内取出阴道内纱条。

3. 尿管　根据手术范围及病情留置尿管2～10天，术后应特别注意保持尿管通畅，观察尿色、尿量，拔管前应训练膀胱排尿功能。

4. 肠道　为防止大便对伤口的污染及解便时对伤口的牵拉，应控制首次排便时间。术后第5天服用缓泻剂，以软化大便。

5. 避免增加腹压　向患者讲解增加腹压会影响伤口的愈合，应避免增加腹压的动作。

6. 减轻疼痛　在正确评估患者疼痛的基础上，根据个体差异采用不同方法缓解疼痛，并观察止痛效果。

7. 出院指导　保持外阴清洁；一般应休息3个月；避免重体力劳动；禁止性生活及盆浴；术后定期复查。

二、外阴、阴道创伤

（一）概述

分娩是导致外阴、阴道创伤的主要原因，也可因外伤所致，如不慎跌倒、外阴触于锐器上等。创伤可伤及阴道或穿过阴道损伤尿道、膀胱或直肠。

（三）临床特点

1. 疼痛　是主要症状，可出现疼痛性休克。
2. 局部肿胀　为血肿或水肿。
3. 外出血。
4. 其他　失血性休克、感染等。

（三）治疗要点

处理原则为止血、止痛、防止感染和抗休克。

（四）主要措施

1. 严密观察生命体征，预防和纠正休克　对于外出血量多或较大血肿者，使患者平卧、吸氧，遵医嘱止血、输液、输血并做好术前准备。

2. 心理护理　安慰、鼓励患者，同时做好家属的心理护理。

3. 保守治疗　损伤程度轻、血肿小采取保守治疗者，嘱患者采取正确的体位，避免血肿受压；保持外阴清洁干燥，24小时内冷敷，24小时后热敷。

4. 做好术前准备　外阴、阴道创伤较重的患者有急诊手术的可能，应做好配血、皮肤准备，嘱患者禁食、充分消毒外阴及伤口。

5. 术后积极止痛　密切观察阴道及外阴伤口有无出血；保持外阴部清洁。

三、外阴癌

（一）概述

外阴癌是女性外阴肿瘤中最常见的一种，占女性生殖系统肿瘤的3%～5%，多见于60岁以上妇女，近年来发病率有增高趋势。以外阴鳞状细胞癌最常见。约2/3的外阴癌发生在大阴唇。

（二）临床特点

1. 主要症状和体征

（1）局部肿物：主要为不易治愈的外阴瘙痒和各种不同形态的肿物。

（2）疼痛：晚期病例可表现为疼痛、渗液、血性恶臭分泌物。

（3）其他：肿瘤侵犯直肠或尿道时出现尿频、尿急、尿痛、血尿、便秘、便血等症状。

（三）病理

外阴癌的癌前病变称为外阴上皮内瘤样病变，包括外阴上皮不典型增生及原位癌。

（四）转移途径

外阴癌具有转移早、发展快的特点，转移途径以直接浸润、淋巴转移为主。

（五）治疗要点

手术治疗为主，放疗与化疗为辅。

（六）主要措施

1. 心理护理　向患者耐心解释疾病相关知识；指导患者采取积极应对方式；取得家属支持。

2. 术前准备　除会阴部手术一般准备外，指导患者练习深呼吸、床上翻身等；给患者讲解预防术后便秘的方法；外阴需植皮者，应做好植皮部位的皮肤准备。

3. 术后护理　积极止痛；术后取平卧外展屈膝体位；观察伤口有无渗血，皮肤有无红、肿、热、痛等感染征象以及皮肤温度、湿度、颜色等移植皮瓣的愈合情况；保持引流通畅，注意观察引流物的量、色、性状等；按医嘱给予抗生素；外阴伤口保持清洁干燥；预防压疮；术后第5天给予缓泻剂软化粪便。

4. 放疗患者的皮肤护理　放疗后8～10天出现皮肤的反应，根据损伤的程度进行护理。轻度损伤表现为皮肤红斑、干性脱屑，此期在保护皮肤的基础上可继续照射；中度损伤表现为水泡溃烂和组织皮层丧失，此期应停止放疗，待其痊愈，保持皮肤干燥，可涂1%甲紫；重度损伤表现为皮肤溃疡，此期应停止照射，避免局部刺激，保持局部清洁干燥，可用生肌散、抗生素软膏换药。

5. 出院指导　外阴根治术后3个月复诊。外阴癌放疗以后2年内复发的患者约占80%，5年内约占90%，应指导患者具体随访时间：第1年为1～6个月每月1次，7～12个月每2月1次；第2年每3个月1次；第3～4年每半年一次；第5年及以后每年1次。随访内容包括放疗的效果、不良反应及有无肿瘤复发的征象等。

四、处女膜闭锁

（一）概述

处女膜闭锁又称无孔处女膜，临床上较常见，系泌尿生殖窦上皮未能贯穿阴道前庭部所致。青春期少女月经来潮时经血无法排出，最初血沉积于阴道，多周期以后逐渐发展至子宫腔积血，甚至引起输卵管或腹腔积血。

（二）临床特点

月经来潮前无症状。青春期后出现进行性加重的周期性下腹部疼痛而无月经来潮。严重者可出现便秘、肛门坠胀、尿频或尿潴留等压迫症状。

（三）治疗要点

确诊后手术治疗。

（四）主要措施

1. 心理支持　耐心讲解疾病及手术相关知识，减少患者的紧张情绪。术后认真倾听患者的感受，根据不同的心理特点进行护理。
2. 术后体位与活动　头高脚低或半卧位，12小时以后可下床活动。
3. 外阴护理　外阴擦洗，防止感染。
4. 出院指导　保持外阴清洁，1个月后门诊复查，注意下个周期月经来潮是否通畅。

五、先天性无阴道

（一）概述

先天性无阴道为双侧副中肾管发育不全的结果，多合并无子宫或只有始基子宫，卵巢一般正常。

（二）临床特点

一般无症状，多数患者系青春期后无月经来潮或婚后性交困难而就诊。

（三）治疗要点

通过手术纠正。子宫发育正常者，在初潮时行人工阴道成形术；无子宫或只有痕迹子宫者应在婚前6～12个月行人工阴道成形术。

（四）主要措施

1. 心理支持　理解患者，多与患者及家属沟通，并取得家属支持。

2. 术前特殊准备　选择适当的阴道模型、丁字带皮瓣准备、肠道准备。

3. 术后护理　术后一般护理与会阴部手术相同。乙状结肠阴道成形术者应观察人工阴道的血运情况，分泌物的量、性状，有无感染，并控制首次排便时间。需使用阴道模型者应教会患者更换模型的方法。患者第一次更换阴道模型时疼痛明显，需在更换前半小时用止痛药；阴道模型应选择适当的型号，并在模型表面涂抹润滑油，以减轻疼痛；阴道模型应每天消毒并更换。

4. 出院指导　教会患者阴道模型的使用方法；青春期女性使用阴道模型至结婚有性生活为止；要求结婚者术后应到医院复查，阴道伤口完全愈合后方可有性生活。

六、尿瘘

（一）概述

尿瘘是指生殖道和泌尿道之间形成的异常通道，根据泌尿生殖瘘发生的部位分为膀胱阴道瘘、膀胱宫颈瘘、尿道阴道瘘、膀胱尿道阴道瘘、膀胱宫颈阴道瘘及输尿管阴道瘘等，临床上以膀胱阴道瘘最为多见，有时可并存两种或多种类型尿瘘。

（二）临床特点

1. 主要症状

（1）漏尿：坏死型尿瘘在产后3～7天开始漏尿；手术损伤者术后立即出现。

（2）外阴皮炎：湿疹、皮炎、溃疡、痒痛。

（3）尿路感染：尿频、尿急、尿痛。

（4）闭经：可能与精神创伤有关。

（5）不孕。

2. 主要辅助检查

（1）妇科检查：常规妇科检查。

（2）特殊检查：

1）亚甲蓝试验：可鉴别膀胱阴道瘘、膀胱宫颈瘘或输尿管阴道瘘。

2）靛胭脂试验：可确诊输尿管阴道瘘。

3）其他：可通过膀胱镜看见漏孔，输尿管镜明确输尿管阴道瘘。

（三）治疗要点

1. 手术治疗　为主。

2. 保守治疗　分娩或术后1周出现漏尿者，通过长时间留置尿管、保持正确的体位，部分可自愈。

（四）主要措施

1. 心理　了解患者的心理感受，耐心安慰患者，鼓励患者说出自己的疾苦；讲解疾病知识和预后，让患者和家属对治疗充满信心。

2. 鼓励患者饮水　每日饮水≥3000mL，必要时静脉输液，以稀释尿液、自身冲洗膀胱。

3. 体位　保守治疗者采取使漏孔高于尿液面的卧位。

4. 术前准备

（1）手术日期的选择：创伤型尿瘘应选择术中立即修补或术后3～6月；结核或肿瘤放疗者所致的尿瘘应在病情稳定1年后手术。

（2）术前积极控制外阴炎症：术前3～5天每日用1：5000的高锰酸钾或0.2‰的碘伏液坐浴；外阴部有湿疹者，可坐浴后行红外线照射，再涂氧化锌软膏，使局部干燥；雌激素使用可促进老年患者阴道上皮增生，有利于手术后伤口愈合；有尿路感染者先控制感染；必要时给予地塞米松促使瘢痕软化。

5. 术后护理　是尿瘘修补手术成功的关键。

（1）体位：根据漏孔位置决定，使漏孔居于高位，避免尿液对伤口的浸泡。

（2）尿管：保留7～14天，保持通畅；拔管前注意训练膀胱肌张力，拔管后协助患者每1～2小时排尿1次，然后逐步延长排尿时间。

（3）积极预防咳嗽、便秘，避免增加腹压。

6. 健康指导

（1）继续服药：遵医嘱继续服用抗生素或雌激素。

（2）3个月内禁止性生活及重体力劳动。

（3）尿瘘修补手术成功者妊娠后应加强孕期保健并提前住院分娩。

（4）手术失败的患者，应教会患者保持外阴清洁的方法，尽量避免外阴皮肤的刺激，告知下次手术时间，让患者有信心再次手术。

七、子宫脱垂

（一）概述

子宫脱垂是指子宫从正常位置沿阴道下降，宫颈外口达坐骨棘水平以下，甚至子宫全部脱出阴道口外，常伴有阴道前后壁膨出。

（二）临床特点

1. 临床分度

Ⅰ度轻型：宫颈外口距处女膜缘<4cm，但未达处女膜缘；

Ⅰ度重型：宫颈外口已达处女膜缘，但未超出，在阴道口可以看到宫颈；

Ⅱ度轻型：宫颈已脱出阴道口外，但宫体还在阴道内；

Ⅱ度重型：宫颈和部分宫体已脱出阴道口外；

Ⅲ度：宫颈和宫体全部脱出阴道口外。

2. 主要症状和体征　Ⅰ度患者多无自觉症状，Ⅱ、Ⅲ度患者主要有如下表现。

（1）下坠感及腰背酸痛：常在久站、走路、蹲位、重体力劳动以后加重，卧床休息后减轻。

（2）阴道有肿物脱出：常在走路、蹲、排便等腹压增加时阴道口有一肿物脱出。

（3）排便异常：常见于合并有直肠膨出的患者。

（三）治疗要点

1. 手术治疗　用于非手术治疗无效或Ⅱ、Ⅲ度子宫脱垂的患者。

常见术式：阴道前后壁修补术、Manchester手术、经阴道全子宫切除术、阴道纵隔成形术等。

2. 非手术治疗　用于Ⅰ度轻型子宫脱垂、年老不能耐受手术或需生育的患者。

（1）支持疗法：给予营养丰富的食物，注意休息，避免重体力劳动，治疗增加腹压的疾病。

（2）子宫托治疗：重度子宫脱垂伴盆底肌肉明显萎缩、宫颈及阴道有炎症或溃疡者不宜使用。

（四）主要措施

1. 心理护理　针对患者的具体思想活动做好心理疏导。讲解子宫脱垂的疾病知识和预后，做好家属工作。

2. 改善一般状况　加强患者营养，卧床休息。积极治疗原发疾病。教会患者做盆底肌肉、肛门肌肉的运动锻炼。

3. 教会患者子宫托的放取方法　以喇叭形子宫托为例，选择大小适宜的子宫托；放置前让患者排尽大小便，洗净双手，蹲下并两腿分开，一手持托柄，使托盘呈倾斜位进入阴道口，将托柄边向内推边向阴道顶端旋转，直至托盘达子宫颈，然后屏气使子宫下降，同时用手指将托柄向上推，使托盘牢牢地吸附在宫颈上，放妥后将托柄弯度朝前对正耻骨弓后面便可。取子宫托时，手指捏住子宫托柄，上、下、左、右轻轻摇动等，负压消失后向后外方牵拉即可自阴道滑出。在使用子宫托时应注意：

（1）放置前阴道应有一定水平的雌激素作用。绝经后妇女可选用阴道雌激素栓剂，一般在用子宫托前4~6周开始应用，并在放托的过程中长期使用。

（2）子宫托应每日早上放入阴道，睡前取出消毒后备用，避免放置过久压迫生殖道而致糜烂、溃疡甚至坏死造成生殖道瘘。

（3）保持阴道清洁，月经期和妊娠期停止使用。

（4）上托以后，分别于第1、3、6个月到医院检查1次，以后每3~6个月到医院检查1次。

4. 做好术前准备　术前5天开始进行阴道准备，Ⅰ度子宫脱垂患者每天坐浴2次，Ⅱ、Ⅲ度子宫脱垂的患者特别是有溃疡者，行阴道冲洗后局部涂40%紫草油或抗生素软膏。

5. 术后护理　术后应卧床7～10天，尿管留置10～14天；避免增加腹压的动作；术后用缓泻剂预防便秘；每日行外阴擦洗；应用抗生素预防感染。

6. 出院指导　术后一般休息3个月；半年内避免负重，禁止盆浴及性生活。

第十六章 妇产科疾病的影像学检查

第一节 妇产科X线检查

一、妇科疾病的X线检查

妇科常用的X线检查方法有盆腔平片、子宫输卵管造影、尿路造影、盆腔充气造影、盆腔血管造影和淋巴造影等。

（一）盆腔平片

盆腔平片主要用于观察盆腔或生殖器部位有无钙化、骨化、金属异物、异常积气等。另外也可显示较大的软组织块影，在妇科恶性肿瘤发生转移时，如累及盆骨和脊柱则在腹部平片上显示骨破坏征象。

1. 检查方法　摄片前排除粪便，拍片时患者取仰卧位，球管向足侧倾斜10°，中心线对准脐与耻骨联合的中点。

2. 平片X线表现　盆腔内显示的钙化影如为细带状、蚯蚓状、棒状、串珠状，可能为输卵管结核钙化。若是结节状钙化，则为淋巴结钙化。钙化结节数目不定，如为盆腔结核所致，此时常可合并子宫输卵管结核，如临床需要可做子宫输卵管造影进一步检查。若是蛋壳样钙化或牙齿影、碎骨片，则为卵巢畸胎瘤的特征。卵巢纤维瘤钙化为斑点状、岩石状、条纹状影。成簇的海绵状钙化多为子宫肌瘤。静脉结石为边缘光整、密度均匀的圆形致密影，多靠近盆壁。膀胱结石多为同心圆形。

（二）子宫输卵管造影

子宫输卵管造影是将造影剂经宫颈注入宫腔及输卵管以显示它们的位置、大小、形态等改变。主要适用于观察输卵管是否通畅，子宫有无畸形或占位性改变。作为治疗，它还可对刮宫后引起的轻度宫腔粘连起分离粘连作用，也有个别患者在造影后使原来阻塞的输卵管变为通畅而解决了不孕问题。由于输卵管较细，CT、B超不易清晰显示，故目前该检查仍相当常用，在许多情况下B超、CT、MRI仍不能取代。

1. 适应证

（1）不孕症通过造影寻找不孕原因，如子宫位置或形态的异常、子宫内口过紧、内膜炎症、宫腔肿瘤、结核等。确定输卵管有无阻塞、阻塞原因、阻塞部位，能否进行输卵管造口手术等。

（2）内生殖器畸形以明确畸形类型。

（3）阴道不规则流血疑有黏膜下肌瘤、内膜息肉、内膜增生过长等。

（4）闭经疑有刮宫后创伤性宫腔粘连。

（5）习惯性流产以观测宫颈内口有无松弛情况。

（6）对输卵管结扎后欲再通者，观测子宫输卵管情况以确定是否具备再通术的条件。

（7）确诊宫内节育器异位。

2. 禁忌证

（1）急性和亚急性生殖器炎症，急性盆腔炎，滴虫性或真菌性阴道炎等。

（2）体温在37.5℃以上或严重全身性疾患。

（3）月经期或子宫出血。

（4）妊娠时或刮宫后30天内。

（5）有碘过敏史。

3. 造影方法　子宫输卵管造影术常规在月经干净后3～7天进行，因此时内膜剥落的创面已愈合，子宫内膜尚未增生，既可避免造影剂进入血管，又可观察到子宫腔的真面目。造影前3天内禁止性生活。检查前排空小便，患者取膀胱截石位。常规消毒外阴及阴道宫颈，放置阴道扩张器，暴露子宫颈，然后将充满造影剂的导管插入子宫颈口，以前端的圆锥形橡皮套头或头端气囊堵住宫颈口，以免造影剂外溢。当造影导管放妥后，令患者双腿放平，注射造影剂前先做盆腔透视，以观察盆腔内有无异常阴影，再于透视下缓慢注入造影剂，通常造影剂用量5～7mL，注射造影剂时所用推力不可太大。如遇阻力或患者诉有胀痛，应立即停止注射。透视下注意观察到宫腔和输卵管均充盈时即可摄片。如观察到宫腔充盈缺损，应立即停止注射，即刻拍摄半充盈片一张。然后继续注射，直至宫腔全充盈时再摄片一张。如在透视下看到子宫收缩、角部圆钝，输卵管始终不能显影时，则表示有子宫痉挛的可能。可嘱其全身放松，等待片刻，或在下一次先注射解痉剂后再进行造影。常用造影剂有40%碘化油和多种水溶性造影剂，如60%～70%泛影葡胺、碘海醇、优维显等。碘油吸收慢，在24小时后再摄盆腔复查片；水剂吸收快，在15分钟后即摄复查片，以观察造影剂有否进入盆腔及盆腔内弥散如何，以了解输卵管通畅情况。

4. 不良反应及并发症

（1）用金属导管（Rubin's头）造影时，需注意插入方向，且不可插入过深，以免造成创伤（穿孔）。

（2）静脉或淋巴管造影剂回流，由于注射压力过高或子宫内膜有疾患，使造影剂逆流进入静脉或淋巴管，若碘油可发生油栓，患者即刻产生咳嗽症状，具有一定的危险性。如发生这种情况，立刻停止注射，行吸氧等对症处理。

（3）碘油吸收很慢，有可能引起腹腔内局部粘连和慢性炎性肉芽肿。

5. 子宫输卵管造影的正常X线表现　　正常子宫腔为倒置的等腰三角形，底边在上，为宫底，两侧缘相等，下端与宫颈相连，宫腔边缘光滑整齐。子宫两侧上方为宫角，若此处括约肌收缩，子宫角呈环形狭窄，其远端呈三角形，尖端与输卵管相连。如括约肌痉挛，造影剂不能进入输卵管，造成不通的假象，肌注阿托品，可使输卵管充盈，正常子宫容量5~7mL。子宫位置的正常差异较大，不同位置时，显示的宫腔常呈不同形态。输卵管左右各一与宫角相连，长8~14cm，呈纤细而弯曲的线条影，分为间质部（在子宫角壁内）、峡部、壶腹部、伞部。正常输卵管形态迂曲自然，边缘光滑。

宫颈多呈纺锤形和筒状，少量呈球状，颈管边缘可见平行羽毛状、齿状结构（黏膜皱襞）。

输卵管畅通时，复查片上可见造影剂弥散在盆腔内。呈横行条纹状影或斑片影，分布较均匀。若盆腔有炎症粘连时，造影剂分布不匀或局部聚积。

6. 子宫输卵管造影的异常X线表现

（1）子宫畸形：常见的畸形有鞍形子宫、纵隔子宫、不完全纵隔子宫、单角子宫、双角子宫、双子宫、子宫发育不良（幼稚子宫）等。

（2）慢性输卵管炎：多为两侧性，常经淋巴系统或沿子宫内膜上升的感染所引起，炎症易于造成输卵管腔内粘连，导致输卵管部分阻塞，严重的可造成输卵管闭锁。闭锁的近端输卵管扩张其内积聚炎性渗出物或脓液。感染控制后，脓液吸收，代之以浆液性液体，形成输卵管积水。X线所见，部分梗阻时，可见输卵管显影，边缘不规则，仅少量造影剂排入盆腔，且造影剂常堆积于伞端或伞端附近。当输卵管完全阻塞时，造影剂不能经伞端达于盆腔，呈截然中断状。阻塞可发生在输卵管任何部位，有时在阻塞的近端可扩大，特别是壶腹部、伞部，易形成输卵管积水。碘油进入积水囊中往往呈油珠状积聚，复查片上仍可见造影剂呈团状潴留在扩大的积水囊中，盆腔无造影剂分布。

（3）子宫输卵管结核：输卵管结核90%为双侧性，早期黏膜改变很少，随着病情进展，黏膜层受侵犯，发生充血、水肿，然后形成干酪样坏死及溃疡，最后纤维性变、粘连，使管腔狭窄、闭塞、管壁僵硬。X线表现为输卵管狭窄、变细、僵硬，边缘不规则，呈锈铁丝状，管腔可有局限性狭窄与憩室状突出相间成为串珠状。水浸面条状，当输卵管因结核而闭塞时，闭塞端往往成为圆钝杵状，或花蕾状。当整个输卵管壁纤维化时，造影则见输卵管僵硬，强直，如棍棒状。结核侵及子宫时，早期X线表现不明显。当内膜结核进展后，可见宫腔边缘不规则，呈锯齿状，病变侵及子宫肌层后则见子宫狭小变形，宫腔粘连，可使腔影呈三叶草花状或不规则的盲腔，宫颈管也变僵直，边缘不整。

（4）子宫肌瘤：根据肌瘤在子宫肌壁深浅部位的不同，分为三类，即浆膜下肌瘤、壁间肌瘤、黏膜下肌瘤。前二者因对宫腔影响不大，故子宫输卵管造影的诊断意义不大。子宫输卵管造影最适于黏膜下肌瘤的诊断。此时可见宫腔内有固定的充盈缺损，通常缺损呈圆形。小的肌瘤不影响宫腔的大小，仅在宫腔中央或边缘上有缺损（半充盈时显示清楚，碘油过多易将肌瘤遮盖，造成漏诊）。较大的黏膜下肌瘤除了缺损外，还使宫腔扩大，宫壁张力降低，呈弛缓状。

（5）宫腔粘连：多次刮宫可引起宫腔粘连，X线见宫腔缩小变形，内腔形态不规则，不规则形充盈缺损，且缺损不随造影剂注入的多少而改变，输卵管多显示正常。

（6）子宫内膜过度生长：由卵巢功能失调引起的子宫内膜过度生长，可以呈息肉状，亦可内膜稍厚。X线表现为子宫内膜增厚，增厚的内膜一般遍及整个宫腔，使子宫凹凸不平，有时部分内膜形成息肉样生长，宫腔内可见各种大小不等的不规则充盈缺损，严重的内膜增厚，可使宫腔表现呈一朵盛开的"菊花"。较长时间的子宫不规则出血，可使子宫体增大，宫腔也增大。

（三）盆腔充气造影

盆腔充气造影是通过人工气腹使盆腔充气以显示子宫输卵管及卵巢等器官外形，它主要用于观察卵巢和子宫与周围结构及盆腔肿块的关系，必要时可用于进行子宫输卵管造影，即双重造影，使其显示得更为清楚。近年来由于医学影像学的快速发展，盆腔充气造影已逐渐被B超、CT、MR等取代。

1. 适应证

（1）盆腔肿块：观察肿块与生殖器的关系，确定肿块的来源，以估计手术的范围。

（2）各种类型的先天性子宫发育畸形：如无阴道者，临床疑先天性无子宫或幼稚子宫等。

（3）内分泌失调：了解卵巢情况，观察有无卵巢发育不良、无卵巢、多囊卵巢或卵巢肿瘤等。

2. 禁忌证

（1）急性或亚急性盆腔炎。

（2）盆腔有明显粘连，肿块太大占据大部分盆腔者，因其阻碍气体分布影响造影结果。

（3）严重心血管疾患，全身衰弱者，体温>37.5℃也属禁忌范围。

3. 造影方法　造影前排空大小便（可用开塞露通便，不宜灌肠以免肠管积气），按常规进行人工气腹，即取脐左下或右下3cm处为穿刺点刺入皮内，再嘱患者尽量鼓腹，并用力屏住，使腹壁绷紧，将穿刺针向深部穿刺，直至针头刺过筋膜、腹膜的阻力后，有一种脱空感，再稍推进，即已进入腹腔。此时穿刺针接以针筒，做抽吸。如回抽无血且呈负压即可开始缓慢注入气体，一般用氧气或空气，亦能用二氧化碳。注气压力不超过40mmHg，注气量1 000～1 500mL，可视患者腹腔大小而定。注气时患者逐渐感觉腹胀，呼吸稍困难及肩酸。当腹腔圆满充气后，拔出穿刺针，并以无菌敷料覆盖穿刺点。然后嘱患者俯卧，头低脚高位即检查台头端低30°～35°，使气体向盆腔集中，将中心线对准臂间缝上端摄后前位片。摄片完后嘱患者采取俯位休息，过1~2天后气体会被吸收，无须特别处理。

4. 不良反应与并发症　一般反应为腹部不适、腹部疼痛、肩痛，多在1天后减轻，数天后消失，无须处理。另外是由于气腹操作不当引起的反应，如空气栓塞、纵隔气肿、气胸及肠道损伤等，这些反应如注气时注意回抽有无血液，进针时缓慢，使肠管自行让开，注气后2小时内保持平卧，多休息，这类情况是可以避免的。

5. 正常X线表现　在盆腔气体对比下，可见子宫位于盆腔中央，正常子宫如一只横放的柠檬，两端尖，中央鼓，长5~7cm，宽4~5cm，上弧线比较凸起，下缘较平坦，从子宫两端向盆腔两侧壁延伸的带状致密影为圆韧带，圆韧带上方由粗变细，向外伸展的带状影为输卵管，卵巢多呈卵圆形，位于子宫两侧，靠近盆壁，密度均匀，表面光滑，亦可稍微凹凸不平，大小约2cm×3cm，一般不超过子宫的1/4。生育期妇女，卵巢可随月经周期而略有变化。

6. 异常X线表现

（1）卵巢发育异常，如卵巢缺如、形态很小、卵巢增大、卵巢肿瘤等。两侧卵巢均匀性增大，子宫相对见小，即为多囊卵巢综合征。

（2）子宫形态异常或先天性缺如，幼稚子宫，浆膜下肌瘤时子宫表面呈结节状突出。

（3）盆腔内肿块，可辨明其与卵巢或子宫的关系。

（四）双重造影

双重造影是指子宫输卵管造影、盆腔充气造影同时进行，操作顺序是先做腹腔注气，注气完毕后暂不摄片，而行子宫输卵管造影并摄片，然后在保留造影导管下嘱患者俯卧位，按盆腔充气造影的方法摄片，所摄得的即为双重造影的X线片，摄片完毕后，取出阴道内的造影导管。双重造影能更清楚地显示肿块与子宫腔的关系及输卵管积水时子宫两侧囊肿阴影中的碘油造影剂聚积。

（五）盆腔血管造影

盆腔血管造影不但可用于妇科疾病的诊断，由于介入放射学的发展，还可在血管造影的同时，做药物灌注、栓塞等，对某些疾病进行治疗。

1. 适应证

（1）生殖系统的血管性疾病，如动脉瘤、血管畸形等。

（2）妇科肿瘤，确定盆腔肿块的来源和性质，盆腔内良恶性肿瘤的鉴别诊断。

（3）中晚期肿瘤的介入治疗。

2. 禁忌证

（1）全身极度衰弱，严重的心、肝、肾功能不全者。

（2）碘过敏者。

3. 造影方法　局部常规消毒，经股动脉穿刺后插入造影导管，将导管头端置于腹主动脉分叉处，做经腹主动脉双侧髂总动脉造影，注射造影剂时要压迫双侧股动脉，使造影剂集中进入盆腔动脉。另外，还可做选择性动脉造影，如单侧髂内动脉造影等。

4. 并发症　主要有穿刺部位的血肿与出血，局部或全身感染，导管意外和造影剂变态反应。

（六）盆腔淋巴造影

盆腔淋巴造影主要用于恶性肿瘤的转移，以了解盆腔及腹膜后淋巴结累及的情况，现用CT观察淋巴的转移更为优越，故盆腔淋巴造影已少用。

适应证为对子宫卵巢恶性肿瘤的探索，了解其转移范围和淋巴结累及情况，对碘过敏者及心、肝、肾功能不全者和极度衰竭患者禁用。

1. 检查方法　采用一侧或两侧下肢淋巴管造影，在足背趾蹼间皮内注射亚甲蓝，使足背淋巴管染色，然后局部切开皮肤，分离出淋巴管，用带有塑料管的4号针头刺入淋巴管内，以每5分钟1mL的速度缓慢注入造影剂12～15mL，注射完后即拍骨盆及腹部平片1张，必要时加拍斜位片，24小时后重复拍片。

2. X线表现　注射完后立即摄片，可见下肢淋巴管、腹股沟淋巴结及部分盆腔淋巴结，24小时后摄片，盆腔淋巴结及腹膜后淋巴结均可显示，淋巴管内造影剂已排空。正常淋巴结内造影剂分布均匀，若有转移则出现充盈缺损或完全不充盈，淋巴管淤积增粗、弯曲，正常淋巴通路以外的淋巴管或淋巴结显影，表示淋巴结阻塞，出现了侧支循环。

（七）选择性输卵管造影和再通术

输卵管阻塞是不孕症最常见的原因。目前采用同轴导管配导丝技术在透视下经宫颈管将导管、导丝送至子宫角——输卵管开口部行选择性输卵管造影和输卵管再通术，以确定输卵管是否真正阻塞，阻塞的具体部位，同时对阻塞的输卵管直接进行介入放射学的再通。不同医院的实践证明效果明显，有报道称再通率达75%～76%。

1. 适应证

（1）各段输卵管阻塞均可试行选择性输卵管造影。

（2）间质部至壶腹部、峡部交界处阻塞试行导管再通效果较好。

2. 禁忌证　一般禁忌证同子宫输卵管造影（hysterosalpingography，HSG）检查，另需注意以下两点。

（1）壶腹部远端、伞段阻塞者不宜行再通术原因：①导丝不易达该部。②强行再通易致输卵管穿孔。③导丝穿破伞端有损伤卵巢导致大出血的危险。

（2）子宫角严重闭塞者、输卵管吻合术后又发生阻塞者以及结核性输卵管阻塞者均不适宜行导丝再通术。因这类阻塞通常伴有输卵管周围粘连或输卵管壁僵硬，顺应性差，不能随导丝行进而相适应改变，极易发生穿孔。

3. 操作方法　术前准备同HSG，插管在X线透视下进行，其基本方法是将一根微细导管内含0.014～0.025in导丝通过辅助外导管送入输卵管内至阻塞部位，再将内导丝推入，当到达阻塞段时可遇到阻力，轻轻给一点压力，轻柔地往返推进，使导管能通过阻塞处，然后再行输卵管造影术。如证实该侧输卵管通畅，则经3F导管注入药液（含庆大霉素、糜蛋白酶、地塞米松、生理盐水等）局部冲洗用药，巩固其治疗效果，保持输卵管通畅。根据辅助外导管类型的不同，可有单纯导管导向法、真空同轴导向法、球囊导管导向法。

二、产科疾病的X线检查

自从大剂量X线对胚胎的致畸作用被人们认识以来，产科方面许多检查已基本上由超声取代，如胎儿的数目、胎儿的姿势、胎位、畸形、宫外孕、死胎及胎盘情况等，都可用超声明确诊断。但在有某些内外科疾病合并存在及有的骨病如石骨症、成骨不全、先天性梅毒等，X线检查仍有一定的意义。一般认为，早孕期间为避免胚胎畸形不宜做X线检查，如有必要时宜等孕20周后进行。

（一）腹部平片

主要用于胎儿发育情况，胎产式、胎方位、多胎、死胎、石胎等的检测。一般X线观察早孕胎儿须等到胎儿骨骼成分较多时，X线才能显影。如果孕妇较瘦，一般在妊娠第17周时可显示胎儿阴影，如孕妇较胖，须等到妊娠20周才能在X线上观看到胎儿骨骼阴影。

1. 拍片方法　孕妇斜卧，使腹部紧贴检查台，这样腹部与X线片距离近，可避开母体背部的软组织影，胎儿影像可较清晰，用短的曝光时间，高千伏摄影技术可避免胎动造成的影像模糊。

2. 正常妊娠X线表现　正常胎儿在母体子宫内时，为了适应子宫腔形态，胎儿脊柱与母体脊柱平行，背部向前弯曲，胎头向前并俯屈，颌部靠近前胸，下肢向腹部屈曲，上肢在胸部交叉靠拢，头在下为头先露，臀在下为臀先露。如双胎在X线片上可见两个胎头和两条脊柱，两胎儿大小相似，如果胎儿骨骼较小，应注意观察是否有死胎征象。

3. 异常妊娠X线表现

（1）死胎在平片上显示：

1）胎儿颅骨呈瓦样重叠，这是因胎儿死亡后颅内压力降低使颅骨在颅缝处重叠。

2）胎儿骨骼过分屈曲，脊柱弯度增加，四肢骨骼聚积成堆，卷曲成球状。

3）胎儿体内积气。

4）胎儿发育与妊娠月份不符。

（2）胎儿畸形：

1）无脑儿、胎儿无颅顶骨、颅底骨与面骨重叠、形态不规则。

2）脑积水、胎儿颅缝分离、囟门增大、颅骨菲薄、胎头体积增大，整个头颅呈圆球状。

3）先天性软骨发育不全、胎儿四肢长骨短而粗，略呈弯曲、干骺端变宽，椎体较扁，头颅大小正常。

4）成骨不全症，由于骨形成障碍，骨脆易断，骨质疏松，出现肋骨、长骨多发性骨折，颅骨骨化不全、菲薄，出生后短期死亡。

（3）腹腔妊娠：正常情况下，母体、子宫及胎儿的长轴都是平行的，腹腔妊娠时，胎儿不受子宫长轴的限制，胎儿长轴往往与母体长轴不一致，取横位或斜位，胎儿往往偏于母腹的一侧，胎儿肢体分散，不能聚拢，胎儿与母体之充气肠管阴影重叠且位置较高，在胎儿周围看不到子宫轮廓。

（二）前置胎盘的X线检查

由于B型超声对前置胎盘的检查明显优于X线检查，故目前已极少再用X线检查来诊断前置胎盘。以往常用的X线检查有软组织摄影、膀胱造影和直肠造影等。

（三）X线骨盆测量

X线骨盆测量能够提供一些临床测量不能获得的资料，例如骨盆入口诸径线的测量，观察骨盆的形态，及了解胎儿先露情况，为减少X线剂量，目前骨盆测量一般只摄骨盆轴、侧位，其适应证主要为外测量骨盆狭窄、胎儿位置异常、骨盆曾有骨折、脊柱畸形、过去有难产史等。

投照方法如下。

1. 骨盆侧位相　孕妇侧卧于投照床上取正侧位，两腿并齐向后伸展，以充分显示；耻骨联合下缘，将侧位相校正尺放在臀沟处，以髂前上棘向后5cm再向下7cm处为中心，相当于髋关节中心为X线中心线通过此点。

侧位片要求：双侧髋关节相重叠

耻骨联合显示：入口、中段、出口、前后据点应显示清楚，胎头轮廓清晰。

2. 骨盆轴位相　孕妇取半坐位，斜靠于45°的靠背架上，坐于投照床面中心，调节靠背架角度，使第4～5腰椎棘突间据点到台面距离和耻骨联合上缘与台面的距离相等，使骨盆入口平面与台面平行，记录入口平面到台面的距离（以备测量时选用同样高度之校正尺），X线中心对准两侧坐骨棘连线的中点（即骨盆中心），注意骨盆前缘的耻骨联合及后缘的骶骨均应摄入片中。

轴位片要求：骨盆入口轮廓清晰，耻骨联合处呈蝶状阴影，耻骨支与坐骨支重叠，不能出现闭孔，两侧坐骨棘及坐骨结节显示清晰。

3. 骨盆径线测量

（1）入口前后径：在侧位片上取骶骨岬前缘与耻骨联合后缘之连线正常平均值为11.6cm。

（2）中段前后径：耻骨联合下缘往后2cm处和第4、5骶椎之间或第5、6骶椎之间的连线（主要决定于骶骨节数，前者适合骶骨5节者，后者适合骶骨6节者）。正常平均值为12.2cm，此径线大小决定于骶骨形态及骶骨节数。如骶骨形态为外展型且骶骨为6节，则中段前后径必然增大，如骶骨为内收型，则中段前后径必然短小。

（3）出口前后径：耻骨联合下缘与骶尾关节的连线，正常平均值为1.8cm。

（4）入口横径：连接入口最宽处的两个点即为入口横径，正常平均值为12.3cm。

（5）中段横径：又称坐骨棘间径，即取两侧坐骨棘尖端之连线，正常平均值为10.5cm。

（6）出口横径：又称坐骨结节间径，坐骨结节在轴位相上的投影为半圆形，联结两半圆直径上1／3点，即为出口横径，正常平均值为11.8cm。

（7）中段后矢状径：从两坐骨棘之中间点至骶4～5或骶5～6之间的距离，其大小决定于骶坐切迹的宽窄，平均值为4.4cm。

（8）出口后矢状径：从两坐骨结节后缘至骶尾关节之间的距离，其平均值为5.7cm。

（9）入口倾斜度：即骨盆入口平面与地平线所成角度。正常平均值为51°～68°。

（10）骶骨高度：侧位片上骶骨岬与骶骨末端的连线，一般不大于11cm。

4. 骨盆常见形态　我国是多民族国家，由于各地营养、气候、生活习惯不同，地理条件也不同，因此骨盆形态多种多样，按柯氏骨盆分析骨盆入口为14种类型，中央4种为典型骨盆，周围10种为混合型骨盆，以"妇人型"骨盆最适宜胎儿分娩。

第二节　妇产科CT检查与MRI检查

一、妇科CT检查

电子计算机X线断层摄影与传统X线检查相比有许多优点，其横断面的扫描图像可清楚地显示盆腔内的解剖结构，对妇科疾患尤其是肿瘤及其对周围结构的侵犯以及有无淋巴结转移均可显示清楚，有利于制订治疗计划。因此CT已成为目前检查和诊断盆腔疾病的主要方法。

（一）适应证

1. 检测各种妇科病变　如肿瘤、脓肿、血肿、囊肿、肿大淋巴结等。

2. 确定病变部位　通过轴位、冠状位及重建图像以清楚显示病变的准确部位，以利穿刺活检及制订手术计划。

3. 确定病变的性质　CT平扫及增强扫描可做出病变的良恶性诊断，并鉴别病变是囊性或实性、脂肪性、血性等。

4. 了解肿瘤邻近器官侵及范围及淋巴转移的情况，以便肿瘤的临床分期。

5. 观察疗效　对某些不易手术治疗的肿瘤患者，采用全身化疗或介入治疗后可通过CT比较治疗前后肿瘤的变化，从而判断治疗效果。

（二）禁忌证

1. 对碘过敏者不能做CT增强扫描。

2. 对不能合作的患者及早孕（3个月内）者不宜做CT检查。

（三）检查方法

1. 检查前一般准备　为获得高质量CT图像，扫描前3天开始进少渣或流质饮食，检查前一天晚上口服缓泻剂，以清洁肠道。检查前3小时左右分次口服1%～2%泛影葡胺600～800mL，以充盈小肠与结肠。检查前2小时不排小便，使膀胱充盈，阴道内放置阴道塞，这样有助于盆腔内各脏器的分辨。

2. 扫描方法　一般先作平扫，然后根据病变需要，再在静脉内注射含碘对比剂后作增强扫描，必要时做动态扫描。患者取仰卧位，平静呼吸，扫描范围自耻骨联合下缘开始向上至髂前上棘或肿块上缘，层厚10mm，层距10mm，对较小的病变可加做5mm薄层扫描，增强扫描时，应尽可能采用非离子型对比剂，通常用量80～100mL。目前大多采取团注法，即在3～5分钟内将造影剂全部注入，即刻扫描，扫描范围视平扫所见而定。卵巢恶性肿瘤常需做全腹扫描，从耻骨联合往上扫描至膈顶。

（四）正常CT表现

子宫分为宫体和宫颈两部分，位于盆腔中央，但可偏前偏后，亦可偏左偏右。前邻膀胱，后靠直肠。成人子宫长径7～9cm（宫颈至宫底），横径4～6cm，厚3～4cm。产后及月经期子宫略大，绝经期后子宫萎缩变小。在耻骨上方3cm层面上可见直径为3cm之圆形宫颈，在耻骨联合上5～7cm层面上即可显示宫体呈纺锤形或椭圆形软组织影，CT值在40～80Hu，边缘光滑锐利。中心可见一小圆形略低密度影为宫腔，在子宫两侧脂肪中有斑点状影为输尿管及子宫静脉丛，子宫与直肠间及直肠与骶骨间均有脂肪层相隔。卵巢为一对略呈椭圆形的软组织密度结构，位于子宫两侧，大小一般2～4cm以内，两侧大小可不对称，正常大小时常规显示的概率不高，输卵管在CT上更不易显示。

（五）常见妇科肿瘤的CT表现

1. 子宫肌瘤　子宫增大和轮廓变形是最常见的表现，增大的子宫可呈分叶状，或局部向外弧形凸出，一般边界清楚，约有10%的肌瘤内可出现点状或不规则状之钙化，少数肌瘤内可出现低密度区，为变性所致，增强扫描，肌瘤往往与子宫体同步强化。

2. 子宫颈癌　典型的CT表现为宫颈扩大，呈实质性软组织肿块，约有一半以上的肿瘤可在肿块内见到不规则的低密度坏死区。CT的主要作用在于进行肿瘤分期，了解邻近组织的侵及和远处转移的情况，观察手术和放疗有无复发等，对早期宫颈癌作用不大。

3. 子宫内膜癌　多表现子宫体增大，宫腔变形，腔内密度不等，可见不规则低密度肿瘤坏死区，增强扫描后可清晰显示肿瘤对子宫肌层的侵犯深浅，及邻近结构侵及程度。

4. 卵巢囊肿　包括单纯囊肿、黄体囊肿、巧克力囊肿等，CT表现为圆形或椭圆形均匀一致的囊性低密度影。单纯囊肿多呈水样密度，CT值为0～15Hu，边缘光滑，与邻近组织分界清楚，囊壁薄而均匀一致。巧克力囊肿密度较高，CT值多在20～30Hu。且囊壁稍厚，与周围组织可有粘连，而分界不清。囊肿可单发或多发，可单侧亦可两侧同时发生。囊肿大小不等，大者直径可>10cm，增强扫描囊内无强化，囊壁可有轻度增强。

5. 卵巢囊腺瘤　典型的囊腺瘤一般较大，囊壁较薄，其内充满囊液，浆液性囊腺瘤的CT值接近水的密度。黏液性囊腺瘤的CT值高于水，瘤体内可有分隔，分隔较细，肿瘤外形光滑，与周围组织分界清楚。

6. 畸胎瘤　CT表现为密度不均匀之肿块，其内可见低密度脂肪组织及致密的骨组织及牙齿等结构，有时可见斑片钙化及软组织成分。

7. 卵巢癌　表现为盆腔内不规则囊实性，或实性肿块。肿块内密度不匀，多有不规则低密度坏死区。肿块包膜厚薄不等，与周围组织常分界不清，约30%卵巢癌患者伴有腹水，多数在发现肿瘤时已可见腹腔内及大网膜转移病灶，有时可见腹主动脉周围及髂外髂总淋巴结转移，及肝脏转移的表现。

二、妇科MRI检查

磁共振是一种物理现象，近年来，磁共振成像（MRI）作为医学影像学的一个重要组成部分，发展十分迅速，应用范围越来越广，MRI检查女性盆腔具有许多优势，如对组织分辨率高，可多平面成像、无创伤、无放射损害等，但检查费用昂贵，需时较长。

（一）适应证

可用于各种妇科疾患的检测，尤其是对子宫和附件的肿瘤。可显示病变的准确位置，判断病变的性质，了解有无转移及观察疗效等，MRI比CT更为敏感。

（二）禁忌证

凡体内置有金属物品者，如金属避孕器、心脏起搏器，各种动脉瘤夹闭术后者，有瓣膜者等，因这些金属物可改变磁场均匀性，并产生明显金属伪影，掩盖整个盆腔影响诊断。

（三）检查方法

检查前必须彻底除去所携带的金属物品，如手表、首饰、义齿等。检查前2小时不解小便，使膀胱处于充盈状态，以便准确判断盆腔内器官的解剖关系。检查时患者取仰卧位，平静呼吸，并作好解释工作，以消除患者对幽闭及射频噪声的恐惧感。

盆腔扫描常规采用自旋回波（spin echo，SE）序列，完整的盆腔检查应包括矢状位、冠状位和轴位，并分别做T_1及T_2加权像以获得足够的诊断信息，根据不同病变产生的信号改变而做出诊断。

第三节　妇产科超声检查

一、妇科超声诊断

盆腔内生殖器包括子宫、双卵巢、双输卵管、阴道。正常超声可显示部分为：子宫、双卵巢、阴道上2／3部分。阴道下1／3和输卵管在正常情况下不能显示。

经腹部超声进行盆腔脏器检查，需膀胱适度充盈，在充盈膀胱良好透声区的后方，纵切面子宫呈倒置梨型，因子宫表面大部分覆盖一层腹膜，超声可见围绕子宫表面似为一层线样反光强的包膜，为子宫浆膜层。下方为较厚的中等回声的肌层，中央部分为宫腔呈线样回声，围绕宫腔线的为子宫内膜，其回声的强弱和厚度随月经的周期而变化。子宫总体表现为边缘光整，轮廓清晰，光点均匀。宫体与宫颈相连接处可见一轻微角度，此处为子宫峡部，即子宫内口所在水平。

子宫的大小常因不同的发育阶段，经产妇与未产妇及体形的不同而有生理差异。在实际工作中，子宫体最大值一般未产妇3径之和不超过15cm，经产妇子宫3径之和不超过18cm。

（一）子宫肌瘤

子宫平滑肌组织增生形成的良性肿瘤，是人体最常见的肿瘤之一，其间有少量的纤维结缔组织。据初步统计35岁以上的妇女有20%子宫内有肌瘤的存在。

超声表现如下：

1. 子宫变大，轮廓变异。

2. 子宫内肌瘤大多表现为衰减的强弱相间的栅栏状回声，个别纤维结缔组织较多的肌瘤可表现为中高回声。如合并肌瘤变性则又有相应的变化。

3. 子宫肌瘤可探及较清晰的包膜，此包膜是肌瘤周围的子宫肌层受压，形成与肌瘤间一层疏松网隙区，超声表现为纤细的包围肌瘤的强回声。

子宫肌瘤有很多种变性，较常见的有：肌瘤钙化、玻璃样变和囊性变、脂肪变。较少见的有红色变、肉瘤变。

子宫肌瘤的彩色多普勒超声的表现主要有3种现象：瘤体及边沿均有丰富的血流信号呈彩球状；仅瘤体周边血流较丰富呈环状或半环状，瘤内部仅散在细点状血流信号；瘤体内外均无明显的血流信号。其血流频谱流速略高于周围正常组织的流速，阻力指数多低于子宫组织的血流阻抗指数，但RI>0.5。肌瘤恶性变时，其新生血管的特性决定其血流显示率高、丰富和混乱的程度大、外围血流较丰富，RI<0.4，结合二维声像图和临床表现，应考虑为肌瘤恶性变。

（二）子宫内膜异位症

子宫内膜异位症的病变具有广泛性和多形性的特点。常见侵犯部位为卵巢、宫骶韧带、盆腔腹膜、子宫肌层。

卵巢子宫内膜异位症，又称卵巢"巧克力"囊肿。一般认为其87.3%表现为囊肿型，8%表现为囊实混合型，仅4.7%表现为实体型。囊肿型超声表现为类圆形张力较大的囊性肿物，大多包膜表面不光滑，内液稠密，常与子宫紧密相邻。有时囊内有贴壁的光团或囊内粘连带。

子宫腺肌病，子宫腔的在位内膜侵入子宫肌层。常见经产妇继发性、进行性痛经。超声表现：

1. 子宫增大，饱满，圆钝型，但大多子宫不超过孕3个月大小。

2. 子宫肌层回声偏强，不均。

部分患者可见肌层内的"出血小囊"，此为功能层内膜出血刺激纤维结缔组织增生形成的一个或多个周边回声增强的小圆形液性暗区，多见于子宫后壁。

CDFI可显示彩色血流束突然终止于低回声或弱回声区域的边缘，可以与子宫肌瘤伴出血坏死鉴别。

（三）输卵管积水

大多数患者有不孕病史，多发生在双侧输卵管。声像图上，在子宫两旁或后方可见腊肠形或类圆形、分隔的液性暗区，周边欠清晰。大的输卵管积水可以看见似曲颈瓶样囊性肿物。其病灶周围及边缘可见彩色血流，但病灶内无血流。

（四）异位妊娠

其95%为输卵管妊娠，主要声像图有：子宫受性激素的影响可略大，但小于停经月份。内膜回声增多或强弱不等。约有20%的患者宫腔内有无回声的暗区，为出血造成的"假胚囊"。妊娠位于输卵管，故在附件上可见一肿块，肿块边界模糊不清，由妊娠囊、血块和粘连的肠段构成。输卵管妊娠流产或破裂时，子宫直肠窝可见液性暗区，出血多时，可波及腹腔。

（五）完全性葡萄胎

滋养叶细胞增生，胎盘绒毛间质水肿形成大小不等的水泡，相互间有细蒂相连成串，形如葡萄状，故名。声像图表现：子宫增大，大多大于停经月份，宫腔内无胎儿，充满无数大小不等的水泡，其界面反射形成"雪片状"或"蜂窝状"回声。有时在宫腔内可见不整形液性暗区，为宫腔积血或残余的绒毛膜囊。卵巢常见单侧或双侧黄素囊肿，中等大小，多房分隔，其房内为回声暗区。

（六）侵蚀性葡萄胎和绒毛膜癌

其诊断主要依据病史及实验室检查，超声早期可见宫壁棉团状强回声，中晚期滋养叶细胞侵及肌层血管可表现为宫壁大小不等的不规则的弱回声区或无回声区，相互沟通，无明显界限，血流极丰富，因动静脉交流频谱为毛刺状、低阻力型。超声检查滋养叶疾病，如病灶的部位大小、治疗过程的变化、无创伤、可连续性观察，对临床有重要的意义。

（七）子宫内膜癌

子宫内膜癌又称宫体癌。就病变的形体和范围不同，可分为弥漫型、局限型、息肉型，均有相应的超声变化。发病初期，子宫可正常大小甚至于萎缩。发展至中晚期，子宫增大，一般回声较为衰减，宫腔内根据不同病变类型可见内膜增厚，边沿不规则，宫腔内杂乱回声。CDFI检查在杂乱回声处可见较多的血流信号，且流速较快，方向不定，呈"湖""池"状的五彩斑斓。血流峰值可以有很大的差别，但RI通常<0.4。经阴道超声还可预测内膜癌侵入肌层的厚度，报道侵入肌层>1／3的显示率为100%。

（八）卵巢肿瘤

1. 畸胎瘤　瘤体成球形，中等大小多见。因良性畸胎瘤均有外胚层组织存在，如毛发、皮脂；可能亦同时存在中胚层或外胚层组织，如牙齿、骨组织、甲状腺组织、神经组织等。

超声上有5种常见的声像图：

（1）囊内团状强回声，一个或数个。

（2）脂液分层征，即脂比重轻，在体温下液态，出现在囊肿的上方，而下方为黏液构成的暗区。改变体位后，上述关系不变。

（3）囊内短线状回声。

（4）实性回声无明显液性暗区。

（5）因各种组织均可在瘤体内，表现为囊内杂乱结构征。

有上述征象之一，便可诊断为畸胎瘤。

2. 卵巢恶性肿瘤　常见于绝经后的妇女，此时卵巢萎缩，约平均径线1.5cm，隐藏在肠间隙，超声较难发现。二维超声表现的卵巢肿瘤的恶性模式有以下6个方面。

（1）卵巢囊性肿块，内壁乳头状，囊壁厚薄不一。

（2）卵巢多房性囊块，房隔粗大，局部增厚。

（3）合并囊内液混浊，不清，漂浮物较多。多为囊内出血所致。

（4）卵巢囊实性包块，回声奇怪杂乱。

（5）实质性卵巢包块，菜花状，边界不清，欠整，伴局部的暗区。

（6）卵巢肿块伴无其他原因的腹水。

卵巢恶性肿瘤的血流频谱特征也是高速低阻型，RI<0.4。该血流的分布与周围有明显的不同，更丰富、不规则、更明亮。结合二维超声的表现，有无腹水及临床情况诊断应不成问题。

二、产科超声诊断

产科超声检查可应用于妊娠各期，但整个妊娠期至少应有3次以上超声检查，分别在孕12周、孕18~20周、孕32~33周时。其他特殊情况应随时检查。早期妊娠、妊娠合并宫颈疾病、妊娠合并阴道出血患者超声探测前需做适当的膀胱充盈准备。

（一）早期妊娠超声观测主要内容

1. 妊娠囊　妊娠囊是超声确定妊娠的依据，约孕5周时可见。圆形或椭圆形的光环，立体回声增强的是绒毛的回声。

2. 卵黄囊和胚胎　6~7周时，卵黄囊一侧增厚，形成一光点，有规则的原始心管搏动，胎心率160~180次／分，形成胚胎。8~9周时，可见胎动。

3. 原始胎盘　9周时出现，半月形。胎盘部位光点均匀、细密略比子宫肌壁回声高。要注意与早期妊娠的子宫收缩环鉴别。

（二）中、晚期妊娠超声观测主要内容

1. 胎头　孕9周胎儿头骨开始骨化，孕12周以后能清晰显示胎儿头颅光环，呈圆形或椭圆形，见大脑镰、侧脑室等结构。胎儿双顶径测量是超声产前检查的一项常规，在胎头丘脑、透明膈腔水平，胎儿枕横位时能较好获得满意的标准平面。转动探头可找到胎儿面部，以观察面部软组织，如眼、鼻、唇等。

2. 脊柱　胎儿脊柱在孕12周以后显示，孕20周清晰。纵切呈两条平行等距"串珠"状回声，两条较强回声之间暗区为椎管。横切面见3个骨化中心，为3个反光较强的光团，呈三角分布。

3. 胸、腹部　胎儿左上腹椭圆形胃，下腹部膀胱，脊柱两旁肾脏。胸部通过"篱笆"样声影的肋骨和胎儿心脏来确定，孕15周后完整显示胎儿四腔心。胎儿肺在心脏两旁呈中等强度回声，胎儿未成熟肺回声低于肝，胎儿妊娠月份的增加，胎肺逐渐成熟，肺回声强度高于胎肝。

4. 胎儿四肢　妊娠中期羊水充分，胎动活跃，胎儿四肢显示清晰。

5. 胎盘、羊水、脐带　胎盘是由胎儿的绒毛膜与母体的底蜕膜共同构成。足月时，平均面积为18cm×20cm，中央厚度2.0~2.5cm，重约500g。胎盘大小并不是估计胎儿发育的指标。超声观测胎盘成熟度根据胎盘的胎儿面（绒毛板）、母体面（基底膜）及胎盘实质3个部分。

羊水与胎儿有密切的关系，因此，也能反应胎儿的生理和病理状态。超声测量方法包括：

（1）单一最大羊水池垂直深度：>7cm，羊水过多；<2cm，羊水过少；<1cm，羊水严重过少。

（2）羊水指数法（amniotic fluid index，AFI）：以脐与腹白线为标记，将腹部划为四个象限，测定各象限垂直羊水深度：0~5cm羊水过少，5.1~8.0cm羊水偏少，8.1~18cm羊水正常，18.1~20cm羊水偏多，20.1cm以上羊水过多。羊水过多或过少均应注意胎儿畸形。

脐带超声图像上，纵切面可见一长条绳索状结构，形似细长麻花。脐动脉围绕脐静脉的螺旋走向在声像图中均可看清，脐带的包膜，脐血管表现为两条短、亮的回声。横切面直径约1.5~2.0cm，静脉和动脉呈"品"字排列。

（三）常见胎儿异常的超声诊断

1. 胎儿宫内窘迫的超声诊断　超声诊断胎儿宫内窘迫主要进行胎儿生物物理检查，包括胎动（foetal movement，FM）、胎儿呼吸运动（fetus breathing movement，FBM）、胎儿张力（fetal tension，FT）、羊水量、胎盘分级、综合NST共6项指标以及脐动脉等重要脏器血流情况。

2. 胎儿中枢神经系统发育　需要在高浓度的氧环境中进行，以提供新的中枢神经系统内各种神经中枢的发育以及生物物理活动反射，而生物物理活动在胎儿发育中是最先具备活动功能的中枢部位，在缺氧的环境中最晚失去功能，称为渐进性低氧概念。以此概念，稍有缺氧，NST首先无反应，随着缺氧的加重，FBM消失、FM消失，最后FT消失。

3. 胎儿血流情况。

4. 胎儿宫内生长迟缓（intrauterine growth retardation，IUGR）的超声诊断　IUGR的病因是多方面的，它可来自患儿母亲的子宫、胎盘和胎儿本身。常用多指标探测来反映胎儿宫内情况，以提高其敏感性和特异性。如BPD、HC、AC、FL、Hc／Ac等，其临床两种类型与声像图表现有密切关系。匀称型IUGR，胎儿各部分，包括头颅、躯体、四肢的生长按比例地减少，通常由于胎儿生长从早期妊娠就开始受到影响。BPD、HC、AC、FL均低于平均数的两个标准差，HC／AC比值正常。不匀称型IUGR，胎儿各部分生长是不匀称的、不成比例的。如BPD、FL可在正常范围，HC／AC比值增加，说明躯体软组织尤其是肝和腹部脂肪的影响很大。

（四）常见妊娠异常的超声诊断

1. 脐带缠绕的超声诊断 声像图主要表现有：

（1）缠绕处表皮有压迹。

（2）压迹上方可见圆形或扁圆形小衰减包块，并见短亮条呈小等号（脐带内血管回声）。

（3）以小包块为中心，转动探头，可寻找出缠绕的一段脐带，在彩超上表现尤其明显。

2. 前置胎盘的超声诊断 在膀胱适度充盈的条件下，取仰卧位检查，先纵向探测，明确胎盘附着的部位和胎盘上界与宫底的距离、下界与内口的距离，注意胎儿先露部的高低。当胎盘附着子宫下段或覆盖子宫内口时，超声按以下标准诊断。

（1）低置胎盘：胎盘最低部分附着子宫下段，距内口3~5cm。

（2）边缘性前置胎盘：胎盘边缘位于宫颈内口的边缘，但未覆盖内口。

（3）部分性前置胎盘：宫颈内口的一部分被胎盘边缘覆盖，往往造成胎头高浮，不能入盆。

（4）中央性前置胎盘宫颈内口被胎盘完全覆盖，胎头高浮。横向探测时，宫颈上方全部为胎盘的回声，无羊水间歇。

诊断前置胎盘时，要注意的是：子宫由未孕时1cm的峡部到妊娠后7~12cm的子宫下段，在峡部拉长的过程中，子宫增大，胎盘可向宫底方向"牵移"，使部分前置胎盘变成正常位置的胎盘或程度变轻。故一般在孕32周以前不做前置胎盘的诊断，只提示目前胎盘处于的状态，如"目前胎盘中央性前置状态"。有条件在临近预产期时，再次超声检测，以避免不必要的剖宫产。

3. 胎盘早剥的超声诊断 在胎儿娩出前，胎盘部分或全部与子宫发生剥离，称胎盘早期剥离。超声声像图有：

（1）胎盘增厚。

（2）绒毛膜板向羊膜腔膨出。

（3）胎盘后血肿形成胎盘与子宫之间有暗区，单个或多个。

（4）羊水内有时因血液的渗入，可见微细光点。严重的导致胎儿死亡。

（五）常见胎儿畸形的超声诊断

1. 无脑畸形 神经管头段未发育或未闭合即形成无脑畸形。无脑儿的颅底骨发育完全而缺少颅顶骨。超声诊断无脑畸形可早至孕9~12周，且较准确。

（1）正常胎儿在孕12周左右可显示环状的胎头颅骨光环及颅内大脑镰的回声。无脑儿无论纵、横、斜切查扫，均探查不到清晰而光滑的圆或椭圆的环状胎头回声，仅能显示一轮廓不规则的团状强回声。脑组织回声缺如。

（2）颜面常可显示，但颅面比例失调，眼窝浅小使眼珠突出状，耳低位，颈短，呈"蛙样"面容。

胎儿无脑畸形常合并其他系统畸形,如脊椎裂、畸形足、腹裂、唇腭裂等。故超声检查时须注意:①多方位仔细检查,以免因手法不当而误诊。②胎儿屈曲位或正枕后位因超声衰减,部分颅骨回声较弱,甚至不显示,也易误诊。

2. 脑膨出伴发颅裂畸形

(1)颅脑缺损部位不一,常在枕部,正中线上有颅骨缺损。超声可见胎头的环状强回声有中断缺损。

(2)隐形颅裂者若膨出物囊性,为单纯脑膜膨出;内容物为脑实质组织时呈盘曲样中等回声,为脑膜、脑膨出。囊壁由头皮、皮下组织、硬脑膜组成,声像图显示中间呈低回声带的3层结构。

(3)根据有无脑组织膨出及膨出的多少,颅内发生相应的变化,如脑积水、中线偏移等。

3. 脑积水 颅内有异常多的液体蓄积称脑积水,分为脑内积水、脑外积水(又名"水脑征":脑与硬脑膜之间积液)和混合型积水。

(正常胎儿脑室率-同侧侧脑室宽)/一侧颅半径,其值为0.25~0.27,一般最高限不应超过0.35。若发现脑室率在0.35以上,则应严密观测其发展变化。脑室率在0.5以上,可诊断胎儿脑积水。

(1)侧脑室无回声区扩大,在孕20周后,脑室率>0.5以上。脑中线无偏离,双顶径无增大,胎儿头身比例尚在正常范围,为轻度脑积水。

(2)中、重度脑积水时,侧脑室与第三脑室极度扩张,脑实质受压,脉络膜悬挂,中线漂浮,头围增大。胎儿头身比例失调,头面比例失调。

4. 脊柱裂 隐性脊柱裂系椎骨畸形引起,多发生于腰部,外覆正常肌肉,表面皮肤可有小簇毛发,超声较难看出缺损。

开放性脊柱裂:

(1)纵切面:椎体与椎弓板失去平行结构,脊柱裂处可见骨化中心缺损或排列异常。

(2)横切面:正常的闭合三角形消失,表现为开放性三角形,或称"V"型或"U"型。

(3)脊柱裂处皮肤也出现相应异常,或见皮肤缺损,或见囊肿样结构称脊膜膨出。

5. 小头畸形 临床意义在于常伴有脑小畸形与智力发育不良。超声图像表现为胎儿双顶径、头围、头面积低于该孕龄的3个标准差以上者,诊断可成立。

6. 唇裂 唇裂是由于上颌窦没有与同侧鼻窦愈合所致,男比女多。若内侧或外侧腭窦未能在中线合并而形成前腭裂或上腭裂,并常与唇裂同时发生,此种情况女比男多。超声检查时,声束通过上腭至下颌的冠状切面或侧冠状切面,显示鼻孔和唇。当发现唇部或上唇不连续,可能为唇裂或腭裂。

7. 十二指肠闭锁

（1）梗阻上段十二指肠与胃泡扩张，呈"双泡征"。

（2）双泡间有沟通。

（3）羊水过多。

8. 小肠梗阻

（1）多个扩张的肠袢，呈圆形、椭圆形、长条形。实时超声跟踪相邻的液性暗区相通。

（2）羊水过多。

（3）肠穿孔后表现为胎粪性腹膜炎。

仔细观察时，可见肠的蠕动变形，无回声区中有时有少许点状回声，加压时可见浮动。

9. 胎儿型多囊肾

（1）双肾扩大，可以巨大，占满腹腔。

（2）保持肾的原有状态。

（3）肾的回声弥漫增强，皮质强于髓质。

（4）羊水过少。

10. 脐膨出　脐环增大或腹壁中断，肌层缺失可形成脐疝（脐膨出）或内脏膨出。

（1）腹壁中线缺损，脐带附着于膨出的表面，脐带静脉经过膨出包块进入肝脏。

（2）表面有薄层腹膜覆盖，有腹水时更易观察。

（3）膨出可大可小，膨出物可仅为肠管，仅为肝脏或两者都有。严重者胃也可膨出。

（4）机械性肠梗阻及肠缺血，腹腔内外肠管扩展，肠穿孔，胎粪性腹膜炎。

11. TORCH系列病毒感染的超声重点　TOX的典型3大临床表现：脑积水、脑内钙化、视网膜脉络膜炎。CMV的典型症状：小头畸形、脑内钙化、听力异常。HSV-2的典型症状：眼角膜结膜炎、皮肤水泡。RUV感染的3大主症（先天性风疹综合征）：先天性白内障、心脏畸形、先天性耳聋。

三、彩色多普勒超声和三维超声

（一）正常妊娠血流

正常胎儿的发育需要充足的氧和营养物质的供给，而此依赖于良好的子宫-胎盘、胎儿-胎盘循环。彩色多普勒超声检查提供了一种研究子宫-胎盘、胎儿-胎盘循环的无创伤的检测方法，更直接地了解胎盘发育，观察胎儿宫内情况。

子宫肌壁的血供与其下的胎盘绒毛植入是相互影响的，绒毛滋养层的发育对胎儿生长发育起着决定性的作用。在正常妊娠时，胎盘附着处子宫肌层的螺旋动脉被滋养层合体细胞侵蚀，在孕20~22周螺旋动脉肌层全部剥脱，肌层消失，降低了螺旋动脉水平的阻力，使绒毛血管灌注增加，同时，绒毛迅速发展成三级绒毛，具有很高的表面积／容积比率，有利于膜的交换，营养物质的转送，这种解剖和生理的发展有利于胎儿发育的需要。

正常妊娠时，孕6周后可测出胎儿腹主动脉血流；8周后可测出脐血流，12周后出现脐血流的舒张期血流；9周后可出现脑血流，11周后在颅骨平面可看见大脑中动脉、大脑后动脉、基底动脉及其形成的Willis环。

正常妊娠的胎儿-胎盘循环也有相关的频谱及一定的规律性。通向胎盘的子宫动脉频谱为一种充填型的较子宫动脉阻力降低的频谱，从26孕周起，血流频谱S／D<2.7，RI也随妊娠周数而下降。胎盘床内子宫-胎盘动脉频谱为较典型的低阻力型频谱，RI<0.4，主要反映母体的微循环情况，正常情况下该频谱无多大改变。有学者测脐动脉S／D，孕30周后持续>3，子宫动脉孕26周后持续>2.6，且有舒张期切迹存在，则孕后妊高征、IUGR、胎儿宫内窘迫、死胎、早产的发生明显提高。子宫动脉血流对高危妊娠预测敏感性68%，特异性69%；子宫动脉加脐动脉预测高危妊娠阳性率93%，阴性率91%。

（二）异常的妊娠血流

子宫动脉、胎盘血管、脐血管的RI较正常范围增高或出现无舒张期血流、逆向血流，均提升胎儿宫内危险，后二者出现胎儿有可能在24～48小时内死亡。这些血管的S／D比值异常的出现，一般认为较NST异常出现为早。孕36周以上的S／D<2.2，胎儿较安全，S／D>2.5时应密切随访，S／D>3时应严密监护积极处理。在IUGR、妊高征、胎儿宫内窘迫、胎儿畸形以及子宫肌瘤、盆腔包块时也有此现象。

大脑中动脉在妊娠中后期被应用于了解胎儿宫内窘迫的程度，其RI在后期呈负增长，代偿性血流增加，重新分配以保护脑、心等重要器官。其在正常范围内不能反映胎儿窘迫。大脑中动脉RI／脐动脉RI比值更能反映胎儿宫内情况。正常时应>1，如<1则表示胎儿宫内窘迫。

（三）三维超声

三维成像技术近年来发展迅速，前景看好。随着计算机技术的发展，计算机容量和运行速度的改进，实时三维的重建，提供了更加丰富的三维立体空间信息，弥补了二维超声成像的不足。

1. 妇科的应用

（1）卵巢囊性或囊实性肿瘤的囊壁及囊内容物的观察，肿瘤重新成像图像更清晰、直观、立体感强，切面更均匀，不易遗漏壁内的乳头状物且能更明确观察肿瘤侵入的深度。对不孕症的患者二维超声能正确地辨认黄体，但观察卵丘结构很困难，三维超声能清晰、快速地确认。

（2）体积的测定，三维超声对肿瘤体积的测定有二维超声所不可及的优势，这对肿瘤良恶性的判定、手术指征及疗效的判定是很好的参考指标。

（3）畸形子宫及宫腔内容物的诊断，成像后的宫腔可清晰地显示其走向、双侧输卵管开口、与宫颈管的关系及宫腔内赘生物的大小、位置、蒂部粗细等情况，与宫腔镜媲美。

（4）妇科肿瘤良恶性判定，在二维超声断面形态学的基础上，三维超声诊断卵巢恶性肿瘤的标准是观察病变区域的囊实性、内壁是否光滑、有无乳头状物、囊壁厚（>3mm）薄（<3mm）的情况、实性肿块是否均质和腹水的有无。为判定提供有价值的诊断依据。

2. 在产科的应用

（1）胎儿面部的观察：胎儿面部的观察主要针对一些先天性面部畸形和染色体异常的胎儿面部异常。三维超声比二维超声可清晰观察胎儿面部解剖和相互关系。胎儿唇部的观察对24周以后的胎儿，二维和三维超声无明显差别，24周以前的胎儿唇部的观察，三维超声能确诊93%的胎儿正常唇部，二维超声为68%。

（2）胎儿骨骼的观察：胎儿脊柱和胸廓先天性畸形较常见，胎儿脊柱和胸廓肋骨为不同的曲线结构，二维超声很难完整地显示整个结构，三维超声的透明成像功能不受胎儿体位的影响，清晰地观察脊柱和胸廓的连续性和结构的曲率。

（3）各孕龄胎儿各器官的成像：孕5～40周各期的胎儿均可成像，8～13周时可获得完整的胎儿，妊娠晚期羊水较少，探测成像较困难。

第十七章　妇科超声检查

第一节　超声检查技术

　　二维及彩色多普勒超声成像技术的发展，使超声检查成为大多数妇科疾病不可替代的首选诊断工具；高分辨率的经阴道超声检查技术又在很大程度上提高了超声对妇科疾病的诊断能力。超声诊断的准确性与合理选择检查途径及正确的检查方法有很大关系。

一、经腹超声检查法

　　经腹超声检查扫查范围广泛、切面及角度灵活，能够完整显示盆腔器官全貌，是最常用的妇科超声检查途径，适用于所有要求盆腔超声检查的妇女。其局限性为易受腹壁厚度、膀胱充盈程度及肠道气体等因素影响。

　　（一）检查前的准备

　　受检者需饮水500~1000ml，使膀胱充盈。膀胱充盈以中度为适宜（即充盈膀胱达子宫底部或宫底上方1~2cm处）。膀胱过度充盈或者充盈不足都会影响检查效果。

　　（二）检查体位

　　受检者常规取平卧位。

　　（三）仪器

　　选用凸阵探头，频率3.5~5.0MHz。对于较瘦患者或儿童患者，也可应用高频的腔内探头笔或线阵探头直接置于腹壁进行扫查。

　　（四）检查方法

　　1. 充分暴露下腹部，涂抹适量耦合剂，探头直接置于腹壁皮肤进行扫查。

　　2. 首先进行子宫纵切面扫查，通过适当改变扫查角度或方向，观察子宫的纵切面图像。于子宫最大纵切面上测量子宫长径、前后径及内膜厚度，将探头旋转90°进行横切面扫查，并测量子宫横径。

　　3. 观察子宫两侧附件情况，并测量卵巢大小。注意卵巢位置变化较大，卵巢最大纵切面多在盆腔斜切面上获得。

4. 扫查过程中根据病灶或感兴趣区域灵活移动探头，改变扫查方向与角度，进行多切面扫查，以获得病灶及感兴趣区域的最佳图像。扫查范围要大，以避免漏诊位置较高的病变。观察1肿物与周围脏器关系时，应充分利用探头加压、移动连续扫查、嘱患者改变体位等手法进行观察，以了解肿物的活动度及与周围脏器关系，协助诊断。

二、经阴道超声检查法

与经腹途径比较，经阴道超声检查是将超声探头置入阴道内，与盆腔器官更接近，探头频率高，图像分辨率高，能更好地显示子宫、卵巢及盆腔肿块的细微结构特征及血流情况，且不受肠腔气体干扰和腹壁声衰减的影响。

经阴道超声检查因探头的穿透力低于经腹超声、扫查范围也较经腹超声小，对较大盆腔包块或较高位置病灶难以显示清楚，必要时需结合经腹超声检查。

（一）检查前的准备

受检者检查前需排空膀胱。

检查者备好阴道探头及避孕套，应避免在月经期进行经阴道超声检查。对阴道出血患者，确因诊断需要必须进行经阴道超声检查时，检查者应准备好消毒避孕套。对老年受检者，应简要说明经阴道超声检查的操作过程，做好解释工作以取得受检者的理解与配合。

（二）检查体位

常规取膀胱截石位。必要时用枕头垫高臀部或嘱受检者将双手握拳置于臀部后方以抬高臀部，利于盆腔内结构的显示。

（三）仪器

选取经阴道腔内探头，通常探头频率为 5.0～7.5MHz 或为 4.0～8.0MHz 和 5.0～9.0MHz 的宽频探头。

（四）检查方法

1. 阴道探头顶端涂适量耦合剂，套上一次性乳胶避孕套，并检查避孕套与探头间无空气气泡存在。

2. 操作者右手持探头，将探头缓慢、轻柔地置入阴道内，探头顶端置于阴道穹隆部。

3. 扫查时利用旋转、倾斜、抽送等手法对盆腔内结构进行纵切、横切及斜切面扫查。首先进行子宫纵切面扫查，于子宫最大纵切面上测量子宫长径、前后径及子宫内膜厚度；将探头旋转 90°，观察横切面并测量子宫横径。

4. 然后将探头移向子宫左侧或右侧，扫查左、右附件区，观察双侧卵巢及周围附件区情况。卵巢位置变化较大，应多切面转动探头寻找，并于卵巢最大切面上测量卵巢大小。发现附件肿块时，应根据病灶区域位置随时调整探头扫查方向进行观察。同时要注意子宫直肠陷凹及附件区有无积液。病灶或脏器位置较高时，可用左手在腹壁加压，使病灶更接近阴道探头，也可联合应用经腹超声检查提高诊断信心。

三、经直肠超声检查法

经直肠超声检查法是指将腔内探头置于直肠内的检查方法。主要用于男性前列腺疾病诊断。妇科方面用于经腹扫查图像不清，又不能经阴道检查者，如处女膜未破、阴道畸形、老年性阴道萎缩等。

（一）检查前的准备

受检者检查当天最好排空大便，检查前排空小便。

（二）检查体位

受检者取左侧卧位，左腿伸直、右腿屈曲，也可采用膀胱截石位。

（三）仪器

采用经直肠探头，多数仪器经直肠探头与经阴道探头为同一探头。探头频率5.0～9.0MHz。

（四）检查方法

探头套好乳胶避孕套后，可在避孕套上加适量耦合剂作润滑剂，以方便将探头置入直肠内。扫查方法和观察顺序与经阴道超声扫查相似。

第二节　正常超声表现

一、子　宫

（一）形态

育龄期子宫纵切面呈倒置梨形，宫底横切面近似椭圆形，体部横切面呈椭圆形。根据长轴切面上宫体与宫颈、宫颈与阴道的相对位置关系可以判断子宫的倾、屈角度。

"倾"指宫颈与阴道夹角关系，"屈"指宫体与宫颈夹角关系。前倾前屈子宫即指宫颈与阴道、宫体与宫颈均形成向前的夹角。后倾后屈子宫指宫颈倾斜向后、宫体与宫颈角度亦向后。过度前屈或过度后屈子宫指宫体与宫颈间夹角小于90°。

一般情况下子宫位置对人体无不良影响，但生育年龄妇女过度后倾、后屈位、以及过度前倾、前屈位子宫都可能影响受孕。

（二）声像图表现

1. 子宫体部

子宫体为均质实性结构，肌层呈均匀低回声。纵切面上呈倒置梨形，宫底最大横切面呈倒三角形，两侧为宫角，宫体横切面呈椭圆形。

2. 内膜

如不合并宫腔积液，内膜厚度测量均取双层内膜。内膜回声以及厚度随月经周期改变：

（1）月经期内膜较薄（厚度为0.1～0.4cm），回声多均匀。

（2）增殖期内膜基底层呈线状高回声，功能层呈低回声，与宫腔线的强回声一起形成"三线征"。增殖期内膜厚度为0.4～0.8cm。

（3）分泌期内膜腺体分泌、血管增殖，回声增强，内膜全层呈中高回声。分泌期内膜厚度为0.7～1.4cm（图17-1；图17-2）。

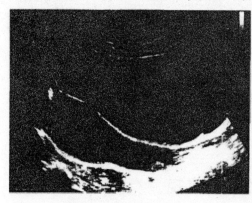

图17-1 正常子宫声像图　　　　　　图17-2 正常子宫声像图

由于子宫肌层的收缩，增殖期和分泌期阴道超声检查过程中，部分患者可以出现"子宫内膜蠕动波"。

3. 子宫颈

宫颈肌层也呈均匀低回声，但回声水平一般较宫体肌层回声略高。宫颈管位于宫颈中央，纵切面呈梭形，回声常偏强，呈线状或带状高回声。

（三）CDFI表现

1. 子宫动脉

于宫颈水平两侧可显示子宫动、静脉主干，子宫动脉沿子宫体侧缘上行，同时向子宫肌层发出第一级分支弓形动脉，弓形动脉发出垂直于子宫长轴、辐射状分布的放射状动脉，放射状动脉进入子宫内膜，弯曲呈螺旋状称螺旋动脉。子宫动脉血流频谱特征非妊娠期表现为高速高阻型血流，妊娠期血流阻力随孕周增加逐渐下降。

2. 观察子宫肌层血流最好采用经阴道彩色多普勒超声检查，多数情况下可显示位于子宫肌层内的弓形动、静脉。放射状动脉在生育年龄妇女可能显示。子宫内膜的螺旋动脉生理情况下仅在分泌期可以显示。

（四）子宫大小测量

以清楚显示子宫轮廓及宫腔线为标准纵切面，测量子宫长径和前后径；测量子宫横径时应先找到宫底最大横切面（呈倒三角形，两侧角为左右宫角），然后将探头稍向下移，即两侧宫角横切面的稍下方水平测量子宫最大横径，此时子宫横切面呈椭圆形，并显示子宫底内膜回声。

生育年龄段妇女子宫正常参考值：宫体长径为5.0～7.0cm，横径为4.0～6.0cm，前后径为3.0～5.0cm。宫颈长度参考值为2.5～3.5cm。

需要注意的是，不同年龄段女性子宫大小有明显差异。儿童期子宫明显较小，青春前期子宫颈长度可大于子宫体长度；青春期子宫体长度约与子宫颈等长；生育期宫体长约为子宫颈的2倍；此外，经产妇子宫较未产妇大。绝经后子宫随年龄增大逐渐缩小，宫体与宫颈之比又成为：1：1。子宫肌层内有时可见散在多处斑点状或短条状强回声，为弓状动脉钙化所致。绝经后子宫内膜萎缩变薄，呈线状，无周期性变化，内膜厚度参考值为≤0.4cm（图17-3）。

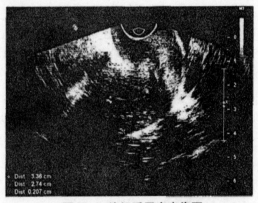

图17-3 绝经后子宫声像图

二、卵巢

（一）形态和位置

卵巢位于子宫旁、子宫外侧上方或子宫后方、盆腔侧壁髂内动脉和髂外动脉分叉处的下方，借卵巢固有韧带连于子宫角。

卵巢位置变化较多，采用经阴道超声扫查时一般容易在髂内动脉前方找到卵巢，辨认卵巢最主要的结构特征是卵巢实质内有卵泡结构，但绝经后妇女的卵巢无卵泡，辨认略为困难。

（二）声像图表现

卵巢呈扁椭圆形，周围皮质呈低回声，皮质内可见大小不等、边界清楚、壁薄的圆形无回声区，为卵泡回声；卵巢中央部为髓质，因不含卵泡而回声略高（图17-4）。由于卵泡内含有卵泡液，有一定张力，成熟卵泡可突向卵巢表面，有时成熟卵泡内可见一小而壁薄的无回声区，为卵丘回声。

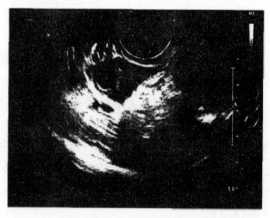

图17-4 正常早卵泡期卵巢声像图

卵泡大小随月经周期变化，月经第5天起超声图像可显示卵泡，于一侧或两侧卵巢内见数个小卵泡；随着月经周期推移，卵泡逐渐增大，当一侧卵巢内出现直径达1.0cm以上的卵泡并迅速发育者，为优势卵泡，而其他卵泡则逐渐萎缩（一般非优势卵泡直径不超过1.1cm）。优势卵泡的生长速度为每日1~2mm，直径达1.8~2.5cm时即成为成熟卵泡。排卵前有时可见位于卵泡一侧的卵丘，预示可能在36小时内排卵。

排卵为一瞬间过程，超声难以直接观察到卵泡破裂的过程，但可根据间接征象判断是否排卵。

（1）成熟卵泡消失；

（2）血体形成：卵泡破裂后迅速缩小，并由于血液充盈形成血体结构，内为不凝血，表现为卵巢皮质内边界不清、壁稍厚的混合回声区；

（3）CDFI显示卵巢血体周围环状血流信号，为低阻型血流频谱；

（4）盆腔积液，由于卵泡液流出，一侧卵巢周围或子宫直肠陷凹可见少量积液。

黄体的声像图表现：排卵后血体持续72小时左右，随着颗粒细胞或卵泡膜细胞长入而形成黄体。黄体的声像图表现根据排卵后血体内出血量和时间等有较大变化，超声常见为壁稍厚的无回声区，无回声区内部有点状或网状回声，CDFI特点为无回声区周边见环绕的低阻血流；有时因为出血量较多可表现为类实性结构，应注意鉴别。月经后期若无妊娠，黄体萎缩，体积缩小。若黄体增大，直径大于2.5cm时即为黄体囊肿，黄体囊肿直径有时可达到4.0~6.0cm。

（三）CDFI表现

正常卵巢内血流随卵巢不同功能期呈周期性改变，经阴道超声检查可较准确评价卵巢供血情况。月经周期第1～7天，双侧卵巢内血流很少；从第9天开始进入卵巢活动期，优势卵泡发育，卵巢血流开始丰富；黄体形成后黄体周围血管增生，囊壁上血管明显扩张，形成环绕黄体的低阻血流。

（四）卵巢大小测量

卵巢测量应包括三条径线，即长径、横径、前后径。找到卵巢最大长轴切面，测量卵巢长径及前后径；将探头旋转90°，获得卵巢最大横切面，测量卵巢横径。正常卵巢体积在生育年龄最大，绝经后逐渐缩小。生育期卵巢正常参考值为4cm×3cm×2cm。

三、输卵管

输卵管走行于子宫的两侧，与血管并行，经阴道超声常可显示。当盆腔积液或腹水时，输卵管被无回声的液体所衬托，显示更加清晰，表现为边界回声稍强的弯曲管状结构，末端呈伞状，下方常可见卵巢回声。输卵管长8～16cm，分为四段：间质部、峡部、壶腹部和漏斗部。其中壶腹部是宫外孕的好发部位。

第三节　常见疾病的超声诊断

一、子宫疾病

（一）子宫先天发育异常

两侧副中肾管在演化过程的不同阶段停止发育，可形成各种子宫发育异常，主要包括子宫未发育或发育不良（始基子宫或幼稚子宫）、两侧副中肾管融合障碍（残角子宫、双子宫、双角子宫）以及副中肾管融合后中隔吸收受阻（纵隔子宫）等。需要注意的是发育不良、融合障碍和吸收受阻在不同个体上表现程度并不一致，有轻有重，有时融合障碍与吸收受阻可以合并发生，这些都为诊断和鉴别诊断带来了一定的难度。显示子宫的冠状切面是诊断关键，因而常需要三维超声成像才可以做出精确的诊断。

对于残角子宫、双子宫、双角子宫以及纵隔子宫的诊断最好选择在患者月经周期的分泌期进行，因此时内膜较厚、回声较高而使得宫腔形态显示最为清晰。

1. 诊断要点

（1）先天性无子宫：两侧副中肾管向中线融合形成子宫，如未到中线前即停止发育，则无子宫形成，超声检查纵切或横切扫查时下腹部均探查不到膀胱后方的子宫图像。先天性无子宫常合并先天性无阴道；卵巢正常显示。临床表现为原发闭经，但第二性征正常。

（2）子宫发育不良

1）始基子宫：两侧副中肾管向中线融合后不久即停止发育，导致子宫发育停留在胎儿期，子宫很小且多数无宫腔或虽有宫腔但无内膜。超声检查子宫表现为一很小的条索状低回声结构，长径<2.0cm，宫体宫颈分界不清，无宫腔线回声及内膜回声，可见正常的双侧卵巢。患者临床表现为原发闭经。

2）幼稚子宫：青春期以前的任何时期，子宫停止发育，导致青春期后子宫仍为幼儿时期的大小，即宫体与宫颈比例为1：2或1：1。超声检查子宫各径线均明显小于正常，前后径（即子宫厚径）<2.0cm，宫颈相对较长，宫体与宫颈长度之比为1：2或1：1，内膜菲薄。幼稚子宫临床表现为原发性闭经、痛经、月经量过少、不孕等。

（3）残角子宫和单角子宫：一侧副中肾管发育正常（发育侧子宫），另一侧副中肾管中下段在发育过程中停滞，形成不同程度的残角子宫。表现为发育侧子宫旁一小子宫及其附件，小子宫有纤维组织束与发育侧的单角子宫体相连。如果患侧副中肾管完全未发育，则仅可见单角子宫（图17-5）。

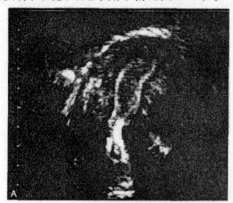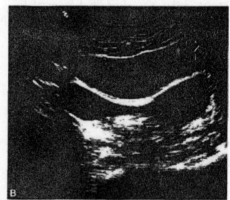
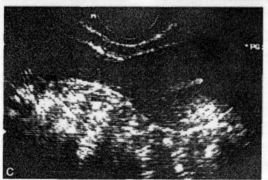

图17-5 单角子宫和残角子宫超声图像

A. 单角子宫三维成像图；B. 有内膜型残角子宫图像；C. 无内膜型残角子宫图像

1）无内膜型残角子宫：单角子宫合并对侧附件区低回声，边界清晰、内部回声均匀。

2）有内膜型残角子宫：又可分为有内膜相通型与有内膜不相通型。前者即于宫旁低回声内显示有内膜回声；后者形成残角子宫宫腔积血，表现为单角子宫对侧以无回声为主的囊实性包块，仔细观察可显示包块的"囊壁"与子宫肌层相似，但与宫颈不相连。患者可发生盆腔子宫内膜异位症，临床出现周期性下腹痛。

残角子宫妊娠：残角子宫妊娠早期多无症状，出现症状时与输卵管间质部妊娠相似。由于残角子宫肌层发育不良，肌壁较薄，不能随胎儿生长而相应增长，如未能及早诊断，常在妊娠3~4个月时自发破裂，引起大出血危及孕妇生命，因此尽早诊断非常重要。本病声像图特征包括：①正常子宫一侧上方见圆形包块，内见胎囊及胎芽，周围可见肌层回声；较大时可见成形胎儿，但宫壁较薄。因此，超声特点为发现偏向一侧盆腔的妊娠包块，另一侧见相对正常的子宫。②妊娠囊周围内膜层与正常宫颈管不相通。③正常子宫腔内可见厚蜕膜回声（内膜增厚）或假孕囊回声。

（4）双子宫：超声纵切时可见两个完全分开的完整子宫，均有内膜、肌层和浆膜层（图17-6）；横切面观察尤为清楚，见两个子宫体完全分开，之间有深的凹陷，形态呈蝴蝶状；见横径较宽的双宫颈，两个宫颈管回声彼此相邻但完全分开。常伴有阴道纵隔或斜隔。双子宫患者可无临床症状，月经正常，妊娠期分娩过程可无并发症。有症状者表现为月经过多、痛经、易流产和IUGR等。

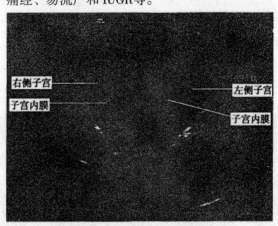

图17-6 双子宫经腹二维超声图像

可见两个完全独立的子宫和宫腔

（5）双角子宫：子宫体在宫颈内口水平以上的某一部位分开，导致子宫两侧各有一角突出，称双角子宫。超声表现为子宫外形异常，宫底部可见两个分开的宫角，即子宫上段完全分开，子宫下段仍部分融合。超声检查于子宫横切面可见子宫底部增宽，子宫冠状切面显示宫底部浆膜层明显凹陷、宫腔中间底部凹陷呈"Y"型或"马鞍形"。双角子宫妊娠结局较差，有较高的流产率和早产率。

（6）纵隔子宫：本病为最常见的子宫发育异常。子宫外形、轮廓正常，有时宫底横径略宽；横切面时见两个宫腔内膜回声，间以一带状低回声，即中隔回声；若纵隔延续至宫颈，宫腔内膜呈很深的"V"形或彼此平行，为完全型纵隔子宫；若纵隔止于宫腔中部，内膜回声在宫腔中下部汇合，宫腔形态呈"Y"形，两内膜所成夹角常<90°，则为不完全纵隔子宫（图17-7）。纵隔子宫患者常有临床症状，包括不育、自然流产、习惯性流产、宫颈功能不全、早产和IUGR等。

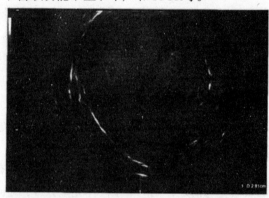

图17-7 不完全型纵隔子宫三维成像图

（7）弓形子宫：为子宫底部未完全融合，是最轻的一种子宫发育异常。子宫宫底部中央区肌层增厚，向宫底部宫腔轻度突出，在超声冠状面上可见宫底处子宫内膜呈弧形内凹，两内膜夹角>90°（图17-8）。若在三维超声的冠状面上于两侧宫角内膜处作一连线，计算宫底处子宫内膜弧形内凹的垂直距离（内凹的深度），此值应1cm；这一点可与部分纵隔子宫相鉴别。子宫外形、轮廓正常或仅宫底处略凹陷。患者通常没有任何临床症状。

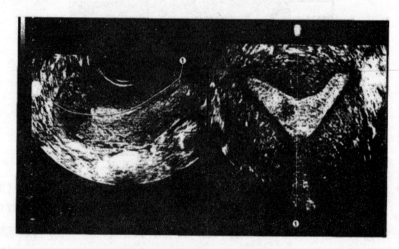

图17-8 弓形子宫三维成像图

2. 鉴别诊断

（1）无内膜型残角子宫与子宫肌瘤鉴别：后者多呈类圆形、形态饱满、内部回声低而且呈漩涡状。此外，无内膜型残角子宫是合并单角子宫出现的，因此检查子宫宫角形态有助诊断。

（2）双角子宫与双子宫的鉴别：双角子宫表现为子宫底中央凹陷，呈两个形状完整的宫角（常呈锐角，有时膀胱可见"V"形切迹），宫体仍有部分是融合的；而双子宫则见两个完全分开的完整宫体，两宫体间常见肠管回声。

（3）双角子宫与纵隔子宫的鉴别：双角子宫内膜形态与不完全型纵隔子宫不同在于存在子宫外形异常，即子宫底中央浆膜层明显凹陷，呈"双角"表现，而纵隔子宫宫底形态正常或略凹陷（<1cm），可资鉴别。

（4）弓形子宫与不完全型纵隔子宫的鉴别：三维超声冠状面上于两侧宫角内膜处作一连线，计算宫底处子宫内膜弧形内凹的垂直距离（内凹的深度），弓形子宫此深度≤1cm；而纵隔子宫此深度>1cm。

各类子宫畸形的主要鉴别要点见表17-1。

表17-1 子宫先天发育异常的超声表现和主要临床表现

分型		超声表现		主要临床表现
		子宫外形特征	子宫宫腔特征	
始基子宫		条索状低回声结构，长径<2.0cm	无宫腔内膜回声	原发闭经
幼稚型子宫		子宫各径线均明显小于正常，前后径<2.0cm，宫体与宫颈之比为1:2或1:1	内膜菲薄	原发闭经、痛经、月经量过少、不孕等
残角子宫	无内膜型	单角子宫合并对侧低回声	一侧宫角缺如	可能有早产、易流产等
	有内膜且相通型	单角子宫合并对侧低回声，且内可见内膜回声	一侧宫角缺如	有早产、易流产、子宫妊娠破裂等
	有内膜且不相通型	单角子宫合并一侧囊实性包块	一侧宫角缺如；残角子宫宫腔积血	出血周期性下腹痛
双子宫		外形呈蝴蝶状；宫颈完全分开；可见两个完整子宫，均有内膜、肌层和浆膜层	两个宫腔	可能出现月经过多、痛经、易流产和IUGR等症状
双角子宫		宫底部增宽、可见两个分开的宫角，宫底部浆膜层明显凹陷	"Y"型或"马鞍形"，内膜部分融合	妊娠结局较差，有较高的流产率和早产率

分型		超声表现		主要临床表现
		子宫外形特征	子宫宫腔特征	
纵隔子宫	完全型	子宫外形、轮廓正常，有时宫底横径略宽	纵隔延续至宫颈、宫腔内膜呈深"V"形	常发生不育、自然流产、习惯性流产、宫颈功能不全、早产和IUGR等
	不完全型		纵隔止于宫腔中部，宫腔内膜呈"Y"形	
弓形子宫		子宫宫底部中央区肌层增厚，向宫底部宫腔轻度突出	宫底处子宫内膜呈轻度弧形内凹	通常无症状

（二）子宫肌层病变

1. 子宫平滑肌瘤

（1）诊断要点：子宫肌瘤的声像图表现多样，与其发生部位、体积和是否合并变性有关。多数子宫肌瘤的内部呈低回声，边界清晰，呈类圆形（图5-9），CDFI：以周边"假包膜"部位环绕型血流为主。

当合并肌瘤变性时，子宫肌瘤内部回声可发生变化：玻璃样变性时，肌瘤回声不均匀，并可伴有无回声区；发生坏死、囊性变时，肌瘤内部出现无回声区；肌瘤伴钙化时，内部可见强回声、后方伴声影（多发生于绝经后的老年患者）；妊娠期可能出现肌瘤红色样变性，表现为以低回声为主、间以不规则无回声的混合回声区，为囊实性包块。

体积较大的肌壁间肌瘤可使子宫体积增大，宫腔内膜面积增大，当肌壁间肌瘤向宫腔内部分突出时，宫腔线可因肌瘤受压移位、变形；较大肌瘤及多发肌瘤常向子宫表面突出，使子宫形态失常，表面凹凸不平（图17-9）。黏膜下肌瘤的超声特点是宫腔内见低回声或中等回声区，边界清晰，呈类圆形，宫腔内膜回声受压移位，超声应提示肌瘤突向宫腔部分的比例，为手术决策提供参考（图17-9）。带蒂浆膜下肌瘤有时容易被漏诊，因为肌瘤与子宫之间可能相隔甚远，部分病例可以通过仔细扫查发现肌瘤与子宫相连的蒂部，且CDFI可显示肌瘤的血供来自子宫。

如果子宫肌瘤体积迅速增大、而且血流异常丰富时，应警惕肌瘤恶性变或子宫肉瘤的可能。

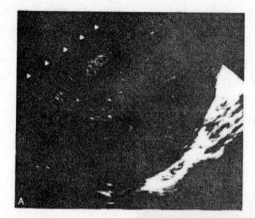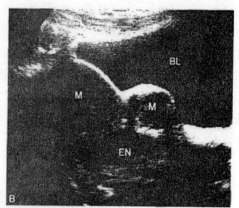

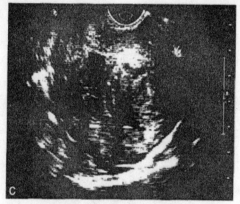

图17-9 子宫肌瘤图像

A. 浆膜下子宫肌瘤，内部呈漩涡状低回声；B. 多发子宫肌瘤，使得子宫浆膜面形态失常；C. 子宫黏膜下肌瘤，宫腔少量积液

BL：膀胱；M：肿物；EN：子宫内膜

（2）鉴别诊断

1）子宫腺肌瘤：二者在多数情况下比较容易鉴别（表17-2）。有时二者不易鉴别。有时二者合并存在，更为鉴别诊断带来困难。

表17-2 子宫平滑肌瘤与子宫腺肌瘤的比较

	子宫平滑肌瘤	子宫腺肌瘤
边界	多数清晰	多数不清晰
内部回声	低回声，漩涡状	栅栏样声影，散在小无回声
CDFI	环绕型（周边较内部丰富）	穿入型（内部较周边丰富）
子宫肌层	正常	增厚，回声减低、不均匀
临床症状	无痛经	有痛经

2）卵巢肿瘤：带蒂浆膜下肌瘤应与卵巢实性肿物相鉴别。鉴别要点是肿物的血供来源，如找到浆膜下肌瘤与子宫相连的蒂以及蒂内的血管，则可明确诊断为子宫肌瘤。另外，显示同侧正常结构的卵巢也是除外卵巢肿物的要点。

3）子宫内膜息肉：子宫黏膜下肌瘤需与子宫内膜息肉相鉴别。黏膜下肌瘤多为低回声区，而内膜息肉的回声多为中高回声。肌瘤多为类圆形，而息肉为卵圆形。CDFI：息肉内可见滋养血管自蒂部伸入病灶中央部位，而黏膜下肌瘤则以周边环绕血流为主。

4）子宫畸形：见相关章节。

2. 子宫腺肌症和子宫腺肌瘤

（1）诊断要点

1）子宫腺肌症：多表现为子宫增大，子宫肌层增厚、回声减低、不均匀。肌层内可见小无回声，后方伴有栅栏样淡声影。部分病例仅表现为子宫肌层局部受累，可以引起宫腔线的相对移位，例如仅有后壁、前壁或宫底增厚、回声减低伴无回声等（图17-10）。

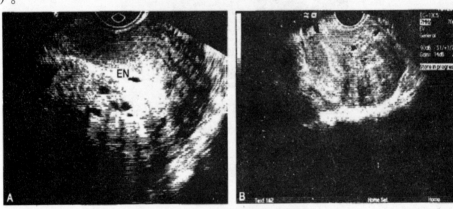

图17-10 子宫腺肌症声像图

注意子宫肌层增厚、内见散在多处小无回声

EN：子宫内膜

2）子宫腺肌瘤：为局灶性的子宫腺肌症。表现为子宫肌层内不均匀低回声区，边界不清晰，内部回声特点与弥漫性子宫腺肌症相似。

患者可以合并出现卵巢子宫内膜异位症。

（2）鉴别诊断：子宫肌瘤：见相关章节。

（三）子宫内膜病变

1. 子宫膜息肉

（1）诊断要点：超声检查最佳时机应选择在月经干净后3～7天，因为此时子宫内膜较薄、回声较低，与子宫内膜息肉容易鉴别开。

子宫内膜息肉通常表现为宫腔内中高回声，边界清晰，呈卵圆形，内部可出现散在小无回声（常见于绝经后妇女）和宫腔内膜线局部变形。CDFI：表现为自息肉蒂部伸入的条状血流信号（图17-11）。

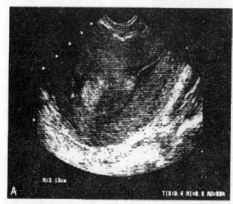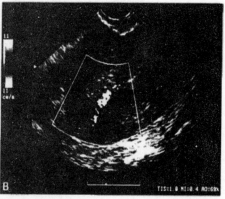

图17-11　子宫内膜息肉声像图

（2）鉴别诊断：内膜息肉需与黏膜下肌瘤、内膜增生、内膜癌等子宫内膜病变鉴别。

1）黏膜下子宫肌瘤：见相关章节。

2）子宫内膜增生：多表现为内膜均匀性增厚，宫腔线居中，不难与息肉鉴别。但当内膜增生表现为内膜不均匀性增厚时，难以与多发小息肉鉴别；内膜囊性增生也难以与内膜息肉的囊性变区分。最终鉴别诊断依靠宫腔镜和病理检查。

3）子宫内膜癌：内膜回声明显不均、与肌层分界不清，CDFI：可见内膜癌病灶内及肌层受累部位异常丰富血流信号。部分多发子宫内膜息肉声像图表现不典型时，难以与内膜癌鉴别，主要依赖病理检查。

2. 子宫内膜增生

（1）诊断要点：本病的诊断主要依靠病理检查。

当超声检查显示育龄期妇女内膜厚度>15mm，绝经后妇女内膜厚度≥5mm时，可以提示子宫内膜增厚（图17-12）。

（2）鉴别诊断

1）内膜息肉：见相关章节。

2）子宫内膜癌：超声检查见局部或弥漫性宫腔内不均匀性中高回声，与子宫肌层分界不清，形态不规则，合并宫腔积液时可呈现菜花样形态，CDFI：血流信号异常丰富。诊断性刮宫是明确诊断的最佳方法。

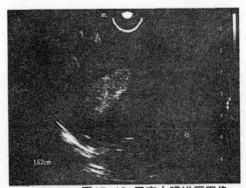

图17-12 子宫内膜增厚图像

患者系绝经后女性，子宫内膜厚度1.6cm

内膜增厚一般为弥漫性，宫腔线居中，也可以局灶性或不对称性增厚。

内膜增生常呈偏高回声、回声尚均匀，CDFI：其内可见散在条状血流信号。

部分病例内膜内出现散在小无回声，为内膜囊腺样增生的表现。

3. 子宫内膜癌

（1）诊断要点

子宫内膜增厚：育龄期妇女内膜厚度>15mm，绝经后妇女内膜厚度≥5mm。宫腔内可见局灶性或弥漫性不均匀中高回声，形态不规则。

病灶边界：内膜癌病灶可以有较为清晰的边界，部分早期病例可以出现子宫肌层受压变薄现象；但当肿瘤浸润肌层时病灶与肌层分界不清，受累肌层呈低而不均匀回声，与周围正常肌层界限不清（图17-13）。

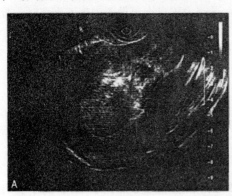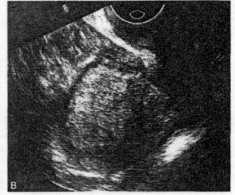

图17-13 子宫内膜癌声像图

A. 合并浅肌层浸润；B. 合并深肌层浸润

当病灶位于宫颈内口附近或累及宫颈或癌肿脱入宫颈管引起阻塞时，可出现宫腔积液，此时宫腔内病灶显示更加清晰，可呈菜花状不规则形态。

CDFI：病灶内可见较丰富点状或短条状血流信号，有肌层浸润时，受累肌层局部血流信号增加。

（2）鉴别诊断：本病需与子宫内膜息肉、子宫内膜增生等进行鉴别，请见相关章节。

（四）子宫颈癌

1. 诊断要点

首先需指出，超声不能诊断宫颈不典型增生与宫颈原位癌；早期宫颈浸润癌因病灶较小也难以被诊断。随着肿瘤增大，宫颈形态学改变较明显时，经阴道超声检查有助于宫颈浸润癌病变范围与宫旁浸润情况的评估。

宫颈浸润癌的超声表现包括以下几方面。

（1）宫颈增大，宫颈管回声线中断。

（2）宫颈区域可见实性肿物（图17-14），外生型肿瘤表现为宫颈外口处不均质低回声实性肿物；内生型肿瘤则表现为宫颈肌层内不规则低回声区，与周围组织分界不清，有时可见蟹足样表现；宫颈腺癌可见宫颈管回声弥漫性增强（较宫颈肌层回声强）或呈中等回声或低回声。

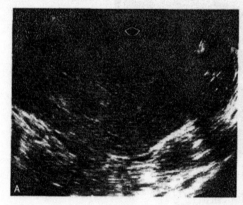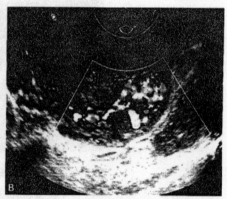

图17-14 宫颈癌声像图

A. 宫颈后唇低回声，边界不清；B. 彩色多普勒显示其内丰富血流信号

（3）侵犯周围组织出现相应表现：宫颈癌侵犯阴道时，阴道与宫颈分界不清，阴道缩短；侵犯宫体时，子宫下段内膜和肌层与宫颈界限不清；侵犯膀胱时，可致膀胱后壁回声连续性中断，或可见肿物向膀胱内突起，与宫颈分界不清；肿物压迫输尿管时，可致肾输尿管积水。宫旁转移时则表现为子宫颈两侧混合回声包块。

（4）CDFI：宫颈肿块内见丰富血流信号，呈散在点、条状或不规则状，'可探及低阻型动脉频谱。

2. 鉴别诊断

目前，临床有很好的辅助检查手段来诊断子宫颈癌，即子宫颈细胞学检查（thinprep cytology test，TCT），因此宫颈癌的诊断并不困难。超声上需要与宫颈浸润癌鉴别的主要是宫颈炎性改变，如慢性宫颈炎、宫颈肥大等，慢性宫颈炎可表现为宫颈增大、变硬，但无肿物的局灶性表现，有助于鉴别。

二、卵巢疾病

（一）卵巢瘤样病变

卵巢瘤样病变主要包括：滤泡囊肿、黄体囊肿、子宫内膜异位囊肿、卵巢冠囊肿、黄素化囊肿和多囊卵巢等，主要发生于育龄期妇女，其病因、病理和临床表现各异。

1. 诊断要点

（1）滤泡囊肿

1）声像图表现呈典型单纯性囊肿的特点：于一侧卵巢内可见无回声区，边界清楚、光滑、壁薄、后方回声增强，多数直径<5cm，但少数较大，甚至>10cm（图17-15）。

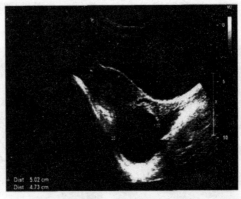

图17-15 卵巢滤泡囊肿声像图

2）CDFI：囊壁无血流信号或少许细条状血流信号。

3）生理性囊肿在生育年龄妇女常见，多数在1～2个月经周期内消失（最多4～5个月经周期），因此随诊观察非常重要，如观察到囊肿变小以至消失，即可明确诊断。

（2）黄体囊肿

1）超声表现变化较大，取决于囊内出血量多少及出血时间长短。无出血的黄体囊肿声像图表现与滤泡囊肿相似。

2）黄体囊肿出血时，囊壁稍厚，囊内见网状中强回声及散在点状回声（图17-16）；或可见血凝块回声，因血块在急性期呈低回声、慢性期呈高回声，不同病例的内部回声表现多样，且随诊观察可见其变化。可以选择患者于月经干净后复查，如观察到囊肿变小以至消失即可明确诊断。

3）CDFI：囊肿周边（壁）可见环状血流信号（即有环绕血流），频谱呈低阻型，而囊内无血流信号。

4）黄体囊肿破裂时，呈现囊性或混合回声包块，边界不清、形态欠规则。临床表现为急腹症。

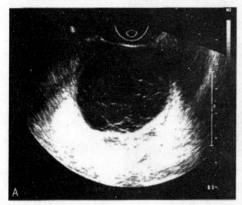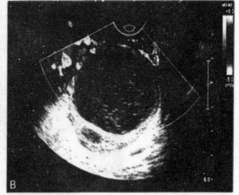

图17-16 卵巢黄体囊肿声像图

（3）子宫内膜异位囊肿

1）典型病例超声表现为边界尚清楚的附件区囊性包块，包块内充满密集均匀的点状回声，这一特征性表现在经阴道超声图像上显示率高，图像更清晰（图17-17）。部分病例内可见分隔或团块状回声，为血凝块回声。少数病例经腹部及经阴道超声均显示内部为完全性无回声，且壁薄而光滑。

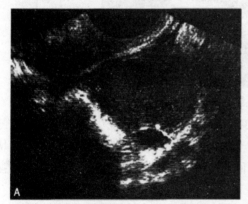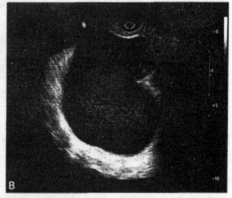

图17-17 子宫内膜异位囊肿

2）巧克力囊肿的囊壁常较厚。

3）CDFI：巧克力囊肿内无血流信号，仅可在囊壁上见部分环状或条状血流信号。

4）巧克力囊肿的大小、回声特性可能随月经周期发生变化，诊断时应结合临床与声像图特征综合判断。

（4）卵巢冠囊肿：位于一侧卵巢旁，为典型单纯性囊肿的表现，呈圆形或椭圆形、单房、壁薄，同侧卵巢结构完整（图17-18）。囊肿偶可以扭转和破裂。

（5）卵巢黄素化囊肿：通常出现在滋养细胞肿瘤患者和促排卵治疗患者中，卵巢体积增大，内可见多发囊肿，具有典型卵巢单纯性囊肿的特点，即圆形或椭圆形无回声区、壁薄、光滑、边界清，可表现为单侧或双侧（图17-19）。

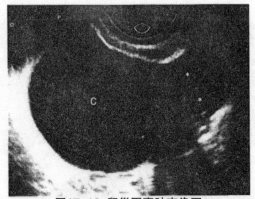

图17-18 卵巢冠囊肿声像图

C-囊肿；*—卵巢内的卵泡

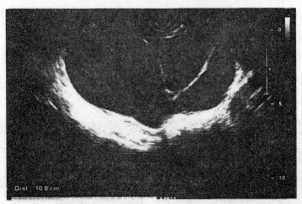

图17-19 卵巢黄素化囊肿声像图

（6）多囊卵巢：①双侧卵巢增大（约30%的PCOS患者卵巢体积可正常）；②双侧卵巢内见多个小卵泡，沿卵巢周边分布，单个卵泡大小为0.2～0.8cm，每侧卵巢最大切面卵泡数目≥12个；③卵巢表面包膜增厚，回声增强。④卵巢中央的卵巢髓质回声增强（图17-20）。

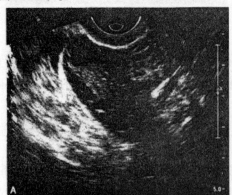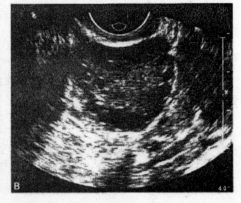

图17-20 多囊卵巢综合征患者双侧卵巢声像图

2. 鉴别诊断

卵巢滤泡囊肿、黄体囊肿、子宫内膜异位囊肿和卵巢冠囊肿的鉴别诊断见表17-3。

表17-3 卵巢瘤样病变鉴别诊断要点

	滤泡囊肿	黄体囊肿	子宫内膜异位囊肿	卵巢冠囊肿
形成与月经周期的关系	增殖期形成	分泌期形成	无关	无关
数目	单发	单发	单发或多发	单发
囊壁	薄而光滑	较厚	较厚	薄而光滑
内部回声特点	透声好	表现多样，网状中等回声、细密光点等	细密光点、毛玻璃样改变	透声好
CDFI	无血流	周边环绕血流	周边血流	无血流
随诊	可能消失	可能消失	持续存在	持续存在

妊娠期黄体囊肿应与宫外孕相鉴别，要点是宫外孕病例可见卵巢回声、卵巢旁可见病灶，典型宫外孕病灶可见妊娠囊以及胎芽及胎心搏动，宫外孕破裂时此结构为一混合回声包块取代，需要仔细寻找同侧卵巢结构是否存在且完整。

（二）卵巢上皮性肿瘤

1. 卵巢良性浆液性肿瘤学

（1）诊断要点

1）单纯性浆液性囊腺瘤：肿块呈圆形或椭圆形无回声区，边界清楚，单房多见，囊壁薄而笔完整、内壁光滑，囊内含清亮透明浆液或略混浊囊液；直径为5~10cm。

2）浆液性乳头状囊腺瘤：单房或多房囊性肿物，边界清楚，囊内见单个或少数乳头状突起（图17-21）。囊内液体多为完全性无回声区，当囊内为混浊囊液时，无回声区内可充满点状回声。CDFI：乳头上可见少许血流信号。

3）交界性浆液性乳头状囊腺瘤的表现与上述相似，但乳头更多、更大，CDFI：可能显示乳头上较丰富血流信号。

（2）鉴别诊断

1）单纯性浆液性囊腺瘤与其他单纯性卵巢囊肿表现相似，一次超声检查有时鉴别较困难，可结合临床并通过随诊观察大小变化等加以区别。滤泡囊肿属生理性囊肿，多会自行消失；卵巢冠囊肿位于卵巢旁；黄素化囊肿多与高hCG状态有关。

2）浆液性乳头状囊腺瘤需与巧克力囊肿等鉴别，巧克力囊肿内或壁上的实性回声，CDFI上无血流信号，乳头状囊腺瘤的乳头上可见血流信号。

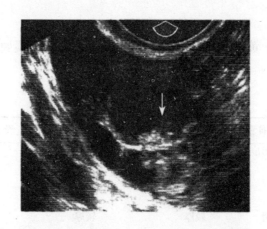

图17-21 卵巢浆液性乳头状囊腺瘤声像图

卵巢内见无回声，内含网状分隔，隔上可见多个

乳头样中高回声（箭头所示为乳头结构）

2. 卵巢浆液性囊腺癌

（1）诊断要点

1）常表现为多房性囊实性混合回声肿块，囊壁及分隔形态不规则或厚薄不均；内部回声多样，实性成分不均质、不规则，囊内壁或隔上可见较大乳头状或不规则状实性回声团块向无回声区内突起（图17-22）。

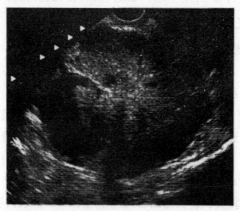

图17-22 卵巢浆液性乳头状囊腺瘤声像图

附件区可见巨大混合回声，形态不规则，内部以不规则

中等回声为主，间以不规则无回声区

2）常合并腹水。

3）CDFI：于囊壁、分隔及肿瘤实性部分均可探及丰富的低阻血流信号，RI值常<0.5。

（2）鉴别诊断：见后述卵巢良恶性肿瘤的鉴别。

3. 卵巢黏液性囊腺瘤

（1）诊断要点：常为单侧性，囊肿较大，直径为15～30cm，多房、分隔较多，囊壁及分隔光滑而均匀；囊内无回声区中充满较密或稀疏点状回声（图17-23），少数可见乳头状突起。

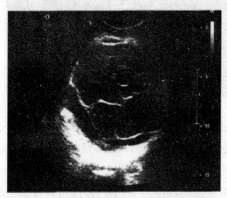

图17-23 卵巢粘液性乳头状囊腺瘤声像图
附件区见多房性无回声，大小约20cm×18cm×9cm，
内含较密集的网状分隔，内部可见散在的点状回声

（2）鉴别诊断：与卵巢成熟性囊性畸胎瘤鉴别。

1）肿瘤大小：卵巢畸胎瘤中等大小，黏液性囊腺瘤则多见较大；

2）肿瘤内部回声：畸胎瘤内可见团块状强回声区，后方有衰减或声影，囊内可见脂液分层。黏液性囊腺瘤的无回声区内多见充满较密或稀疏点状回声（也可表现为单纯性无回声区），分隔较多，后方回声增强，无声影等，可资鉴别。

4. 卵巢黏液性囊腺癌

（1）诊断要点

1）超声表现与浆液性囊腺癌相似，不同的是黏液性囊腺癌的无回声区内可充满密集或稀疏点状回声（黏液），见图17-24。

2）关于腹膜假性黏液瘤：部分黏液性囊腺瘤包膜穿透或破裂后，发生腹膜种植，形成腹腔内巨大囊肿，又称"腹膜假性黏液瘤"是一种少见的腹膜低度恶性肿瘤。超声表现为腹水，腹水内有特征性点状回声和无数的小分隔，充满盆腹腔，这种情况也可发生在阑尾和结肠的黏液瘤。

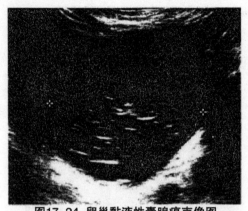

图17-24 卵巢黏液性囊腺癌声像图

附件区可见混合回声，8.8cm×9.2cm×8.5cm，形态不规则，
内部可见分隔薄厚不一，并可见不规则中等回声及无回声

（2）鉴别诊断：根据声像图特征结合CDFI表现可对一部分卵巢肿瘤的性质进行判断。

1）良性肿瘤多表现为囊性或以囊性为主的混合性包块，如单房囊肿、或多房囊肿，有分隔，但无实性成分或乳头，一般为良性；有乳头但数目少且规则，也多为良性，但不除外交界性肿瘤。

2）有实性成分的单房或多房囊肿，乳头数目较多、不规则时要考虑到恶性；以实性为主的囊实性或回声不均匀的实性肿瘤则大多为恶性。恶性肿瘤一般体积较大、形态不规则、边界欠清晰、内部回声明显不均匀，可见厚薄不均的分隔，合并腹水。

3）CDFI对卵巢肿瘤良恶性鉴别的帮助也是肯定的。恶性肿瘤CDFI可见较丰富血流信号，频谱呈低阻型，RI<0.4。

（三）卵巢性索-间质肿瘤

1. 诊断要点

（1）颗粒细胞瘤

1）颗粒细胞瘤可以为实性、囊实性或囊性，因而声像图表现呈多样性（图17-25、图17-26）。小的颗粒细胞瘤以实性不均质低回声为主，后方无明显声衰减。大的颗粒细胞瘤可因出血、坏死、囊性变而呈囊实性或囊性，可有多个分隔而呈多房囊实型，有时表现为实性包块中见蜂窝状无回声区；囊性为主包块可表现为多房性甚或大的单房性囊肿。

2）CDFI：由于颗粒细胞瘤产生雌激素，使瘤体内部血管扩张明显，多数肿瘤实性部分和分隔上可检出较丰富的血流信号。

3）子宫：肿瘤产生的雌激素可导致子宫内膜增生、息肉甚至内膜癌表现。

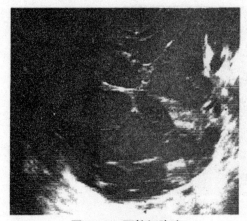

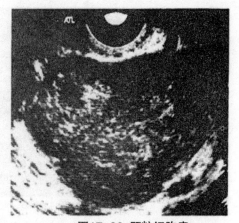

图17-25 颗粒细胞瘤　　　　　　　　　图17-26 颗粒细胞瘤

病变呈囊实性　　　　　　　病变以实性为主、内含蜂窝状小无回声

（2）卵泡膜细胞瘤

1）肿物以实性低回声或中等回声为主，呈圆形或卵圆形，边界清楚；伴出血、坏死、囊性变时可见无回声区（图17-27）；偶可见钙化灶。

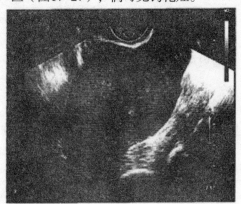

图17-27 卵泡膜细胞瘤图像

病变呈低回声，类圆形、边界清晰，内见少许无回声

2）卵泡膜细胞瘤中纤维组织成分较多时，实性包块后方常伴回声衰减；细胞成分多、纤维成分少时，以均匀低回声为主，后方不伴回声衰减；肿物囊性变时则后方回声增强。

3）CDFI：肿瘤内部血流一般不丰富，但有时也可见血流较丰富者。

4）少部分病例伴胸腹水。

（3）卵巢纤维瘤

1）为圆形或椭圆形低回声区（回声水平多较子宫肌瘤更低），边界轮廓清晰，常伴后方回声衰减（图17-28）。

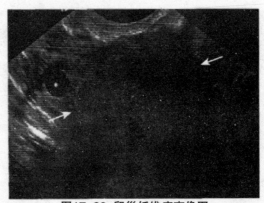

图17-28 卵巢纤维瘤声像图

病变呈低回声（箭头所示），后方回声衰减，其旁可见卵巢回声（*卵泡）

2）需指出的是，卵泡膜细胞瘤与卵巢纤维瘤都起自卵巢基质，即使病理上都可能很难将二者鉴别开来，有大量泡膜细胞的肿瘤确定为卵泡膜细胞瘤，而泡膜组织很少但有大量纤维细胞时定义为泡膜纤维瘤或纤维瘤，泡膜细胞瘤可产生雌激素，而纤维瘤罕见产生雌激素，因此常无症状。纤维瘤较大时可合并胸腹水，称麦格尔综合征（Meig's syndrome）。

3）CDFI：卵巢纤维瘤内可见走行规则的条状血流。

2. 鉴别诊断

卵巢实性肿物的鉴别诊断见表17-4。

表17-4 卵巢性索间质肿瘤与子宫浆膜下肌瘤的鉴别诊断要点

	卵巢颗粒细胞瘤	卵泡膜细胞瘤	卵巢纤维瘤	子宫浆膜下肌瘤
内部回声	多样，实性、囊实性或囊性	多为实性，低回声，无衰减	较低回声、后方回声衰减	低回声、回声不均，旋涡状；卵巢正常显示
CDFI	丰富	丰富	稀少	显示瘤蒂血管
临床表现	低度恶性；可能有月经紊乱等内分泌改变	可能有月经紊乱等内分泌改变	可能合并胸腹水	无症状或下腹部包块、活动性好

此外，多房囊实性卵巢颗粒细胞瘤与其他卵巢肿瘤如浆液性囊腺癌、黏液性囊腺瘤或囊腺癌等较难鉴别。囊肿型颗粒细胞瘤内含清亮液体回声且壁薄，需与浆液性囊腺瘤甚或卵巢单纯性囊肿鉴别。

（四）卵巢生殖细胞肿瘤

1. 成熟性畸胎瘤

（1）诊断要点：成熟性畸胎瘤的声像图表现多样，从完全无回声到完全强回声均有，特征性表现与其成分密切相关（图17-29）。

1）皮脂部分表现为密集的细点状中强回声，而毛发多表现为短线状回声，或无回声区内团块状强回声。以皮脂和毛发为主要成分者表现为强回声区间以少部分无回声，或无回声区内团块状强回声，或整个肿物完全呈强回声。瘤内有时可见牙齿或骨骼的灶状强回声，后方伴声影，也是成熟性畸胎瘤特征性的表现。

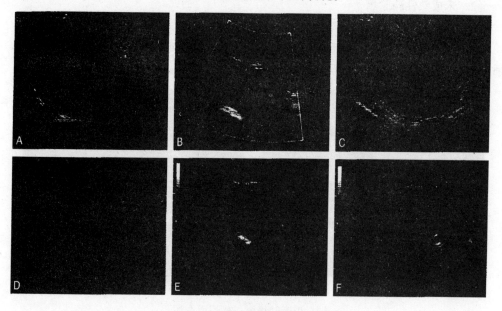

图17-29 成熟性畸胎瘤声像图

A、B、C、D为不同患者的畸胎瘤，可见其内部回声多样，并可见面团征等特殊征象。

E、F为同一患者畸胎瘤图像，可见脂液分层征以及随体位变化而液平面发生变化的特点

2）肿物多呈圆形或椭圆形，表面光滑，形态规则，但部分病例边界欠清晰，特别是肿物后方伴回声衰减时，后壁很难显示。

3）有时可见脂—液平面，为特征性表现之一。

4）少数成熟性畸胎瘤表现为多房性，内壁或分隔上可见单个或多个低回声或强回声结节样突起，病理上称头节，可为牙齿、骨骼或其他组织的化生，因此结节突起后方可伴声影。

5）CDFI：肿物内部无血流信号，偶可于壁或分隔上见规则的短条状血流。

6）有时仍可见患侧的部分卵巢组织回声。

（2）鉴别诊断：成熟性畸胎瘤的声像图表现较典型，较易鉴别。但仍需与下列疾病相鉴别。

1）卵巢巧克力囊肿：巧克力囊肿可能与良性囊性畸胎瘤混淆，需仔细观察。畸胎瘤内密集点状回声的回声水平常高于巧克力囊肿，且常见有后方声影的团状强回声。

2）卵巢出血性囊肿：囊内回声水平较畸胎瘤低。

3）盆腔脓肿：临床有腹痛、发热等急性感染症状，不难与畸胎瘤鉴别。

特别需要注意的是，畸胎瘤可能被误认为肠道内气体回声而漏诊，应仔细观察肠管蠕动，必要时嘱患者排便后复查。

2. 未成熟性畸胎瘤

（1）诊断要点：未成熟畸胎瘤声像图表现缺乏特异性。

1）常为囊实性包块，无回声区内可见呈"云雾样"或"破絮状"实性中等回声，有时可见伴声影的团状强回声（钙化），如图17-30所示。

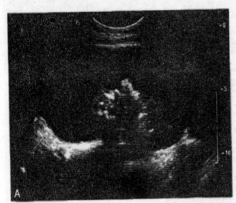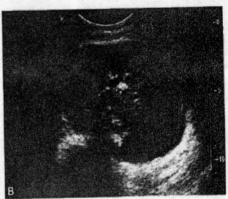

图17-30 未成熟畸胎瘤声像图

同一患者肿物纵、横切面图像

2）CDFI：肿瘤内实性区域可显示血流信号，可见低阻力血流，RI≤0.40。

3）部分型未成熟畸胎瘤与成熟囊性畸胎瘤并存，合并出现成熟囊性畸胎瘤的特征性声像图表现，给鉴别带来困难。

（2）鉴别诊断：声像图上本病表现缺乏特异性，不易与其他恶性卵巢肿瘤相鉴别。

（五）卵巢转移瘤

1. 诊断要点

卵巢转移瘤常表现为双侧卵巢增大、实性或囊实性包块、边界清晰，常伴腹水。CDFI显示瘤内血流丰富（图17-31）。

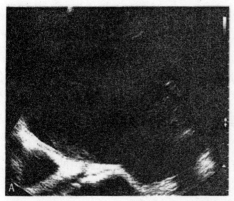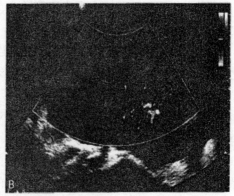

图17-31 卵巢转移瘤二维及CDFI声像图

2. 鉴别诊断

主要需要与原发性卵巢肿瘤鉴别。卵巢转移瘤常有卵巢以外部位的原发肿瘤病史，且卵巢多为双侧受累，形态增大而边界清晰；原发卵巢肿瘤无其他部位肿瘤病史，单侧多见。

三、盆腔炎性疾病

（一）诊断要点

早期、轻度盆腔炎的声像图可以正常，随着疾病进展，出现相应超声表现（图17-32）。

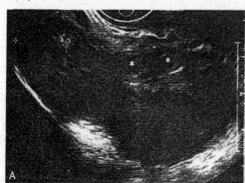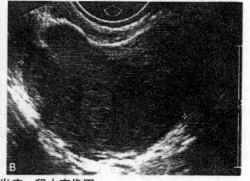

图17-31 输卵管炎症、积水声像图

A为附件区混合回声呈腊肠样，内有不完整分隔，卵巢位于其一侧（*卵泡）；

B为同一患者另一侧附件区混合回声包块，内见管腔结构

（1）子宫内膜不规则增厚或宫腔少量积液时，提示子宫内膜炎，但子宫内膜炎的这些声像图表现并无特异性，很难由超声诊断，必须结合临床表现判断。

（2）急性输卵管炎早期仅见输卵管轻度肿大、增粗，卵巢饱满、回声减低，可以累及单侧或双侧。

（3）卵巢周围炎时，表现为卵巢增大、呈多囊性改变（多个小囊性区）及卵巢边界欠清晰。

（4）随着感染加重，卵巢和输卵管粘连、融合形成输卵管—卵巢炎，用阴道探头推之，卵巢与卵管不能分开。进一步发展形成输卵管—卵巢脓肿，表现为混合回声包块，形态不规则、壁厚、有多个分隔、边界不清，内部有点状或团快状回声，常有后方回声增强。因这些表现无特异性，超声上较难与其他附件包块或卵巢肿瘤鉴别，需密切结合临床表现进行判断。

（5）盆腔积脓可以发生在宫腔或子宫直肠窝，表现为充满点状回声的积液；宫腔积脓时，应注意有无宫颈口狭窄或占位引起的阻塞。

（6）CDFI：可见输卵管壁血流信号增加；卵巢周围炎时，卵巢血流信号也增加。

（7）输卵管积水为盆腔炎慢性期表现，主要超声特征为输卵管扩张、内见不全分隔。具体表现为：

1）附件区囊性包块，常为双侧性；

2）包块呈曲颈瓶状、S形、粗管状或腊肠形，边界清楚，张力较低；

3）囊壁厚薄不一，囊内见不完整分隔或不规则突起（经阴道超声下仔细观察可见分隔呈双层壁结构，即皱褶表现），这是输卵管积水的重要声像图特征；

4）常可见正常的卵巢回声；

5）输卵管积脓时液体内充满点状回声。

（8）盆腔积液表现为子宫两侧或子宫直肠隐窝局限性液性暗区即无回声区，张力低，有时笔 内部可见薄的纤细分隔。

（二）鉴别诊断

1. 与卵巢瘤样病变相鉴别

（1）与滤泡囊肿或黄体囊肿相鉴别：黄体囊肿随诊可见囊肿缩小或消失；黄素化囊肿多见于与妊娠相关的情况；而输卵管积水未累及卵巢时可探及正常卵巢回声，这一点对鉴别诊断很重要。应仔细观察两侧卵巢回声、囊性包块内有无不完整分隔等，以明确输卵管积水的诊断。

（2）卵巢冠囊肿鉴别：卵巢冠囊肿是位于阔韧带内靠近输卵管侧的囊肿，多为圆形或椭圆形、单房、壁薄而光滑、张力较高，可探及正常卵巢。而输卵管积水的形态往往呈长椭圆形或腊. 肠形，常见不完整分隔，张力较低等可资鉴别。重度输卵管积水时，积水的输卵管已不具有腊肠样或"S"形特征，而呈类圆形，此时超声鉴别困难，结合临床病史及症状、体征有助判断。

（3）卵巢巧克力囊肿鉴别：囊肿内见细小密集的点状回声是巧克力囊肿与输卵管积水鉴别{ 的要点，但输卵管脓肿时内部也充满点状回声，较难鉴别，需结合临床；巧克力囊肿与输卵管积水在囊肿形态上也多不同，巧克力囊肿为圆形或椭圆形，而输卵管积水多呈腊肠状或"S"形等。

2. 淋巴管囊肿

患者常有手术史,手术清扫淋巴结后出现淋巴囊肿,为圆形或椭圆形囊肿,淋巴管囊肿有较特定的发生部位,即双侧髂血管旁,可助鉴别。

3. 巨输尿管

超声显示为类圆形、长柱形或腊肠样无回声区,内径可达4cm以上,分段追踪检查可显示输尿管全段扩张,合并不同程度肾积水。

4. 与卵巢肿瘤鉴别

输卵管卵巢炎、输卵管卵巢脓肿等,均表现为非特异性的囊实性包块,且盆腔炎时CA125也可以升高,因此临床及超声上与卵巢肿瘤鉴别均较困难。若包块内或其旁见到正常卵巢回声,则炎性包块可能性很大;炎性包块多形态欠规则,边界模糊不清,而卵巢肿瘤多数边界尚清;另外,双侧性囊实性包块,尤其是可见卵巢样结构时,为炎性包块。必要时需行穿刺或腹腔镜手术等明确诊断。

第十八章　产　科

　　妊娠就是胚胎和胎儿在母体子宫内生长发育的过程。卵子受精是妊娠的开始，胎儿及其附属物从母体排除是人参的终止。人参全过程约40周（妊娠龄），即10个月。

一、产科与超声诊断中重要术语

　　1. 妊娠龄（月经龄）　是指从末次月经第一天算起到胎儿出生。正常成熟胎儿约需40周（280天）。

　　2. 胎龄（受精龄）　指从精卵结合那天算起到出生。正常成熟胎儿为38周（266天）。由于精卵结合确切时间无法精算，只能粗估，所以按妊娠龄减2周推算。

　　3. 胚胎　指受精后的前8周的胚胎。在妊娠龄第10周以前的早期妊娠，超声报告时，称之为胚胎。

　　4. 胎儿　指受精8周后到第38周止（即妊娠龄的10周末到40周），超声报告时称之为胎儿。

　　5. 蜕膜　卵子受精后，子宫内膜腺体肥大，内膜增厚，此时的子宫内膜称蜕膜。按孕卵着床部位分：底蜕膜：（基蜕膜）胚囊与子宫肌层之间的部分；包蜕膜：覆盖在胚囊外面的部分；真蜕膜：（壁蜕膜）宫腔其余的部分。

　　6. 临床对妊娠分期　孕龄以周计算，每4周为一个孕龄单位，即孕月。临床上将妊娠全过程40周分为三个时期：早期妊娠：12周末以前（3个月）；中期妊娠：13周～27周末；晚期妊娠：28周开始至其后。

二、胚胎发育与声像图显示

　　人胚胎在母体内生长发育约38周（胎龄），可分为三个阶段：孕卵—胚胎—胎儿。

　　孕卵：（胚前期）卵子受精—孕卵着床。约经历2周时间。即：末次月经第一天始至4周内（28天），此期超声不能显示。

　　胚胎：（胚期）孕卵着床后称胚胎，为器官发育期。各器官开始分化发育，易发生各种畸形。此期约经历5周的时间（即妊娠龄5～10周）。胚胎期超声可显示早期孕囊。

　　胎儿期：即妊娠龄10周末（第11周0天）开始到第40周。超声可看到胎头、胎体、肢体等结构。此期后，胎儿畸形发生率减少，但是胚胎期形成的畸形，在此期逐渐表现出来。

第一节　早期妊娠的超声诊断

早期妊娠发展顺序：宫腔内出现妊娠囊→妊娠囊可见卵黄囊→妊娠囊出现胎芽→胚芽原始心管搏动→显示胎盘（部分病例可出现妊娠黄体）

妊娠黄体：排卵后，释放卵子的破裂卵泡即形成黄体。声像图表现为直径小于3厘米（有的更大）的圆形无回声区，位于子宫一侧。到妊娠的第8～12周，胎盘取代了它的作用。通常妊娠的第10周以后黄体开始萎缩。

一、妊娠囊

妊娠囊是超声最早发现的妊娠标志，表现为宫腔内圆形或近圆形的中央为暗区的光环，轮廓完整，囊壁呈厚度均匀一致的增强回声。这一强回声壁是由正在发育的绒毛与邻近的蜕膜组成。妊娠囊光环形成特征性的"双环征"，双环征在卵黄囊可显示以前可据此诊断宫内妊娠。值得注意的是，有时宫外孕的假妊娠囊也酷似孕囊回声，因此应用此征象诊断早孕要谨慎。孕7周，可显示胚芽、心管、卵黄囊等结构回声。通常孕囊直径如＞20mm，而囊内仍未见到胚芽，则提示空孕囊可能（图18-1）。

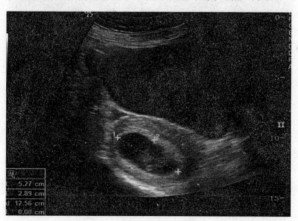

图18-1　妊娠囊（囊壁呈厚度均匀一致的增强回声）

宫腔内妊娠囊（孕囊）孕囊与假妊娠囊主要区别：

1. 宫外孕时子宫内膜有蜕膜反应，亦可有积血，在10%～20%的患者中可有假孕囊样改变。

2. 真正的孕囊一般偏于子宫中央种植，埋于一侧的子宫内膜中，外围有绒毛膜和蜕膜层，即有"双环征"。

3．假胎囊常位于宫腔中央，即两侧子宫内膜中间，外围仅有薄壁蜕膜，内无胎芽，且无"双环征"。

4．在孕囊内见到卵黄囊或呈现双环征可以肯定为真孕囊，但＜10mm（早早孕），孕囊不能显示双环征无法区别真假孕囊，此时宫外包块也难显示，要提示查HCG测定。

二、卵黄囊

卵黄囊是妊娠囊内超声能发现的第一个解剖结构。为胚胎附近一很小的圆或长圆形囊性结构，囊壁薄呈细线状强回声，中央为无回声，透声好（图18-2）。卵黄囊是宫内妊娠的标志，它的出现可排除宫外妊娠时宫内的假妊娠囊。特点：阴超首次发现时为孕5周；12周前消失；肯定为宫内妊娠；直径小于10mm；孕囊大于20mm未见卵黄囊可能是孕卵枯萎；卵黄囊过大（大于10mm）或过小（小于3mm）或不显示，均提示妊娠后果不良。

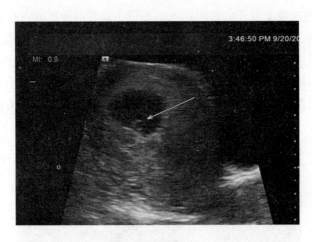

图18-2 卵黄囊

三、胚芽及心管搏动

停经60天内一般可见妊娠囊内的胚芽（见图18-3）。一般来说，胚芽长为4～5mm时，常规能检出心脏的搏动，相应孕周为6～6.5周，相应孕囊大小为13～18mm。经腹部超声检查，在8周时，妊娠囊平均内径为25mm，应能确认胎心搏动。如果胚芽长不到5mm，而未见心脏的搏动，应建议复查。

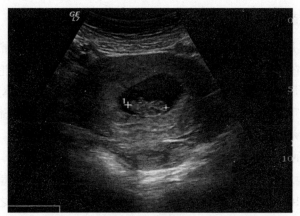

图18-3 胚芽

四、头颅及四肢

7～8周，超声可明显区分头部和躯干。第10周颅骨开始骨化，第11～12周，颅骨骨化明显，脑内的基本结构在11～12周已基本形成，高分辨力超声可显示颅内结构。如丘脑、小脑半球、侧脑室及内部的脉络丛等。

在妊娠约第8周，超声即可检出肢芽，第9周可分辨出肱骨和股骨，第10周可显示胫、腓骨和尺、桡骨，第11周可显示手与足。

五、早孕期超声估计妊娠龄（孕周）的方法

（一）孕囊推算

在卵黄囊和胚胎不能显示时可通过测孕囊大小估计。

用孕囊推算注意事项：各径测值只取内径，适于孕7周内，膀胱要充盈适量，有误差，仅供参考。

（二）头臀长推算

头臀长是指胚胎颅顶顶部到臀部外缘的距离。头臀长推算是早孕估测孕龄较准确的方法。

1孕龄（D）=头臀长mm+42

2孕龄（W）=头臀长cm+6.5

用头臀长推算注意事项适用于孕7～12周

测量时不能包括卵黄囊及肢体

取胎儿躯体最长／最直的正中时装切面图，测胎儿最长径线，最好取三次测量的平均值。

六、胎儿颈部透明层（nuchal translucency，NT）

颈部透明层是指胎儿颈部皮下的无回声带，位于皮肤高回声带与深部软组织高回声带之间。它是在早孕期利用超声观察到胎儿颈后的皮下积水。不论颈后皮下的积水是否有分隔、是否局限于颈部，均一律使用"透明层"一词。染色体及其他病变与NT的厚度有关而与非形态相关。增厚的NT可以逐渐发展成为大的水囊瘤，可伴有或不伴有胎儿水肿，但绝大多数胎儿NT增厚，没有明显的胎儿水肿。

1. NT增厚的形成机制

NT增厚的病理生理基础尚不完全清楚，目前认为正常胚胎发育过程中，颈部淋巴管与颈静脉窦在10~14周左右相通，在颈部淋巴管与颈静脉窦相通之前，少量的淋巴液积聚在颈部，出现短暂回流障碍，形成暂时性的颈部透明带（颈后部皮下积液），所以10~14周的正常胎儿颈部可出现正常宽度的透明带，到14周后应消退。

2. NT增厚的病因

（1）染色体异常：最常见的染色体异常为21-三体综合征。

（2）先天性心脏结构畸形：先天性心脏结构畸形既可发生在染色体异常胎儿，亦可发生在染色体正常胎儿。在染色体正常的胎儿中，先天性心脏病结构畸形是导致NT增厚的非染色体异常最常见的原因。Hyett等发现NT增厚，心脏及大血管结构畸形发生率增高，并建议将早孕期NT测量作为胎儿先天性心脏病早期筛查指标。

（3）骨骼系统畸形及某些综合征。

（4）其他畸形：膈疝、前腹壁缺损等亦可出现NT增厚。

3. NT的诊断

异常切割值为3mm（这个切割值容易增加假阳性或假阴性，因为一个11周的胎儿的NT如果是2.5mm的话就是不正常的。如果到13周的胎儿NT是2.5mm的话就是正常的，因此我们需要"英国胎儿基金会"设计的软件来根据不同的孕周及头臀长来不断的调整NT的正常值）

测量NT的标准：

（1）头臀长45~85mm。

（2）要分清羊膜囊和胚外体腔。

（3）足够的图像放大。

（4）正中矢状切面（额头、鼻骨、下颌、小脑显示清晰）。

（5）颈部膜状强回声线清晰、连续、薄。

（6）胎儿处于自然伸展姿势。

（7）测量最大的透明层厚。

（8）由皮肤的内缘测量到颈项软组织的外缘。

（9）测量标尺至少要精确到小数点后一位。

第二节 中期妊娠及晚期妊娠

妊娠第13～27周末为中期妊娠，第28周以上为晚期妊娠，第37至42周为足月妊娠，第42周以上为过期妊娠。

检查要点：明确胎儿数目、胎儿是否存活；确定胎位（胎方位、胎产式）；监测胎儿生长发育情况，了解胎儿各器官构造及羊水／胎盘情况。

中晚期超声测量与诊断要点：

1. 胎儿

孕12周以后，胎儿头颅光环及脊柱、四肢等清晰可见，进行常规测量。

（1）双顶径测量：丘脑水平横切面（见图18-4）

测量注意事项：测量由近侧颅骨壁的外缘至远侧颅骨壁的内缘距离。测量时颅骨外的软组织不包括在内。

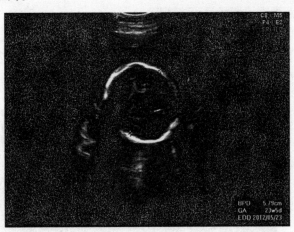

图18-4 双顶径测量

（2）头围测量：丘脑水平横切面（见图18-5）

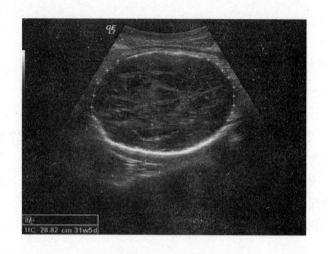

图18-5 头围测量

（3）腹围测量：腹部横切面，声束垂直胎儿长轴，在胎心以下，肾水平以上切面显示：脊柱、胃、肝、脐静脉的门脉移行处（见图18-6）。

腹围测量注意事项：测量尽可能圆形

肝内门脉段显示不能太长

腹围常用于了解胎儿营养情况，如小于正常值，警惕有无胎儿宫内生长迟缓

股骨长／腹围×100%，如大于24%，可能有胎儿宫内生长迟缓，如小于20%可能为巨大儿。

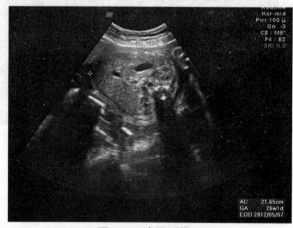

图18-6 腹围测量

（4）股骨测量　用于中晚期孕龄的评估。标准切面是声束与股骨长径垂直，测量股骨两端的距离（见图18-7）。

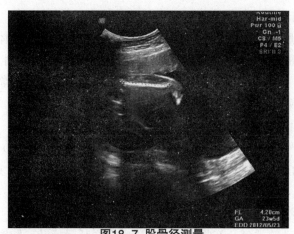
图18-7 股骨径测量

2. 胎盘

胎盘是胎儿与母体间进行物质交换的器官，由羊膜、叶状绒毛膜和底蜕膜构成。胎盘分为：绒毛板、胎盘实质和基底层3部分。

妊娠中期胎盘的胎儿面有一清楚的线状光滑的绒毛膜反射界面称为绒毛膜板。底蜕膜表面覆盖者一层来自固定绒毛的滋养层细胞与底蜕膜共同构成绒毛间隙的底，称为基底板。

胎盘在妊娠各期有不同的声像图表现。如果胎盘成熟度提早出现应注意胎盘功能下降。未足月妊娠而出现胎盘三度钙化预示胎盘功能低下，易导致胎儿宫内发育迟缓，若合并羊水过少可引起胎儿宫内死亡。

3. 羊水

妊娠不同阶段，羊水量不等。羊水，孕早期多来自母体血清，孕18~20周完全来自胎儿尿液。如羊水量过少考虑胎儿肾脏、肺泡发育不良或尿路梗阻等畸形。

羊水指数（amniotic fluid index，AFI）：正常值10~20厘米；孕37周前小于等于8厘米或孕37周后小于等于5厘米时，为羊水过少；孕37周前大于等于24厘米或37周后大于等于20厘米时，为羊水过多。

羊水最大深度小于等于2厘米时为羊水过少，大于等于8厘米为羊水过多。

羊水测量注意事项：

（1）AFI羊水测量划分是以母体脐为中心划出"+"字四个象限，分别测四个象限中最大深度，其四次之和为AFI。

（2）测羊水最大深度时，探头应垂直于水平面，而不是垂直于孕妇的腹壁。

（3）测量的羊水暗区内，不能包括肢体或脐带。

（4）全面观察羊水分布的宽度与单独测量羊水的最大深度更客观。

（5）有胎动时测羊水深度不可避免地会造成重复测量或少测量。

4. 脐带 A／B比值测量

脐带内含一条脐静脉和两条脐动脉。胎儿通过脐带血循环与母体进行营养与代谢物质的交换。正常脐动脉血流频谱较宽，测量收缩期血流速度最大制（A）和舒张期血流速度最小值（B）是评价中晚期妊娠母儿血液循环的重要指标。正常妊娠A／B比值随孕周增加而减少，晚期妊娠其值不大于3。

5. 胎儿生理功能观察

（1）胎心：孕6周约120次／分，7～8周达160次／分。正常120～160次／分，高于160次／分为心动过速，常为生理性，低于120次／分心动过缓，多为缺氧后或心脏畸形。

（2）胎动：观察胎体在羊水中的运动情况。

胎儿呼吸样运动的类型及其临床意义：①喘息样呼吸运动：胸廓运动幅度大而急促，无明显规律性，频率为7次～22次／分。在胎儿睡眠状态、胎儿宫内窘迫或孕妇合并贫血、妊娠高血压综合征时均可出现。妊娠32周后出现喘息样呼吸运动，或呼吸时间百分比＜30%、窒息时间＞5分钟，为胎儿的异常呼吸运动，反映胎儿宫内窘迫。②快速规则呼吸样运动：胸廓运动幅度较小、运动较规则，频率相对较快，在22次～26次／分。见于妊娠32周后的正常胎儿，通常发生在胎儿安静时。③快速不规则呼吸样运动：胸廓运动节律不规则、幅度较小，频率在22次～26次／分，见于胎儿快速眼球运动睡眠阶段。

6. 胎位

胎儿出生前在子宫里的姿势非常重要，它关系到孕妇是顺产还是难产。子宫内的胎儿是浸泡在羊水中的，由于胎儿头部比胎体重，所以胎儿多是头下臀上的姿势。正常的胎位应该是胎头俯曲，枕骨在前，分娩时头部最先伸入骨盆，医学上称之为"头先露"，这种胎位分娩一般比较顺利。不过，有些胎儿虽然也是头部朝下，但胎头由俯曲变为仰伸或枕骨在后方，就属于胎位不正了。至于那些分娩时臀部先露（臀位），或者脚或腿部先露，甚至手臂先露（横位）等等，更是胎位不正。这些不正常的胎位，等于在孕妇本来就很有限的分娩通道中又设置了障碍，因而容易导致难产。以臀位为例，容易导致胎膜早破，造成脐带脱垂或分娩时的出头困难，从而会危及胎儿的安全。再如横位，由于分娩时先露部分不能紧贴宫颈，对子宫的压力不均匀，容易导致子宫收缩乏力，致使胎儿宫内窘迫或窒息死亡。

胎位为先露部的代表在产妇骨盆的位置，亦即在骨盆的四相位——左前、右前、左后、右后。顶先露的代表骨为枕骨（occipital，缩写为O）；臀先露的代表骨为骶骨（sacrum，缩写为S）；面先露的为下颏骨（mentum，缩写为M）；肩先露的代表骨为肩胛骨（scapula，缩写为Sc）。胎位的写法由三方面来表明：

代表骨在骨盆的左侧或右侧，简写为左（L）或右（R）；

代表骨名称，如顶先露为"枕"，即"O"，臀先露为"骶"，即"S"，面先露为"颏"，即"M"，肩先露为"肩"，即"Sc"；

代表骨在骨盆之前、后或横。例如顶先露，枕骨在骨盆左侧，朝前，则胎位为左枕前（LOA），为最常见之胎位。

各胎位缩写如下：

顶先露有六种胎位：左枕前（LOA）左枕横（LOT）左枕后（LOP）右枕前（ROA）右枕横（ROT）右枕后（ROP）

臀先露有六种胎位：左骶前（LSA）左骶横（LST）左骶后（LSP）右骶前（RSA）右骶横（RST）右骶后（RSP）

面先露有六种胎位：左颏前（LMA）左颏横（LMT）左颏后（LMP）右颏前（RMA）右颏横（RMT）右颏后（RMP）

肩先露有四种胎位：左肩前（LScA）左肩后（LScP）右肩前（RScA）右肩后（RScP）

各种胎位不正的介绍：

●单臀位（胎儿仅臀部先出来）婴儿的身体在臀部折成两半似的，双脚举到头顶上。生产时，由臀部先出来，这种生产方式是臀产中最安全的，因为只要子宫口开的够大，足够让臀部出来，那么就不必担心头部出不来了。

●复合臀位（臀部与脚一起先出来）婴儿有如呈盘腿坐的状态，屁股和单脚一起先出来。虽然这也属于安全的生产方式，但有时只有一脚先出来，就是下面介绍的不全足位。

●不全足位（只有一脚先出）这种形态与前两种状态不同的是，容易提早破水，也因此脐带有时会从子宫口脱出。一旦发生这种情况，子宫壁与婴儿之间的脐带受压迫，将危及胎儿的生命。而且，这种生产方式即使屁股已先出，但子宫口无法全开，致使婴儿头夹在子宫口不易出来，即可能造成难产。

●全足位（两脚先出）这种生产方式比起前者，脐带更容易脱出，加速婴儿血液循环的恶化，是胎位不正之中最难生产的类型。

第三节　多胎妊娠的超声诊断

多胎妊娠系指一次妊娠宫腔内同时有两个或者两个以上的胎儿，但是不包括输卵管多胎妊娠或子宫输卵管复合妊娠。人类的多胎妊娠中以双胎最多见，三胎少见、四胎及四胎以上罕见。多胎妊娠虽然是生理现象，但是多胎妊娠并发症与死亡率均高于单胎妊娠，双胎新生儿严重残疾的危险升高2倍、三胎则升高3倍，故多胎妊娠属于高危妊娠的范畴，临床应加倍重视。自药物诱导排卵及试管内受精（in vitro fertilization，IVF）开展以来，三胎及三胎以上妊娠受到广泛关注。

一、多胎妊娠病因学

1. 遗传因素

多胎妊娠有家庭性倾向，凡夫妇一方家庭中有分娩多胎者，多胎的发生率增加。单卵双胎与遗传无关。双卵双胎有明显遗传史，若妇女本身为双卵双胎之一，分娩双胎的概率比丈夫为双卵双胎之一者更高，提示母亲的基因型影响较父亲大。

2. 年龄及产次

年龄对单卵双胎发生率的影响不明显。Hauser等发现单卵双胎发生率在20岁以下妇女为3‰，＞40岁者为4.5‰。双卵双胎发生率随年龄的增长显著升高，在15～19岁年龄组仅2.5‰，而30～34岁组上升至11.5‰。产次增加，双胎发生率也增加，Chai等（1988）报道初产妇为21.3‰，多产妇为26‰。

3. 内源性促性腺激素

自发性双卵双胎的发生与体内促卵泡激素（FSH）水平较高有关。Mastin等（1984）发现分娩双胎的妇女，其卵泡期早期血FSH水平明显高于分娩单胎者。妇女停服避孕药后1个月受孕，发生双卵双胎的比率升高，可能是脑垂体分泌促性腺激素增加，导致多个始基卵泡发育成熟的结果。

4. 促排卵药物的应用

多胎妊娠是药物诱发排卵的主要并发症。与个体反应差异、剂量过大有关。应用人类绝经期促性腺激素（HMG）治疗过程中易发生卵巢过度刺激，以致多发性排卵，发生双胎的机会将增加20%～40%。

二、多胎妊娠超声检查 超声检查是确诊多胎妊娠的最主要方法。

1. 二维超声检查

应用二维超声经腹检查，早在孕6周时，即可显示着床在宫内不同部位的胚囊个数，每个胚囊与周围蜕膜组成具有双环特征的液性光环。至孕7周末以后，胚芽内出现有节律搏动的原始心管。孕12周后，胎头显像，可测出各胎头的双顶径。随孕周的增长，诊断正确率可达100%。故临床疑为多胎妊娠多，应继续随访，直至胎儿个数完全确定。

2. 多普勒超声检查

孕12周后，用多普勒胎心仪可听到频率不高的胎心音。

3. 超声诊断双胎妊娠的绒毛膜性，可依次采取下列步骤

（1）如见两个胎盘，为双绒毛膜性；

（2）若仅一个胎盘，决定每一胎儿的性别，异性为双绒毛膜妊娠；

（3）如双胎性别相同，仔细扫查分隔膜，4层肯定为双绒毛膜双羊膜，2层为单绒毛膜双羊膜。

妊娠进入中期后，通过系列超声监测，倘若发现：

（1）两个胎儿发育不一致，胎儿双顶径差 > 5mm或头围差 > 5%、腹围差 > 20mm；

（2）羊水量有显著差异；

（3）一个胎儿出现水肿，即可作出慢性输血综合征的诊断。

三、多胎妊娠并发症

（一）一般并发症

1. 流产

双胎妊娠的自然流产率2～3倍于单胎妊娠。胎儿个数越多，流产危险性越大，与胚胎畸形、胎盘发育异常、胎盘血液循环障碍及宫腔容积相对狭窄有关。

2. 胎儿畸形

双胎妊娠胎儿畸形率比单胎高2倍，单卵双胎畸形儿数又是双卵双胎的2倍。畸形率增高的原因尚不清楚，宫内压迫可致畸形足、先天性髋关节脱位等胎儿局部畸形，但与胎盘类型无关，亦无染色体异常增多的依据。

3. 胎儿宫内生长迟缓

30孕周以前，双胎胎儿的生长速度与单胎相似，此后即减慢。宫内生长迟缓的发生率为12%～34%，其程度随孕周的增长而加重，单卵双胎比双卵双胎更显著。

4. 贫血

由于血容量增加多、铁的需要量大而摄入不足或吸收不良，妊娠后半期多有缺铁性贫血。孕期叶酸需要量增加而尿中排出量增多，若因食物中含量不足或胃肠吸收障碍而缺乏，易致巨幼红细胞性贫血。

5. 妊娠高血压综合征

发生率为单胎妊娠的3倍，症状出现早且重症居多，往往不易控制，子痫发症率亦高。

6. 羊水过多

5%～10%双胎妊娠发生羊水过多，发生率为单胎妊娠的10倍，尤其多见于单卵双胎，且常发生在其中的一个胎儿。

7. 前置胎盘

由于胎盘面积大，易扩展至子宫下段而覆盖子宫颈内口，形成前置胎盘，发生率比单胎高1倍。

8. 早产

由于子宫过度伸展，尤其胎儿个数多、并发羊水过多时，宫内压力过高，早产发生率高。多数早产为自然发生，或因胎膜早破后发生。据统计双胎妊娠的平均妊娠期仅37周。

（二）特殊并发症

1. 双胎输血综合征

主要是单绒毛膜单卵双胎妊娠的严重并发症，由于两个胎儿的血液循环经胎盘吻合血管沟通，发生血液转输从而血流不均衡引起。

2. 双胎之一宫内死亡

多胎妊娠时，不但流产、早产比单胎多，发生胎儿宫内死亡亦多。有时，双胎之一死于宫内，另一胎儿却继续生长发育。

四、双胎输血综合征

双胎输血综合征（Twin-to-twin transfusion syndrome，TTTs）：绝大多数都发生在双羊膜囊单绒毛膜双胎，其发病机理与两个胎儿胎盘间血管吻合方式密切有关。单绒毛膜双胎的胎盘之间有丰富的血管吻合，其血管吻合率为85%～100%。血管的吻合可分为浅表及深层两种。浅表的吻合指胎盘胎儿面表层的较大血管的吻合，大多数是动脉-动脉的直接吻合，少数是静脉-静脉的直接吻合。在少数单绒毛膜双胎胎盘的胎儿面表面，两种吻合都存在。而在胎盘深层的两个胎儿循环间的动脉-静脉吻合在病理学上显得更有重要意义：深层的吻合是处在两个胎儿所属胎盘相邻的一个或多个胎盘小叶中，虽然它有多种通过毛细血管的吻合方式，并没有直接的动、静脉吻合，但是其血液是从一个胎儿流向另一个胎儿，被称之为"第三种循环"。一般而言，在这些胎盘小叶中两个胎盘的动、静脉吻合其血液流向的分布是对等的，结果是在单位时间内从甲胎儿流向乙胎儿的血流量相当于乙胎儿流至甲胎儿的血流量，所以胎儿发育的速度也相差不多。当血管吻合的对流方向的分布不均等时，在单位时间内甲胎儿流向乙胎儿的血流量多于乙胎儿流向甲胎儿的血流量，甲胎儿成为供血儿，乙胎儿成为受血儿，血量的不平衡导致一系列的病理变化，这就是TTTs的病理基础。TTTs虽然绝大多数发生在单绒毛膜双胎，但有时偶见于双绒毛膜双胎，虽然在胎盘的镜下表现，两者并无明显的特异性差别，但供血儿的胎盘绒毛往往表现不成熟而小于受血者胎盘的绒毛。

TTTs的供血儿由于不断地向受血儿输送血液，就逐渐地处于低血容量、贫血，其个体小，体重轻，类似宫内生长迟缓胎儿，同时贫血，红细胞减少，血球压积低，有时可有轻度水肿。当然，供血儿也增加了红细胞的制造能力以适应慢性贫血，但因低血容量，尿少而发生羊水过少。受血儿则个体大，其心、肝、肾、胰及肾上腺增大，心脏的增大与受血后呈高血容量有关，肾脏则显示肾小球增大，而且成熟的肾小球比例增加，血液中红细胞增多，血球压积明显高于供血儿，可出现高胆红素血症，高血容量使胎儿尿量增多以致发生羊水过多。此外TTTs的受血儿体内的心房肽激素（atriopeptin）较供血儿增多，心房肽激素是一种由心房特殊细胞分泌的肽激素，可促进肾脏排出水和电解质，这也是导致羊水过多的因素之一。另外，由于高血容量，受血儿也往往出现非免疫性水肿。

在TTTs的发病因素中，脐带的帆状附着也可能是发病原因之一，Melissa等总结了1984年～1992年旧金山加利福尼亚大学的38例双羊膜囊单绒毛膜双胎中，其中有TTTs者11例，伴脐带帆状附着者7例（63.6%）；无TTTs者27例，脐带帆状附着者5例（18.5%）；两者比较，P<0.01，说明在TTTs中脐带帆状附着率明显升高。Melissa认为，帆状附着的脐带被固定于子宫壁上的一段较长而易于受压，以致使一个胎儿的血流减少而发生TTTs。

双胎中的无心畸形亦常伴发TTTs，无心畸形是一种少见的畸形，发生率约占单卵双胎的1%，常与单脐动脉共存。无心畸形因无心脏，它利用另一个正常胎儿的心脏的血供不断长大，因此是受血儿，常伴有水肿及羊水过多，而正常胎儿为供血儿，个体发育小，贫血，羊水过少。在文献中此类报道较多。

关于TTTs的发生率至今尚无准确数字，这与人们的认识有关。根据文献报道，单绒毛膜双胎的发生率约为4%～35%。

TTTs的产前诊断

1. 单卵双胎的确定

TTTs一般均为单绒毛膜双胎，因此以B超确定其为单绒毛膜双胎为诊断的重要条件。Barss等曾以在B超下所见为：

（1）单个胎盘；

（2）同性别胎儿；

（3）胎儿间有头发样细的纵隔，确定其为单绒毛膜双胎，获得较高的诊断正确率。

性别相异则可排除TTTs诊断。Nores等报道在37例TTTs中，33例为女性，男女性别之比为1：9。她引用James等384例单绒毛膜双胎中74%为女性，另外96例联体双胎中74例为女性，有关TTTs中女性占优势的问题尚待观察。

2. 胎儿体重的差异及胎儿表现

目前，用B超对胎儿作体重估计的各项参数中，若以单项计则以腹围最准确，不少学者认为腹围相差20 mm，则体重相差在20%上下。Blickstein等发现胎儿腹围相差≥18 mm，则体重相差将>15%。另外，双胎中一个胎儿的发育迟缓，又因羊水过少而少动，呈僵化（stuck）状态，也是TTTs中一种特有的状态，Brown等通过B超在证实10例孕妇中6个胎儿有以上表现。

3. 羊水多少的差异

羊水过多及羊水过少的存在是TTTs的重要诊断条件之一。Chescheir等在7例TTTs中6例B超发现有羊水过多或羊水过少。Achirhon等发现在孕18～22周时若作系列的B超检查，则胎儿膀胱经常处于充盈状态提示有羊水过多的可能。Rosen等比较了TTTs胎儿的排尿量，3例疑为TTTs者，B超检查发现小胎儿排尿量几乎为零，而大胎儿排尿量均在第百分之95分位上。

4. 脐带和胎盘的差异

超声中可见受血者的脐带粗于供血者，有时受血者脐带伴有单脐动脉。Strong研究了TTTs脐带旋转圈数，在一定的长度内，受血儿的旋转圈数为供血者的两倍，除了诊断之外，作者还认为此亦可能是TTTs病理基础之一。

对胎盘用彩色多普勒超声显像观察可能有助于确定TTTs的胎盘血管的交通支。Hecher等曾对18例TTTs（其中两例合并无心畸形）作彩超检查，结果发现6例胎盘的中间胎膜附着处可见供血者的血流传向受血儿，其中一例合并无心畸形者，血液从正常胎儿流向无心畸形，在激光治疗后，此现象消失，因此，Hecher认为这是一个重要的诊断方法。

5. 两个胎儿内脏的差异

Zosmer等通过观察认为TTTs中大多数受血儿可能发生心功能紊乱，从对5例TTTs在孕25周前合并羊水过多的受血儿在彩色多普勒B超中发现轻至重度的肺动脉瓣狭窄或致死性心脏病变。Lachapalle等在产后证实为TTTs的5例双胎中，孕期B超发现该5例的受血儿心室壁均增厚，而供血儿的左心室部缩短，其心排出量均明显增加，说明心肌处于过度活动状态，而两个胎儿的各项心脏参数的比较，特别是左心室部缩短可能有助于诊断。Roberts等对14例TTTs的两个胎儿作了肝脏测量，发现受血儿及供血儿的肝脏大小均大于正常平均值，肝脏长度明显大于作为对照的双绒毛膜双胎胎儿，故对TTTs的诊断有一定价值。

目前因超声仪器的不断进步、预计对TTTs的受血儿及供血儿心脏及其他脏器将会提供更多的发现。

6. 脐穿刺

Blickstein认为在B超引导下穿刺脐血管取得血样本对诊断TTTs有较大的帮助。首先，可以用血样证实其为单卵双胎；其次，可以了解两个胎儿之间的血红蛋白水平；第三，可以了解供血者贫血状态。Okamura曾对5例单绒毛膜双胎的两个胎儿在B超引导下抽取脐血，证实供血儿血红蛋白水平为9.2 g／dl，受血儿为15.4 g／dl，因该法有一定的损伤性，故实际操作上有一定困难，至今未见更多的文献报道。

7. 胎儿是否出现水肿

严重的任一胎儿可出现水肿，甚至死胎，或其中一胎为黏附儿。

第四节 胎儿附属物超声诊断

一、胎盘

胎盘（placenta）由羊膜、叶状绒毛膜（也称丛密绒毛膜）和底蜕膜构成。①羊膜构成胎盘的胎儿部分，是胎盘的最内层。羊膜光滑，无血管、神经及淋巴，具有一定的弹性。②叶状绒毛膜构成胎盘的胎儿部分，是胎盘的主要部分。胚胎发育至13～21日时，胎盘的主要结构——绒毛逐渐形成。约在受精后第3周，当绒毛内血管形成时，建立起胎儿胎盘循环。与底蜕膜相接触的绒毛，因营养丰富发育良好，称为叶状绒毛膜。绒毛末端悬浮于充满母血的绒毛间隙中的称游离绒毛，长入底蜕膜中的称固定绒毛。蜕膜板长出的胎盘隔，将胎儿叶不完全的分割为母体叶，每个母体叶包含数个胎儿叶，每个母体叶有其独自的螺旋动脉供应血液。孕妇子宫螺旋动脉（也称子宫胎盘动脉）穿过蜕膜板进入母体叶，母儿间的物质交换均在胎儿小叶的绒毛处进行，说明胎儿血液是经脐动脉直至绒毛毛细血管，经与绒毛间隙中的母血进行物质交换，两者并不直接相通。绒毛组织结构：妊娠足月胎盘的绒毛滋养层主要由合体滋养细胞组成，细胞滋养细胞仅散在可见，滋养层的内层为基底膜，有胎盘屏障作用。③底蜕膜构成胎盘的母体部分。底蜕膜表面覆盖一层来自固定绒毛的滋养层细胞与底蜕膜共同形成绒毛间隙的底，称为蜕膜板，从此板向绒毛膜方向伸出一些蜕膜间隔，将胎盘母体面分成肉眼可见的20个左右母体叶。

（一）胎盘的血液循环特点

胎盘中有胎儿胎盘血循环与母体胎盘血循环两套血液循环系统，二者的血液在各自封闭的管道中循环，互不相混合。利用二者之间存在的胎盘屏障，可进行物质交换。

1. 胎儿胎盘血循环

通过脐血管与胎儿体内血循环相连。胎儿绒毛膜的绒毛直接浸浴在绒毛间隙的母体血液中。脐动脉在胎盘根部呈放射状发出若干分支进入绒毛膜板，然后再分支成绒毛动脉分布在各级绒毛中，形成绒毛内的毛细血管，最后汇集成脐静脉。胎儿的静脉血由脐动脉运至绒毛的毛细血管，再由脐静脉将动脉血运回至胎儿体内，参与胎儿体循环。

2. 母体胎盘血循环

子宫动脉分出80条～100条螺旋动脉分布在子宫内膜中，其末端开口于绒毛间隙，将含氧量高并富含营养物质的母血送至绒毛间隙，在此与胎儿血进行物质交换，再经开口的小静脉回流至母体血循环。

（二）多普勒超声显示胎盘循环异常的临床意义

1. 当子宫胎盘动脉、脐动脉和胎盘内动脉血流阻力指数增高，甚至出现舒张末期血流速度缺如时，无论二维声像图上对胎盘的分级如何，均提示胎儿危险，应注意结合临床表现，重点排除胎儿宫内生长迟缓、妊高征、糖尿病、红斑狼疮等疾病。此外，还应高度警惕胎儿先天性畸形或染色体异常。

2. 在胎盘内出现明显的动、静脉交通，即原羊膜囊内2个胎儿中的一个胎儿脐动脉与另一胎儿的脐静脉相通时，彩色多普勒显示粗细不等的横向低速血流，频谱多普勒显示供血胎儿脐动脉阻力指数明显减低，由此可提示双胎输血综合征，常可导致供血胎儿宫内生长迟缓甚至死亡；受血胎儿动脉压增高，甚至发生充血性心衰。

3. 晚期妊娠，若脐动脉频谱多普勒出现舒张期逆向血流，彩色多普勒呈现间断或闪动的血流束时，多提示胎盘循环严重障碍、胎儿宫内窘迫。

（三）正常胎盘的超声图像

声像图上将胎盘成熟度分为四级。

0级：绒毛膜板呈平直光滑线状回声；胎盘实质呈均匀分布的微细光点；基底膜无增强回声（图18-8）。

Ⅰ级：绒毛膜板呈微小波浪样线状回声；胎盘实质出现散在分布的点状强回声；基底膜无增强回声（图18-9）。

Ⅱ级：绒毛膜板呈明显波浪状，切迹延伸入胎盘实质，但未达到基底膜；胎盘实质出现逗点状增强回声；基底膜出现线状排列的增强光点，其长轴与胎盘长轴平行（图18-10）。

Ⅲ级：绒毛膜板切迹深达基层，至少有2个近完全分隔胎盘的凹陷切迹；胎盘实质内出现环状强回声和散在无回声；基底膜呈大而融合的强回声区（图18-11）。

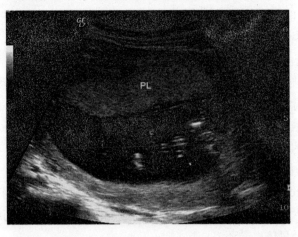

图18-8　0级胎盘

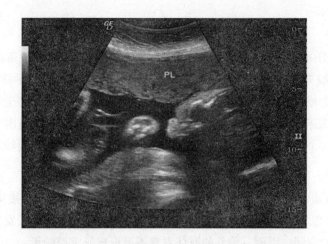

图18-9 Ⅰ级胎盘

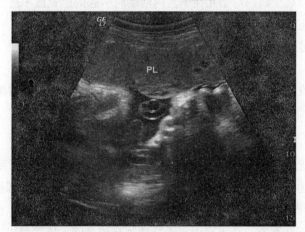

图18-10 Ⅱ级胎盘

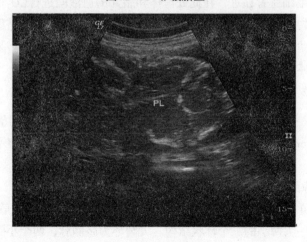

图18-11 Ⅲ级胎盘

二、羊水

羊水的成分98%是水，另有少量无机盐类、有机物荷尔蒙和脱落的胎儿细胞。羊水的数量，一般来说会随着怀孕周数的增加而增多，在20周时，平均是500毫升；到了28周左右，会增加到700毫升；在32～36周时最多，约1000～1500毫升；其后又逐渐减少。因此，临床上是以300～2000毫升为正常范围，超过了这个范围称为"羊水过多症"，达不到这个标准则称为"羊水过少症"，这两种状况都是需要特别注意的。

羊水作用

1. 在妊娠期，羊水能缓和腹部外来压力或冲击，使胎儿不至直接受到损伤。

2. 羊水能稳定子宫内温度，使不致有剧烈变化，在胎儿的生长发育过程中，胎儿能有一个活动的空间，因而，胎儿的肢体发育不至形成异常或畸形。

3. 羊水可以减少妈妈对胎儿在子宫内活动时引起的感觉或不适。

4. 羊水中还有部分抑菌物质，这对于减少感染有一定作用。

5. 在分娩过程中，羊水形成水囊，可以缓和子宫颈的扩张。

6. 在臀位与足位时，可以避免脐带脱垂。

7. 在子宫收缩时，羊水可以缓冲子宫对胎儿的压迫，尤其是对胎儿头部的压迫。

8. 破水后，羊水对产道有一定的润滑作用，使胎儿更易娩出。

三、脐带

连接胎儿和胎盘的管状结构。原来是由羊膜包卷着卵黄囊和尿膜的柄状伸长部而形成的。脐带中通过尿膜的血管即脐动脉和脐静脉，卵黄囊的血管即脐肠系膜动脉及脐肠系膜静脉。当卵黄囊及其血管退化，脐动脉和脐静脉就发达起来，在这些间隙中可以看到疏松的胶状的间充质。在子宫中，子宫动脉在胎盘的母体部分出的毛细血管，与胎盘的子体部胎儿毛细血管靠近，在此处母体和胎儿的血液间进行CO_2和O_2，代谢产物即代谢废物和营养物质的交换。脐动脉将胎儿来的废物运送至胎盘，脐静脉将O_2和营养物质从胎盘运送给胎儿。最后由子宫静脉将来自胎儿的代谢废物运走。某种激素和抗体等也通过脐带从母体移交给胎儿。

脐带的超声图像

正常脐带有三条血管（两条动脉一条静脉）以及包绕着血管的华通胶组成。足月儿脐带直径约1.2cm（一般不超过2.0cm），长约30～70cm。但是超声不能测量脐带的长度。

1. 二维声像图

在孕8周时可显示，正常脐带纵切时呈螺旋状排列（因脐带血管长于周围结缔组织），横切时呈一大两小的三个环状结构。大圆环为脐静脉，两个小圆环为脐动脉，与胎盘连接处为蒂部，与胎儿连接处为根部。蒂部应附着于胎盘的中央或偏中央部位，根部应与胎儿腹部正中（脐部）相连。

2. 彩色多普勒

依血流与探头方向不同，显示为红、蓝、蓝或蓝、蓝、红得三血管螺旋状排列。

3. 频谱多普勒

孕早期只可测到脐动脉收缩期血流信号。孕中期可测到脐动脉与脐静脉的血流速度。脐动脉收缩期血流频谱可以用来：

（1）评估胎盘循环；

（2）确定异常妊娠；

（3）预测IUGR、妊高征、羊水过少和胎儿宫内窘迫。

第五节　早期流产的超声诊断

一、先兆流产

（一）病理与临床

先兆流产多发生在妊娠早期，停经后出现阴道少量出血，常比月经量少。早孕反应仍存在，有时伴有腰疼、轻微下腹痛和下坠感。妇科检查，子宫颈口未开，羊膜囊未破，胎儿存活，子宫大小与月份相符，妊娠试验阳性。

（二）声像图表现

先兆流产时，子宫、妊娠囊的大小与孕周相符，妊娠囊的位置正常或低置，形态正常或欠规则，可呈漏斗形，部分呈"C"型缺损，妊娠囊内可见卵黄囊、胎芽或胎儿，胎心搏动正常，脉冲多普勒可显示正常胎心率的频谱波形。一般均有蜕膜后出血，出血量多少不同，轻者见胎囊周围有液性暗区围绕，重者可有较多量出血，可稽留于子宫下段而成积血（图18-12~16）。一般如出血不多，蜕膜后累及面不大，预后较佳。有时出血较多的只要胎盘附着受累不重，胎儿心跳良好、胎囊完好则经保守治疗，血液逐渐吸收，可使妊娠继续。

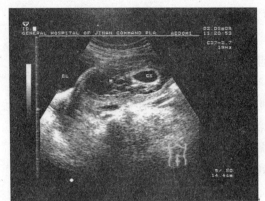
图18-12 先兆流产（胎囊下出血）

患者25岁，停经43天，阴道少量出血1天。超声检查：宫内妊娠囊位置正常，大小12×8mm，妊娠囊下方可见不规则无回声区。

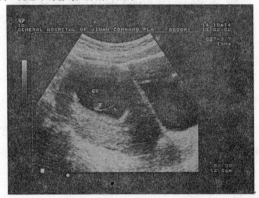
图18-13 先兆流产（胎囊后出血）

患者，28岁，停经58天，阴道少量出血。超声检查：宫内妊娠囊大小24×21mm、位置正常，内可见胚芽，原始心管搏动规律；妊娠囊下后方可见"月芽"状无回声区，胎囊完整。

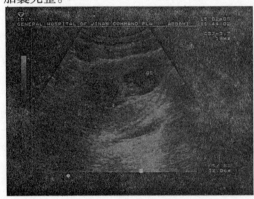

A   B
图18-14 先兆流产（胎囊下出血）

患者31岁，停经55天，下腹痛伴阴道流血5小时。超声检查：妊娠囊位置尚正常，大小23×17mm，呈水滴状，囊内见胚芽并可见心管搏动，但心管搏动较弱。妊娠囊下方可见不规则液性暗区，范围约37×19mm。

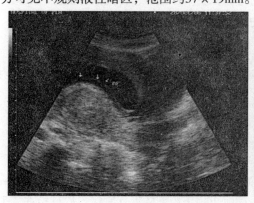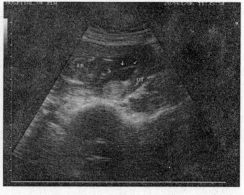

A   B

图18-15 先兆流产（胎膜后出血）

患者，孕13周+4，腹痛、阴道出血2小时。超声检查：胎儿正常，胎心搏动、胎动正常。胎膜与子宫后壁之间可见范围约34×42mm液性暗区，最大深度16mm。向下延伸至宫颈内口。但胎囊仍完整，胎盘处仍与宫壁正常附着。

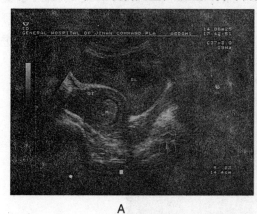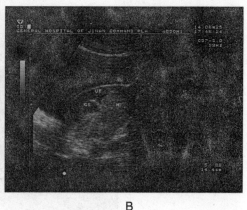

A   B

图18-16 先兆流产（早孕合并黏膜下肌瘤）

患者，30岁，停经45天，阴道少量出血。超声检查：宫内妊娠囊大小14×10mm，内可见胚芽，原始心管搏动规律；宫腔内可见一30×25mm的弱回声团块，形态规则，隐约可见有蒂，妊娠囊被挤向右侧，宫腔内可见少量液性暗区。

（三）鉴别诊断

排卵延迟的早孕，胚胎尚未出现时发生先兆流产，易误诊为难免流产，更易误诊为不全流产。如阴道流血不多，可在1周后复查加以鉴别。

超声检查可明确提示妊娠囊的形态、大小、位置及囊内结构状态、出血量的多少。还可监测胎儿的存活和发育情况。同时可为保胎治疗成功与否提供有价值的依据。对指导临床医生治疗方案的制定具有明确的指导价值。

（四）临床价值

可提示临床医生是否保胎治疗具有明确的指导价值，因超声检查可明确提示宫内妊娠形态、位置及囊内结构状态是否正常。

二、难免流产

（一）病理与临床

难免流产由先兆流产发展而来，继续妊娠已不可能。早期难免流产主要表现为阴道出血量增加或有血块，超过正常月经量。同时出现下腹部阵发性剧痛，妇科检查，子宫颈口开大，或羊膜囊已膨出或已破裂，或胚胎组织已滞留子宫颈管内或露于宫外口，流产已不可避免。子宫与停经月份相符或稍小，妊娠试验多为阴性。

（二）声像图表现

子宫内妊娠囊变形、皱缩、周边回声不整，或有凹陷呈"C"字形改变；妊娠囊径线小于正常，随诊观察一周不见增大（正常妊娠囊每周约增大1cm），或反而缩小。囊内胎芽或胎儿形态不整，胎心、胎动消失，妊娠囊及胎体位置下移至宫体下段，或宫颈管内，宫颈管及宫口开放，胎物堵塞于宫口或宫颈管内（图18-17～10-19），若胎囊进入宫颈管内而尚未破水时，则可见宫颈管内囊性区，甚至胎囊突入到阴道内。

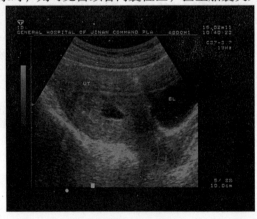

图18-17　难免流产

患者29岁，停经64天，阴道流血1天。超声检查：妊娠囊形态不整，小于正常径线，位置下移，内可见胚芽，无原始心管搏动。

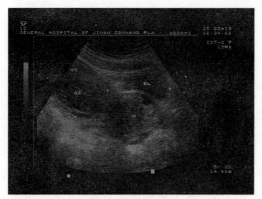

图18-18 难免流产（宫颈积血、凝血块）

患者，27岁，停经65天，下腹痛2天，阴道流血1天。

超声检查：妊娠囊位置下移至宫腔下段，形态欠规则，内可见胚芽，但无心管搏动。宫内口及宫颈管开放，内可见积血液性暗区及血块强回声光团。

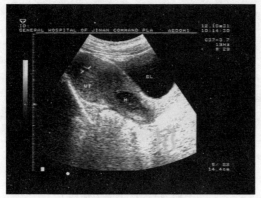

图18-19 难免流产

患者，30岁，停经48天，阴道少量流血3天，出血量增加伴下腹剧痛2小时。

超声检查：妊娠囊形态不整，堵塞于宫颈管内，宫腔内可见线条状液性暗区。

（三）鉴别诊断

难免流产胎囊进入宫颈管内而尚未破水时，易与宫颈妊娠相混淆，难免流产时，子宫增大，宫内口开张，宫颈扩张增大，子宫外口尚未开大，胎物被挤入扩大的宫颈管内。宫颈妊娠时，子宫体大小正常，内含较厚蜕膜，宫颈明显大于宫体，宫颈管内可见变形的胎囊，子宫内口关闭，胎物不超过内口。

（四）临床价值

处于此阶段的流产患者超声检查可见明显阳性表现，具有诊断价值，提示临床医生在结合临床症状及体征的基础上，可采取积极的治疗办法终止妊娠，以迅速达到止血的目的。

三、不全流产

（一）病理与临床

不全性流产是妇产科最为常见的妇科疾病之一。是由各种原因（自身原因或人流、药流不全）造成的部分胚胎或绒毛组织残留宫腔。子宫不能很好收缩，阴道流血不止。

（二）声像图表现

子宫体大小与停经月份基本相符或稍小。妊娠囊形态不整或塌陷，囊内无正常的胚胎结构，宫颈管可扩张。部分胎盘或蜕膜滞留时，子宫腔内有不规则的光团，以及残留胎盘组织团块状中等回声，周围被无回声区包绕，宫腔内无回声暗区透声差，有时见有点状、片状回声；基底部有的可测及来自子宫壁的血流信号（图18-20~10-23）。

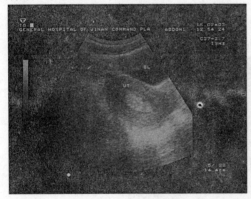 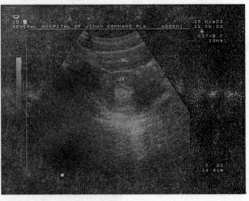

A   B

图18-20 不全流产（宫内蜕膜残留）
（A图为纵切；B图为横切）

患者女，25岁，停经41天，药物流产后5天，阴道不规则流血。超声检查：子宫前位，形态大小正常，宫腔内见条带状强回声，不均匀，最大宽度为18mm。

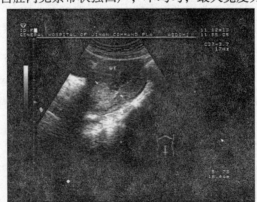

图18-21 不全流产

患者女，28岁，停经65天，阴道流血1天并有烂肉样组织排出。超声检查：子宫增大，形态饱满，宫腔内可见不规则光团及无回声区。

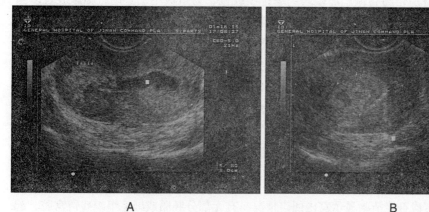

图18-22 不全流产
（A图为纵切；B图为横切）

患者，女，31岁，中孕引产后10天，阴道不规则流血。超声检查：子宫增大，回声疏松，于宫底部探及范围约34×26mm强弱不等回声光团，宫体中下段宫腔内可见液性暗区，最大径约17mm。

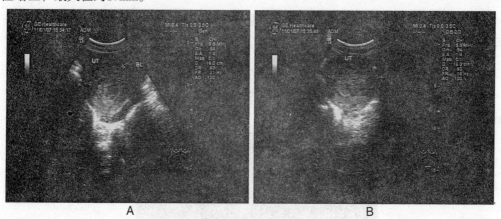

图18-23 不全流产
（A图为纵切；B图为横切）

患者，女，32岁，妊娠4个月引产后12天，阴道不规则流血。超声检查：子宫增大，宫腔内可见不规则增强回声光团，范围约95×60×56mm，内回声不均质，无明显血流信号显示。服中药后排出鸡蛋大小烂肉样东西。

（三）鉴别诊断

不全流产特别是药物流产后蜕膜组织排出缓慢，易造成不全流产，临床表现多为长时间不规则阴道出血，有时较难与妊娠滋养细胞疾病鉴别。不全流产的宫腔内有退化绒毛或蜕膜组织，超声提示宫腔内均质中低回声或中强回声等，同时由于胎盘残留及肌层浸润可出现病灶周围血流丰富而易被误诊为妊娠滋养细胞疾病。经刮宫处理后阴道出血可停止，HCG递降，清宫后3周基本降至正常。而妊娠滋养细胞肿瘤经多次刮宫后出血可能仍不止，HCG可能一度下降或恢复正常，但随后会再次升高，且呈上升趋势。

（四）临床价值

不全流产可引起持续性阴道出血或大出血等临床症状，严重时可危及生命，也可继发输卵管、盆腔感染等，超声检查是诊断不全性流产及其并发症最为简便、快捷、安全的方法，超声检查能清晰显示宫内回声情况，有无部分胚胎或绒毛组织残留宫腔，起到了更早期发现、早期诊断的重要作用，为临床手术提供更为准确的信息。对子宫畸形、子宫过度倾屈等造成临床手术不完善的病因诊断更具优越性，提供子宫详细的资料，将清宫手术的危险性及不完善程度降到最低。

四、完全流产

（一）病理与临床

胚胎组织完全排出，腹痛流血停止。流产后常需作一次清理刮宫，以免有胎物滞留造成感染。超声检查可决定是否需要刮宫，可避免许多不必要的手术。

（二）声像图表现

子宫恢复正常或略饱满，宫腔内未见妊娠囊、胎芽或胎儿及胎盘，宫腔内为条样或线样宫腔波，说明宫内胎儿、胎物已排空（图18-24）。

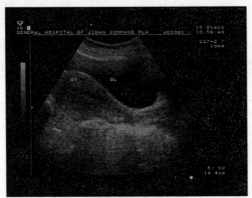

图18-24　完全流产

患者女，27岁，孕56天，腹痛、阴道流血1天，小便时阴道内排出胚胎样组织，现流血停止。超声检查：子宫前位，略大，宫腔内未见妊娠囊及胚胎组织回声，宫内膜呈线样无增厚，双附件区未见明显包块回声。

（三）鉴别诊断

与宫外孕鉴别，宫外孕时，患者也有腹痛、阴道流血，宫腔内无妊娠囊，但宫内蜕膜反应性增厚。当宫外孕大量出血时，声像图较典型，容易鉴别。当出血量少时，应仔细观察双侧附件区有无包块，子宫直肠陷凹及双侧髂窝有无积液。

（四）临床价值

超声检查可提示宫内情况，如宫内无妊娠囊及胚胎物，即可认为完全流产，可指导临床避免作不必要的清宫，但也必须是在确属已妊娠的前提下提示上述结果，否则只可描述为宫内未见妊娠声像。

五、滞留流产

（一）病理与临床

胚胎死亡尚未自然排出者称为滞留流产，又称过期流产。患妇多数曾有过先兆流产症状，此后子宫不再增长或逐渐缩小，妊娠试验可转为阴性，有时可有反复阴道出血，如胎盘组织机化与子宫壁紧密黏连，不易分离。

（二）声像图表现

子宫增大，但小于相应孕周；子宫腔内回声紊乱，妊娠囊、胚胎或胎儿、胎盘失去正常形态，呈中、低、强回声光点或光团回声，散在或杂乱地分布于宫腔内，不能辨清胎儿、胎囊结构，有时见绒毛水肿增厚呈蜂窝状。过期流产时间较长，羊水被吸收时，液性暗区可减少（图18-25~27）。1~2周后复查，宫内结构更为模糊。

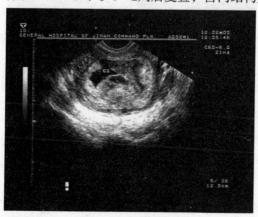

图10-25 滞留流产

患者女，30岁，停经11周，阴道淋漓流血20天。

超声检查：宫腔内结构紊乱，胎囊显示不清，可见中、低、强光团回声，杂乱地分布于宫腔内。

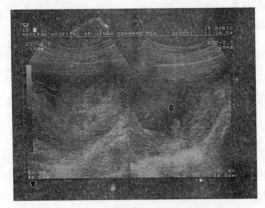

图18-26 滞留流产，胎盘水泡样变

患者女，27岁，孕17周+3。超声检查：胎囊变形，胚胎远远小于孕周，无心管搏动，胎盘增厚水肿并见似有小水泡样结构。病理检查：胎盘水泡样变。

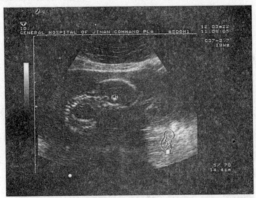

图18-27 滞留流产

患者女，30岁，孕20周，阴道流血1天，曾有过出血史。超声检查：宫腔内胎儿已死亡，颅骨变形，脊柱弯曲度增大，结构紊乱，羊水量明显减少。

（三）鉴别诊断

稽留流产易与滋养细胞疾病相混淆，典型的葡萄胎声像图具有特异性，易于鉴别；稽留流产子宫大小与孕周不符（偏小），子宫内回声紊乱，如遇有胎盘水肿变性时，与早期完全性水泡状胎块不易区分；胎盘发生退行性变，绒毛增大，间质液化外观似水泡状，但无滋养细胞增生。声像图特点为子宫小于相应孕周，仍可显示孕囊及停止发育的胚胎组织，或羊水无回声，胎盘间可见不规则小无回声区，与葡萄胎的大片"落雪状"或"蜂窝状"不均质回声结构不同，不伴黄素囊肿；血、尿HCG测定无明显升高。

（四）临床价值

死亡的妊娠物滞留过久，可发生严重的凝血障碍并发生机化，与子宫壁粘连；此种妊娠早期的胚胎死亡，在临床上往往难以及时作出诊断。超声检查可为临床提供胚胎及胎儿发育的有关信息，使临床医生对胚胎发育有一个更全面、更直接的了解，以便及时治疗或处理。

六、胚胎停止发育

（一）病理与临床

胚胎停止发育是早期胚胎死亡的表现，主指妊娠8周以上者，多是以先兆流产就诊。

（二）声像图表现

子宫体积增大，宫内妊娠囊符合或小于停经月份，动态观察子宫及妊娠囊不见增长；妊娠囊变形，蜕膜反应变薄，无胎动及胎心搏动。妊娠囊最大径线>15mm，其周围无血流信号显示，妊娠囊内充满液性暗区（羊水），看不到胎芽，或仅见一小胎块无原始心管搏动，表现为妊娠囊大小与胚胎大小比例失调（囊大胎小），又称枯萎孕卵（图18-28~30）。

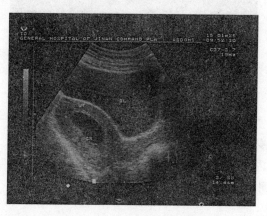

图18-28　胚胎停止发育

患者，女，26岁，停经2个月。

超声检查：子宫轻度增大，宫腔内见空妊娠囊，大小18×11mm，蜕膜反应变薄，未查见胎芽。

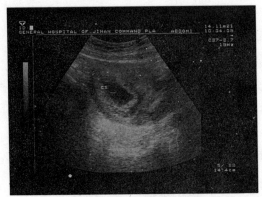

图18-29 胚胎停止发育

患者，女，31岁，停经13周。

超声检查：宫内见空妊娠囊，大小12×9mm，形态不规则，未查见胎芽。

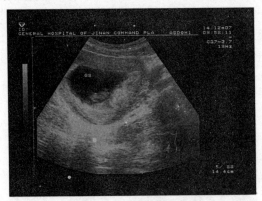

图18-30 胚胎停止发育

患者，女，29岁，停经12周+3，阴道流血伴下腹隐痛。

超声检查：宫内见一变形的妊娠囊，大小30×21mm，未见胎儿结构，仅见一大小约13×7mm的胎块回声，未见原始心管搏动。

（三）鉴别诊断

虽然超声对胚胎停止发育的鉴别诊断并不困难，但切勿疏忽或随意做出胚胎停止发育的诊断，尤其是早孕期孕囊小于停经月份，还需连续2次超声动态观察，以鉴别是胚胎停止发育还是受孕晚所致。1例曾在当地医院诊断为胚胎停止发育的孕妇，三天后来院要求复查，宫内见到胎芽及原始心管搏动，为存活胚胎。对胚胎死亡时间过长者，还需与葡萄胎相鉴别。

（四）临床价值

此症患者大多是以阴道出血而急诊就诊，此时超声检查对于是正常妊娠先兆流产所致出血，还是胚胎停止发育所致出血起着极为重要的鉴别作用，而且特异性极高。临床医生可通过超声检查结果选择治疗方案。

第六节 异位妊娠

当孕卵在子宫腔外着床发育，称为异位妊娠，又称宫外孕。是妇产科常见急腹症之一。包括：输卵管妊娠、卵巢妊娠、腹腔妊娠、宫颈妊娠及残角子宫妊娠等。

一、输卵管妊娠

（一）病理与临床

输卵管妊娠最为多见，约占异位妊娠的95%，其他部位的异位妊娠仅占5%。输卵管妊娠中以壶腹部妊娠最多见，约占50%～70%。峡部妊娠占21.0%，伞端妊娠占5.8%，异位妊娠与正常妊娠的比例约为1：43～1：50。

输卵管妊娠的孕卵种植与宫内妊娠有所不同。由于输卵管黏膜不能形成完整的蜕膜层，孕卵直接侵蚀输卵管肌层，绒毛侵及肌层微血管，引起局部出血。进而由蜕膜细胞、肌纤维及结缔组织形成包膜，孕卵被包围其中，异位胚胎同样在妊娠3周未开始建立胎盘血循环。由于输卵管壁薄弱，管腔狭小，不适应胎儿的生长发育，当输卵管膨大到一定程度引起输卵管妊娠流产或输卵管妊娠破裂。输卵管破裂指胚囊向管壁方向生长，侵蚀肌层，穿透浆膜，形成输卵管破裂。由于肌层血管丰富粗大，破裂时出血较大，甚至引起休克。流产或破裂后的胚囊，如孕卵死亡，则胎盘血流、黄体血流逐渐衰减消失，在盆腔内形成的机化粘连包块称陈旧性宫外孕。

输卵管妊娠的常见病因为慢性输卵管炎，其次为输卵管发育或功能异常、宫内节育器放置后、输卵管手术后、盆腔子宫内膜异位症、孕卵游走等。

病人多数有停经史，少数有类似月经的少量出血现象；约90%以上有腹痛、下坠感，出血少而缓慢者疼痛较轻，量多者则疼痛剧烈；阴道不规则流血，病人因内出血出现贫血、心悸甚至晕厥、休克。妇检后穹窿饱满，有触痛，宫颈抬举痛，子宫轻度增大、质软，附件区可触及肿块，如有大量内出血可有子宫漂浮感，后穹窿穿刺可抽出不凝血。

（二）声像图表现

子宫大小正常或略增大，子宫内回声增多，为宫内蜕膜反应所致，宫腔内无妊娠囊。附件区可探及境界模糊，边缘不整齐的混合性肿块，偶尔可见肿块内的妊娠囊、胚芽和胎心搏动。输卵管妊娠流产或破裂时可伴腹腔出血，子宫直肠窝内可显示无回声暗区，此窝为躯体最低空间，血液首先流入此窝。两侧髂窝三角内有液性暗区，三角底部为肠管，随呼吸上下移动。如出血量较大时，下腹部、肝肾隐窝均可见大量液性暗区。

输卵管妊娠的声像图表现随发病时间的长短、出血多少，发生部位不同而异，大体可分以下类型。

1. 胎囊型或未破裂型异位妊娠

通常发生在妊娠6周之前。子宫偏饱满，宫腔内无胚囊，内膜回声较厚。少数患者（20%）宫腔内见假妊娠囊，呈小圆形无回声区，内无胚芽回声，周围似有高回声环。

子宫一侧可见胚囊回声，呈厚壁型高回声环，其大小、形态依停经长短而不一。中间无回声区内可有胚芽或无胚芽回声，前者可见其内的原始心管搏动（图18-31～10-35）。仔细检查常可在异位妊娠囊的同侧，少数在对侧见卵巢内的妊娠黄体。若为间质部妊娠，可见胚囊似在宫腔内，但又偏于一侧宫角，妊娠侧子宫角部膨大突出；由于间质部妊娠较晚破裂，故常见有胚芽及胎心。

多普勒特征　在典型的异位妊娠囊一侧外壁周边，可见较丰富的半环状彩色血流束，呈高速低阻血流频谱，RI<0.40。一侧卵巢内黄体半环状彩色血流阻力相对较高，RI=0.50～0.55。胚芽内常可见彩色胎心血流。

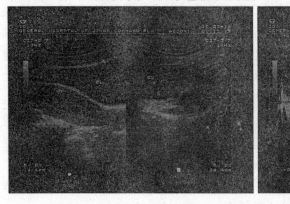 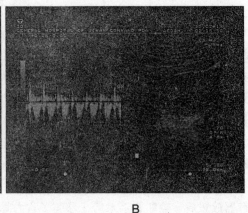

A   B

图18-31 左侧输卵管妊娠（胎囊型）

患者，女，28岁，停经58天。

超声检查：子宫大小形态正常，宫内未见妊娠囊。左附件区可见大小35×31mm的妊娠囊，囊内胚芽长18mm，心管搏动规律。右附件区未见异常。

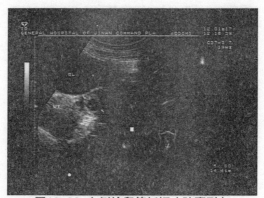

图18-32 左侧输卵管妊娠（胎囊型）

患者，女，27岁，停经38天，下腹痛1天，伴少量阴道出血，妊娠试验阳性。

超声检查：子宫内无妊娠囊，左附件区可见大小10×8mm的妊娠囊回声，囊内见小胚芽，未见原始心管搏动；右附件区未见异常。

腹腔镜手术所见：左输卵管峡部增粗，剖开见胎囊。

术后病理：左输卵管妊娠。

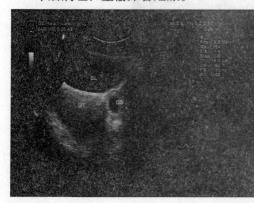

A

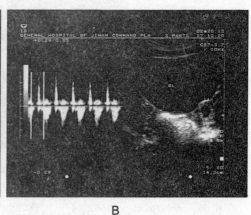

B

图18-33 左侧输卵管妊娠（胎囊型）

患者，女，31岁，停经41天，腹痛1小时。

超声检查：子宫略大，宫腔内未见妊娠囊回声，左附件区可见大小12×10mm的妊娠囊，囊内可见小胚芽，并可探及原始心管搏动，158次／分。

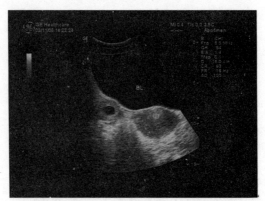

图18-34 右输卵管妊娠（胎囊型）

患者，30岁，婚后5年不孕，人工助孕45天，腹痛3小时。

超声检查：子宫内无妊娠囊，右附件区可见大小15×10mm的妊娠囊回声，囊内可见小胚芽。术后病理：右输卵管壶腹部妊娠。

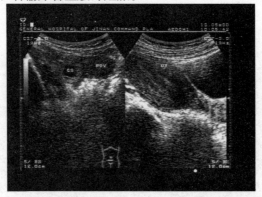

图18-35 右输卵管妊娠（胎囊型）

患者，女，26岁，停经42天，腹痛伴阴道少量流血2小时。

超声检查：子宫略大，未见妊娠囊回声，右侧卵巢旁可见一妊娠囊回声，大小10×9mm，周围可见少量液性暗区。

2. 流产或破裂型异位妊娠

常发生在妊娠6～12周，间质部妊娠流产或破裂较晚，约在妊娠4个月发生。子宫轻度增大，但小于闭经月份；有时宫腔内见假妊娠囊，为子宫蜕膜反应所致。子宫一侧见混合性回声团，由妊娠囊、血肿和粘连的肠段组成，多数呈中低不均回声，形态不规则，边界不清晰，直径多在3～8cm，常分不清正常卵巢，有的可显示输卵管破裂处管壁连续中断，不平整。子宫直肠陷凹，双髂窝及肝肾隐窝可见游离无回声液体，为盆、腹腔积血（图18-36～10-39）。

多普勒特征：于子宫一侧混合性回声团内，可见明显而局限的彩色血流信号，停经3周内较丰富但彩色较暗的细小血流束，停经4周后为丰富而明亮的彩色血流束。峰速渐为增高，但阻力指数均小于0.40。随着病程的发展，胚胎或胎儿死亡，黄体和胎盘血流均向血流减少、阻力增高和速度下降的趋势变化，且胎盘血流先于黄体血流消失。

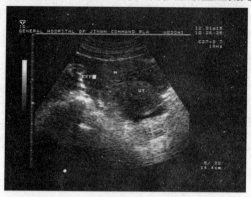

图18-36 右侧输卵管妊娠（破裂型）

患者，女，30岁，停经3个月，右下腹阵发性疼痛1月，加重伴阴道流血1天。血HCG：584ng／ml。

超声检查：子宫略大，宫腔内未见妊娠囊。子宫右侧可见一不均质包块，大小49×38mm，形态不规则，右侧卵巢未探及，左侧卵巢未见明显异常。子宫直肠窝及右侧髂窝可见积液暗区。术中见右侧输卵管壶腹部膨大，切开内容物主要为血块。术后病理：右输卵管壶腹部妊娠。

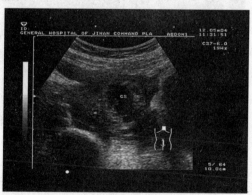

图18-37 右侧输卵管妊娠（破裂型）

患者，女，34岁，停经58天，下腹痛及阴道流血2天。血HCG：200ng／ml。

超声检查：子宫形态饱满，宫内膜厚11mm，宫腔内未见妊娠囊回声。子宫右上方可见—76×58mm的不均质包块，内见一25×18mm的囊状无回声，形态不规则，囊内可见胎芽回声，无心管搏动。双侧卵巢显示不清，包块周围及子宫直肠窝、双侧髂窝见液性暗区。

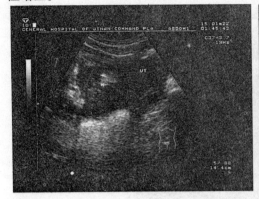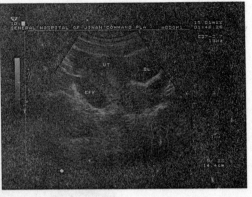

图18-38 右输卵管妊娠（破裂型）

患者，女，33岁，停经46天，阴道淋漓出血1周，下腹疼痛3小时。

超声检查：子宫形态、大小尚正常，宫内膜厚10mm，未见妊娠囊。右附件区可探及不均质包块，大小46×40mm内可见不规则无回声区。右侧卵巢显示不清，左侧卵巢未见明显异常。子宫直肠窝、双侧髂窝可见积液。

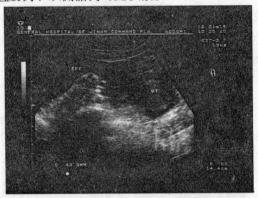

图18-39 右输卵管妊娠（破裂型）

患者，女，34岁，停经43天，腹痛伴阴道流血3天，腹痛加剧4小时，尿妊娠试验阳性。穿刺抽出不凝血。

超声检查：子宫略大，宫内未见妊娠囊，盆腔结构紊乱，右附件区探及一大小75×56mm的不均质包块回声，形态不规则，腹盆腔探及大量游离液性暗区。双侧卵巢显示不清。

3. 陈旧性异位妊娠

　　子宫大小基本正常，盆腔内可见较大异常回声团，有时直径可达10cm。由于血凝块机化，回声往往较强，内部回声极紊乱（图18-40）。有时中间可见一个或多个大小不等的无回声区，为血块析出血清或组织液化所致（图18-41），包块边界可清晰或不清晰，与周围器官紧密粘连，盆、腹腔内很少或无游离液体无回声区。

　　多普勒特征：盆腔异常回声团内常见不到连续低阻的滋养层血流频谱。

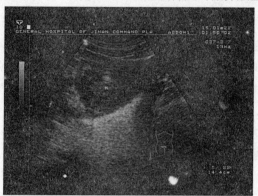

图18-40　右侧输卵管妊娠（陈旧性宫外孕）

　　患者，女，35岁，阴道出血20天，伴间断性下腹疼痛，尿妊娠试验阳性。

　　超声检查：右附件区可见一中等回声包块，大小约43×38mm，内回声不均质，可见少量不规则无回声，边界不清晰，与子宫分界不清。右侧卵巢未探及，左附件区未见明显异常。

　　超声提示：右附件区包块，可疑宫外孕。

　　术后病理诊断：陈旧性宫外孕。

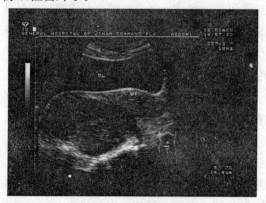

图18-41　陈旧性宫外孕

　　患者，女，33岁，阴道流血30天，尿妊娠试验弱阳性。

超声检查：子宫前位，形态、大小正常。右附件区可见一囊性为主包块，内见不规则实质性回声，边界尚清，与子宫紧密相连。左侧附件区未见异常。

超声提示：右附件区混合性包块，宫外孕不除外。

手术后病理：陈旧性宫外孕。

（三）鉴别诊断

1. 真假妊娠囊

有些异位妊娠患者于宫腔内可形成假妊娠囊（为蜕膜管型与血液形成），对早期未破裂型异位妊娠，超声尚未见宫外妊娠囊而宫腔内又有假妊娠囊时，极易误诊为宫内妊娠，而忽视了宫外的妊娠，延误治疗。假妊娠囊与真妊娠囊声像图的区别在于：假妊娠囊位于宫腔内，呈中心性，形状多不规则，随宫腔形态改变而改变，壁较薄。而真妊娠囊位于子宫内膜内，呈偏心性，多呈圆形或椭圆形，囊壁较厚，可见"双环"征（内层的强回声环与外层的低回声环），典型者囊内可见卵黄囊。

2. 黄体囊肿破裂

黄体囊肿破裂后，出血量多少不等，量少者症状较轻，数日后疼痛消失，出血多者出现急腹症、贫血、休克等现象，易误为异位妊娠。追问病史无闭经史，病情多发生在月经后半期且往往在性交后。超声检查：子宫大小正常，子宫内膜为分泌期内膜，而无蜕膜反应性增厚。可有内出血，包块常不明显。尿妊娠试验可帮助诊断。

3. 盆腔炎性包块

急性盆腔炎时盆腔内形成炎性包块，并有炎性渗出，子宫直肠窝内可见无回声区。病人腹痛、月经失调，有时很像异位妊娠。超声检查显示子宫增大，回声减低，炎性包块边缘模糊不清，与子宫粘连，子宫直肠窝可有渗出的液性暗区，妊娠试验阴性。彩色多普勒超声检查包块内有无滋养层血流信号，有较大鉴别意义。结合有无停经史，后穹窿穿刺实验室检查等可帮助确诊。慢性盆腔炎包块或盆腔结核包块与陈旧性异位妊娠，有时应用彩色多普勒超声也较难鉴别，须仔细追问病史，临床抗生素治疗后复查，炎性包块治疗后缩小。

4. 卵巢囊肿扭转

有下腹肿块及腹痛史，无闭经及早孕反应。超声检查：子宫正常大小，附件区有包块，子宫直肠窝可有少量液性渗出，妊娠试验阴性。

5. 急性阑尾炎

腹痛多从上腹或脐周开始，然后局限于右下腹部，常有恶心、呕吐等消化道症状，体温升高，白细胞增高。无闭经史，妊娠试验阴性。马氏点压痛明显。超声检查：子宫正常大小，如有脓肿形成可与附件粘连，但包块在右下腹位置较高。常与异位妊娠混淆，需结合临床综合分析。

二、卵巢妊娠

（一）病理与临床

卵巢妊娠较为少见，发病率约为1／9000～1／6000。卵巢妊娠系指妊娠发生在卵巢内，患侧输卵管仍正常。卵巢妊娠大多发育不超过孕3个月而破裂。如果孕卵在早期死亡而无破裂，则形成卵巢肿块。

其临床表现与输卵管妊娠同，有停经史、腹痛，阴道不规则出血和内出血。妇科检查与输卵管妊娠难以区分。

（二）声像图表现

子宫略增大、饱满，宫腔内有较厚蜕膜。附件区可见包块回声，与输卵管妊娠破裂后包块不易区分，因其破裂时间较晚有时可看到圆形包块，内含有不规则妊娠囊或见胎芽，胎囊周围壁较厚且较疏松（卵巢组织）（图18-42）。子宫直肠窝或髂窝内可见液性暗区。

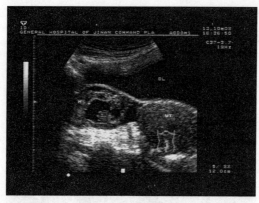

图18-42　卵巢妊娠

患者，女，31岁，停经67天，阴道流血、下腹痛3天，尿妊娠试验阳性。

超声检查：子宫略大，形态饱满，宫腔内未见妊娠囊，子宫右上方探及一混合性包块，内见大小约32×28mm的妊娠囊，形态不规则，其内可见胚芽，无心管搏动。周围可见部分卵巢组织。左侧附件区未见异常。

术后病理诊断：右侧卵巢妊娠。

（三）鉴别诊断

与卵巢肿瘤鉴别，有些卵巢肿瘤伴不规则阴道流血，如颗粒细胞瘤、卵泡膜细胞瘤。有些肿瘤短期内生长迅速，腹腔积液大量渗出，有时易与异位妊娠混淆。结合月经史，血HCG检查及穿刺腹腔游离液体加以鉴别。

三、残角子宫妊娠

（一）病理与临床

一侧副中肾导管发育不良形成残角子宫，残角与发育好的一侧子宫腔不相通。残角子宫内膜发育不良，受精卵往往由另一侧输卵管经腹腔而来，残角子宫肌壁发育欠佳，承受不了过大的胎儿。多在妊娠4个月发生破裂。

有闭经史及早孕反应，早期残角子宫妊娠时可无特殊临床表现，就诊主要原因多数人工流产失败而做超声检查，阴道检查发现子宫一侧上方可触及一圆形包块，未破时可能无症状，破裂发生较晚，引起严重内出血。

（二）声像图表现

子宫轻度增大，宫腔内有增厚的蜕膜回声，妊娠包块位于宫外，外形规则，呈球形，与子宫分界明确，无延续关系。继续妊娠可持续至4~5个月，声像图表现妊娠包块大于单角子宫，并见胎儿、羊水及胎盘，子宫壁薄弱与单角子宫肌层不连续，分界明确（图18-43）。在超声监视下宫内探针检查，探针不能进入妊娠子宫内即可明确残角子宫妊娠的诊断，残角子宫妊娠破裂时其声像图与输卵管妊娠相似。

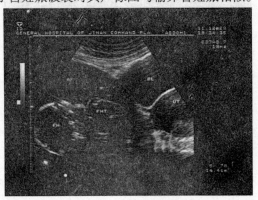

图18-43　残角子宫妊娠

患者，女，26岁，停经24周，下腹痛2天。

超声检查：子宫饱满，内膜增厚（妊娠蜕膜），右上方可见一较大圆形包块，内含一胎儿，胎心较规律，周围为羊水，有较薄的肌壁。

术后病理诊断：残角子宫妊娠。

四、腹腔妊娠

（一）病理与临床

腹腔妊娠较为罕见，发病率为1/15000-1/30000，分原发与继发两种。原发少见，继发性腹腔妊娠多发生在输卵管妊娠破裂或流产后，妊娠囊突入腹腔，但仍保持与附着在输卵管上胎盘的联系，胚囊继续由破口或伞端向外生长，附着在盆腔壁、肠管、阔韧带、输卵管等处。腹腔妊娠由于胎盘附着异常，血液供应不足，胎儿极少能存活足月。

有闭经史，下腹疼痛及不规则阴道出血。妊娠期间，孕妇有下腹不适感，并有腹膜刺激症状如胎动时腹痛、呕吐、气胀等。妇科检查发现子宫被推向一侧，胎儿与子宫分离，子宫增大但小于孕周。

（二）声像图表现

子宫增大，宫底部饱满，内膜回声增厚。子宫常常被推向一侧盆壁，妊娠月份较大时，子宫难被发现，探查时应将探头横置于耻骨联合上，找出宫颈，向上移动探头，循其踪迹，则可查出子宫。子宫外可见妊娠囊、胎体、胎头、胎心等，这些结构无光滑的子宫壁包绕，胎儿与膀胱壁间无子宫显示，紧贴母体腹壁，胎位异常，羊水减少。胎盘粘连，轮廓不清，呈密集点状不均回声。

（三）鉴别诊断

子宫不在正常位置，往往偏于一侧，以子宫颈为起点向上追踪宫体呈中等回声，宫腔内见增厚蜕膜回声，一般增大8～10周。在子宫外见到胎儿。需与双子宫一侧子宫妊娠鉴别，腹腔妊娠时胎儿羊膜腔外见不到子宫的肌层。还应与残角子宫妊娠相鉴别。

五、子宫颈妊娠

（一）病理与临床

子宫颈妊娠为异位妊娠最罕见的一种，孕卵种植在外口至内口之间的宫颈管内。胚胎组织与宫颈管组织紧密附着，因绒毛膜滋养细胞侵入子宫颈管壁，故在胎盘附着面有宫颈腺体存在。

宫颈妊娠多见于经产妇，有闭经史，阴道流血或血性分泌物为其主要症状。妇科检查：子宫变形，宫颈显著增大，大于子宫体，子宫呈圆锥形，因被庞大的子宫颈所挡宫体不易查见，子宫外口不开或略为扩张。

（二）声像图表现

子宫体正常或略增大，宫腔内含较厚蜕膜，无妊娠囊；宫颈扩张，内有变形的妊娠囊及胚芽，如胚胎已死亡则结构紊乱，光团及小暗区相间但以实性为主；宫颈内口关闭，胎物不超过内口，增大的宫颈与宫体呈葫芦状（图18-44）。

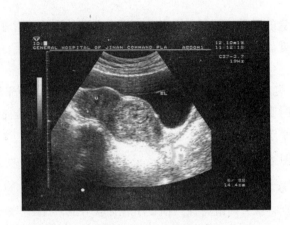

图18-44 宫颈妊娠

患者，女，35岁，停经40天，阴道不规则流血4天，量明显增多2天。

超声检查：子宫呈葫芦状，子宫体大小正常，宫颈体积增大，宫颈管内结构紊乱，可见一大小46×38mm的不均质增强回声团，子宫内口关闭。

刮出物病理诊断：胚胎组织。

（三）鉴别诊断

1. 宫颈流产

子宫体增大，饱满；宫颈明显膨大，全子宫如葫芦状；内口开大，胎物堵塞于宫颈管内，但与宫腔内残留物相连通。而宫颈妊娠内口关闭，胎物局限于宫颈管内，不超过内口。

2. 子宫颈肌瘤

子宫颈增大，内回声为实性（图18-45、46），无闭经史，妊娠试验阴性。

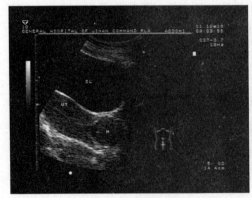

图18-45 宫颈肌瘤

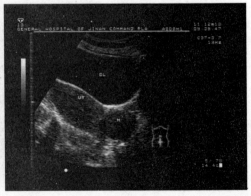

图18-46 宫颈肌瘤

3. 宫颈癌

宫颈增大，外形不规则，内为实性（图18-47、48），血流信号丰富。应紧密结合临床症状及体征作出鉴别。

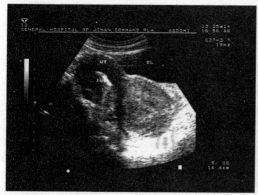

图18-47 宫颈癌　　　　　　　　　　　图18-48 宫颈癌

六、宫内外同时妊娠

（一）病理与临床

两个孕卵分别同时种植在宫内、外，并存活发育。此种情况非常罕见，患妇有闭经史，阴道少量出血及下腹痛，妊娠试验阳性，妇科检查：子宫增大，子宫旁或直肠窝有一包块。

（二）声像图表现

子宫增大内可见妊娠囊或见胎芽，子宫旁或直肠窝内见一包块及液性暗区。正常宫内妊娠合并异位妊娠时，往往看到宫内妊娠征象，而忽略了异位妊娠图像。

例：患者，女，29岁，闭经42天，当地医院超声检查早孕，行刮宫，刮出物送病理检查。病人回家2天，突然腹痛、阴道流血。

超声检查：子宫前位，右附件区见一中等回声包块，约50mm×45mcm大小，内未见胎囊，右卵巢未探及。左附件区未见异常。两侧髂窝及子宫直肠窝有液性暗区。

超声提示：可疑宫外孕。

急诊手术中所见：右侧输卵管妊娠破裂伴大量出血。

病例分析：当超声检查发现宫腔内有妊娠囊结构时，应同时仔细观察双侧附件区有无肿块，子宫直肠陷凹有无液性暗区，以免造成漏诊。

（三）鉴别诊断

1. 宫内外同时妊娠，宫内孕胚囊较小时，应注意确定有无卵黄囊和胚囊滋养层周围血流，这是与宫外孕宫内囊性蜕膜所形成的假胚囊的鉴别要点。

2. 与早孕合并卵巢肿块相鉴别，超声检查宫内孕时，应全面观察附件区结构；当发现附件肿块时，应明确肿块内有无胚囊、卵黄囊、胚芽和原心搏动，以及滋养层周围血流等，以免漏诊宫内外同时妊娠。

（四）临床价值

首先可排除宫内妊娠，其次对于宫外妊娠的位置、类型，尤其对了解腹腔或盆腔内有否积液及积液量多少均较临床叩诊精确度高，敏感性强，对宫外发现妊娠囊结构，又探及胚胎及胎心搏动时，超声诊断宫外妊娠为特异性，对于确定宫颈妊娠、宫角妊娠、腹腔妊娠及输卵管妊娠均有一定的准确性。另外对于超声定位穿刺以明确积液性质时更具有临床实用价值。

第七节 滋养细胞疾病的超声诊断

养细胞疾病来源于胎盘绒毛滋养细胞，分良、恶性两种，良性包括部分性和完全性葡萄胎；恶性包括恶葡和绒癌。

一、葡萄胎

（一）病理与临床

葡萄胎是一种良性滋养细胞肿瘤，故又称为良性葡萄胎。其特点是：病变局限于宫腔内，不侵入肌层，也不发生身体其他部位的转移。由于滋养层细胞增生和绒毛间质水肿，使绒毛变成了大小不等的水泡，相互间有细蒂相连，很像一串串的葡萄，故称葡萄胎或水泡状胎块。水泡大小不一，小者如米粒，大者直径可达2厘米。一般靠近子宫肌壁，血液供给充足，水泡常增生活跃，远离宫壁处血液供给不足，水泡组织生长差。由于绒毛失去吸取收藏营养的功能，致使胚胎早期死亡，经自溶而被吸收。如果还保存一部分胎盘子，只有部分胎盘绒毛变成葡萄状，且胎儿仍能维持生存若干时期，称为部分性葡萄胎。全部胎盘绒毛均变成葡萄状者，称为完全性葡萄胎。

葡萄胎虽属良性肿瘤，但具潜在的恶变倾向，约15%可以发生恶变，成为恶性葡萄胎或绒癌，尤其40岁以上妇女葡萄胎恶性变率更高。葡萄胎的发生率约为0.81%，葡萄胎病人再次发生原因至今尚不清楚，有作者归纳有以下几方面：①营养问题，缺乏胚胎生长必要的某些物质；②卵巢机能衰退，产生不正常卵子，或卵巢激素功能紊乱；③孕卵受病毒的侵袭；④染色体变异；⑤免疫问题。但这些各具依据的设想，尚待证实。

临床表现：有闭经史，早期与正常妊娠相似，并无特殊症状，但经过一定时间后（多在停经2个月左右）即开始不规则阴道流血，血量多少不等，多为棕色的少量出血，可淋漓不断，葡萄状胎块自行排出时，常发生大量出血，并伴有腹痛，如血液积存于宫腔，成隐性出血，病人则表现有贫血貌，急性出血时可发生休克。葡萄胎病人随着月份的增加可出现严重的妊娠反应，甚至出现妊娠高血压综合征，这种现象大多在闭经4个月后发生。检查发现子宫明显大于妊娠月份，主要是胎块增长迅速及子宫腔内大量积血所致，子宫大小与孕周不符，子宫质地柔软，孕4~5个月大小时，仍听不到胎心，触不到胎体，有时可触到一侧或双侧黄素囊肿。血或尿中绒毛促性腺激素显著增高。

（二）声像图表现

1. 完全性葡萄胎

（1）子宫体积增大，大于停经月份。

（2）无胎儿及其附属物回声。

（3）宫腔内充满密集闪亮的点状、片状回声，呈"落雪状"。水泡较大时形成大小不等的无回声区呈"蜂窝状"（图18-49、50）。如葡萄胎合并宫腔内积血，则宫腔内可显示形态不规则的液性暗区，内可见细小光点，有时可见不规则状回声增高斑块，为血块所致。

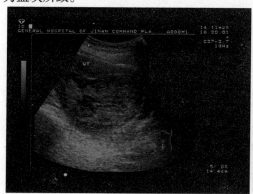
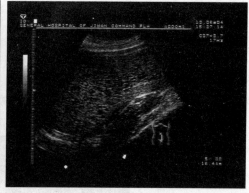

图18-49 完全性葡萄　　　　　　　　　图18-50 完全性葡萄胎

患者，女，27岁。停经58天，阴道流血4小时。

超声检查；子宫增大，宫腔内充满密集闪亮的点状、片状回声及无回声小暗区，未见妊娠囊回声。

（4）常可见子宫两侧或单侧黄素囊肿，呈多房性或单房性的囊性包块，内为液性暗区（图18-51）。

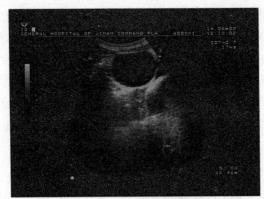

10–51 黄素囊肿

　　患者，女，25岁。停经70天，阴道不规则流血1天。

　　超声检查：子宫增大，宫腔内充满密集闪亮光点及大小不等的无回声呈蜂窝状。右侧附件区可见一58×51mm的无回声，形态规则，边界清晰，内透声好；左附件区未见异常。

　　2. 部分性葡萄胎

　　（1）子宫增大或与孕周相符。

　　（2）胎盘的一部分呈"蜂窝状"结构，其他部分为正常胎盘组织，二者之间有界限或界限不清（图18–52、10–53）。

　　（3）可见羊膜囊及胎儿，胎儿常有异常。

　　（4）附件区常可伴有黄素囊肿，大者直径可能性达到10cm以上。

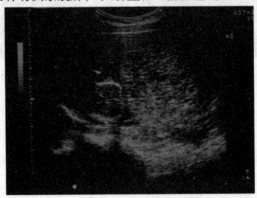

图18–52 部分性葡萄胎

　　患者，女，31岁，停经12周。

　　超声检查：宫内可见胎儿结构，胎盘的一部分明显增厚，呈"蜂窝状"回声，其他部分回声正常。

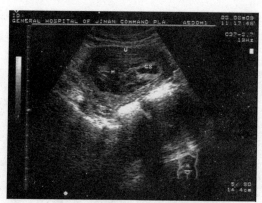

图18-53 早孕，部分性葡萄胎

患者，女，27岁，停经46天。

超声检查：子宫增大，宫内可见妊娠囊，大小11×7mm，内可见小胚芽及原始心管搏动。妊娠囊右侧可见一不均质团块，内见多个小囊状回声。术后病理诊断：早孕并部分水泡状胎块

二、彩色多普勒超声表现

子宫壁内血流信号丰富，血流阻力下降；宫腔内蜂窝状液性无回声区几乎无血流信号，偶见细小网状血流信号，自宫壁有细条状血流信号伸向宫腔内。

（一）鉴别诊断

1. 流产

先兆流产和难免流产，均有停经及不规则阴道流血史，尿妊娠试验可呈阳性，临床与早期葡萄胎难以区别。超声检查通过对孕囊、胚胎及心管搏动的显示，可与早期葡萄胎相鉴别。不全流产和稽留流产声像图可表现为宫内不规则片状或团块状不均质回声结构；有的表现为宫内弥漫分布的小片状或粗点状回声，与不典型葡萄胎鉴别困难时，应做诊断性刮宫病理检查。

2. 胎盘水肿变性

胎盘发生退行性变，绒毛增大，间质液化外观似水泡状，但无滋养细胞增生。声像图特点为子宫小于相应孕周，仍可显示孕囊及停止发育的胚胎组织，或羊水无回声，胎盘间可见不规则状小无回声区，与葡萄胎的大片"落雪状"或"蜂窝状"不均质回声结构完全不同，不伴黄素囊肿，血、尿HCG测定无明显升高。

3. 子宫肌瘤变性

较大的子宫黏膜下肌瘤变性，尤其黏液变性或囊性变的小的透声区散在分布时声像图与葡萄胎十分相似（图18-54）。但子宫肌瘤多表现子宫质地硬，子宫外形不规则突出，无卵巢黄素囊肿，尿妊娠试验阴性，可与葡萄胎鉴别。如子宫肌瘤变性合并早孕

或流产，声像图未显示孕囊，仅见子宫增大，回声紊乱，如尿妊娠试验阳性，极难与葡萄胎鉴别。此时，作短期内超声随诊，即可明确诊断。必要时可在超声监视下行宫内探针检查，辨别宫腔与肌瘤的关系，或作诊断性刮宫病理检查。

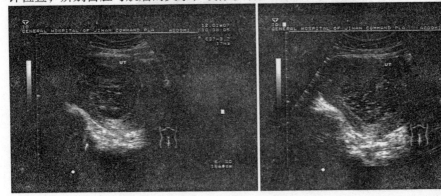

图18-54 子宫肌瘤变性

4. 子宫内膜间质肉瘤

声像图显示子宫增大，宫内可见边界不清的回声增高团块，内部呈高低相间回声，并见散在细小光点，伴有肉瘤变性及出血时，宫内可见不规则无回声区，与葡萄胎非常相似，此时，应结合病史，血尿HCG测定加以鉴别。

（二）临床价值

由于葡萄胎在声像图上有特征性表现，诊断准确率达95%～100%。而临床诊断与病理的符合率为56%。超声可明确宫腔内有无正常胎儿、胎盘及羊水等。对部分性葡萄胎也能做出诊断。尤其是水泡状胎块与存活胎儿共存，这在超声技术应用于临床之前很难确诊。因此可使医生能够立即确诊并处理，避免盲目或延误治疗。

三、恶性滋养细胞肿瘤

（一）病理与临床

1. 恶性葡萄胎

恶性葡萄胎又称侵蚀性葡萄胎，多继发于葡萄胎之后，也有少数继发于自然或人工流产后，与良性葡萄胎的不同点是病变侵入肌层、血窦或转移至附近甚至远处；在肌层内恶性葡萄胎病灶继续增大、扩展，甚至穿破子宫壁。子宫表面可见单个或多个紫蓝色结节。

临床表现：据文献报道，水泡状胎块排出后约80%痊愈；约15%发展为恶性葡萄胎，约5%发展为绒癌。当葡萄胎排出后，阴道持续不规则流血，尿妊娠试验持续阳性，或一度阴性又转阳性。葡萄胎转变为恶性葡萄胎，相隔时间不一。有在葡萄胎排出前已侵入子宫肌层，或出现肺或阴道转移的，但多数在葡萄胎排出后几个月才出现恶性变的征象。

2. 绒毛膜癌

绝大多数继发于正常或不正常的妊娠之后，称为继发性绒癌或妊娠性绒癌，是一种高度恶性的肿瘤。主要发生于育龄妇女，亦有少数绒癌发生于未婚或绝经后妇女，与卵巢恶性肿瘤如：无性细胞瘤、恶性畸胎瘤、内胚窦瘤或胚胎癌同时存在，称为非妊娠性绒癌或原发性绒癌。

继发性绒癌的病理特点为：病变始发于子宫，增生的滋养细胞大片地侵入子宫肌层或血管，并常伴远处转移。镜下见坏死和出血组织的周围有大片生长活跃的滋养细胞与合体细胞，排列紊乱，失去绒毛结构，病人多伴卵巢黄素囊肿。绒癌转移主要通过血行播散，最常见转移部位为肺，占70%~80%，其次是阴道、脑、肝、脾、肾等脏器。

临床表现为产后或流产后，特别在葡萄胎刮宫1年后有不规则阴道出血，出血呈持续性间断性，量可多可少。妇科检查时子宫增大、柔软，有时可触及盆腔转移肿块或卵巢黄素囊肿。如有转移，可伴相应的临床症状。

（二）声像图表现

葡萄胎刮宫后、产后或流产后子宫复旧不佳，大于正常，形态饱满，肌壁内回声不均匀，散在多个大小不等低回声或无回声区，呈蜂窝状或海绵状，严重者可达浆膜层，病灶从小到大，从单一到广泛，变化的各个阶段声像图表现各不相同。

1. 病变早期，绒毛及滋养细胞浸润、水肿，出血坏死较轻，声像图表现为子宫轻度增大，可见子宫内膜，子宫肌层出现单个或多个高回声团块，似"棉团块"，直径多小于30mm；边界清但无包膜，亦可表现为周边呈环状高回声，并有低回声晕圈环绕，肿块周围及宫腔内多无积液。

2. 随着绒毛及滋养细胞侵入肌层内，声像图表现为子宫中度增大，外形多不规则，可见局部突起，多伴子宫内膜消失。在子宫底部或侧后方见有回声不均区域或团块，边界不清，无包膜，呈高、中、弱混合回声，或间有不规则状的低回声及无回声区，部分可见晕环及侧后声影。若穿破子宫肌层及浆膜层，可显示子宫肌层及浆膜层回声中断征象（图18-55~10-57）。

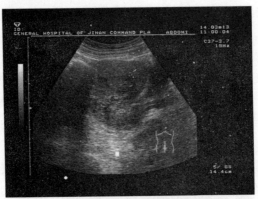

图18-55 恶性葡萄胎（葡萄胎清宫后4个月）

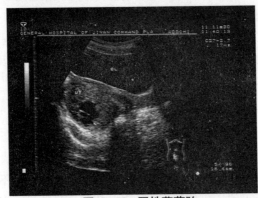

图18-56 恶性葡萄胎

患者，女，31岁，葡萄胎清宫后3个月，阴道不规则流血，尿妊娠试验阳性。
超声检查：子宫后壁及宫底部回声不均，可见大小不等不规则无回声区。
术后病理诊断：侵蚀性葡萄胎。

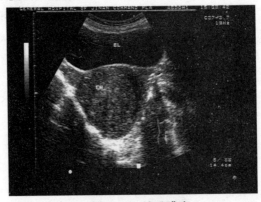

图18-57 绒毛膜癌

患者，女，34岁，阴道间断性不规则出血20余天，半年前曾有过人流史。

超声检查：子宫增大，形态饱满，内膜消失，宫内可见回声不均区域，光点粗大，间有不规则状的低回声及无回声区，向后壁浸润，后壁肌层回声中断，彩色多普勒显示其内血流极为丰富，RI：0.41。术后病理诊断：绒毛膜癌。

3. 弥漫浸润型　整个子宫或大部分子宫肌层，呈广泛浸润、破坏、出血及坏死。声像图表现为子宫失去原有形态，显著增大，外形饱满而不规则、子宫内膜消失，整个子宫呈弥漫性增高回声，内部伴有不规则低回声及无回声，或呈巨大团块状回声。

4. 转移征象　盆腔内转移时，转移灶常位于子宫双侧后方，形态不规则，与子宫分界模糊、破溃出血时，盆腔内测及游离液体。累及膀胱及输尿管开口者，可导致该侧尿路梗阻，肝、肾等远处转移病灶，该处出现相应的声像图改变。

5. 多普勒超声检查　子宫肌层内显示呈灶性分布的五彩血流丰富区。二维图像病灶较小，内部以粗糙不均回声为主者，表现为细小的血流斑点及"绒团状斑点"；病灶较大和（或）内部以无回声为主者，病灶周围显示丰富的血流信号，中心部多无血流显示，表现为环周镶嵌状血流斑点。并可见扭曲、挫钝、壁薄而不光整的新生血管呈串珠状贯穿肌层达浆膜层的异常血流征象。应用CDE及3D血流成像显示更加清晰、直观。PW显示低阻力动脉型血流频谱，同一病灶区内可显示流速不同的单相或双相动脉型血流频谱，但均呈低阻力型血流频谱，RI<0.4。

（三）鉴别诊断

1. 子宫肌瘤退行性变

子宫肌瘤变性后出现坏死、液化、构成多种复杂回声，可能被认为是病灶，但子宫肌瘤不论内部回声如何变化，边缘较为清晰，彩色血流显示呈包绕型血流图像及血流阻力指数大于0.5，HCG阴性。

2. 胎盘残留

中期妊娠或晚期妊娠分娩后，有胎盘或部分胎盘残留，时间较长，可见宫内光团及衰减区，一般胎盘残留光团反光较强，边界清，CDFI及CDE显示内无血流信号，与海绵状病灶不同。

3. 恶性葡萄胎与绒癌鉴别

恶性葡萄胎与绒毛膜癌的病理特点均为侵蚀子宫肌层及其他部位，其临床和超声影像学表现均十分相似。两者的鉴别主要根据妊娠史分析判断：具有恶性滋养细胞肿瘤的超声表现及临床表现，上述表现发生于产后、流产后，包括宫外孕、稽留流产和人工流产者，几乎全部为绒毛膜癌；上述表现发生于葡萄胎排出5个月以内，多为恶性葡萄胎，排出在6个月至1年内者，恶性葡萄胎和绒毛膜癌的可能性各占一半；1年以上者多为绒毛膜癌。

（四）临床价值

超声能判断侵蚀性葡萄胎或绒毛膜癌累及宫体的情况、有无转移。黄素囊肿一般临床检出率10%，而超声检出率达37%或更高。葡萄胎刮宫后或侵蚀性葡萄胎、绒毛膜癌化疗后，以超声作为随访手段，能准确测量子宫、卵巢大小，宫体肌层回声情况，及早发现侵蚀病灶或复发等。故超声检查具有重要意义，对疑有滋养细胞疾病者，应列为首选。

第八节　子宫颈机能不全

一、病理与临床

子宫颈机能不全，是习惯性流产及早产的一个主要原因。其病理变化是子宫颈内口闭锁不全。妊娠到中期，胎儿及附属物迅速生长，宫内压力增大，致使内口无力抵御而扩张，胎囊突入宫颈管内，至一定程度破膜而流产。子宫颈机能不全的发病率占妊娠妇女的0.1%~0.8%。其病因为宫颈创伤、先天性发育异常。病人常有两次以上的晚期流产或早产史，胎儿均为正常。妇科检查在未妊娠期宫颈内口可通过7~8毫米扩张器而无阻力者，可证实为宫颈机能不全；而在妊娠期，宫颈管逐渐缩短且宫颈管扩张部分胎囊膨入者，可认为是宫颈机能不全。病人流产前常无阵痛，仅腰酸及盆腔沉胀感，而后突然破水流产。

二、声像图表现

妊娠早期子宫内口扩大，直径≥15毫米，妊娠中期子宫内口扩大，直径≥20毫米，宫颈缩短<20毫米，应作为诊断本病的参考。如宫内口有扩张，且胎囊膨入宫颈管者，则诊断可成立。

动态观察病人有不规则宫缩，当宫缩开始时，松弛的宫内口扩大，胎囊膨入宫颈管内，逐渐加深、加宽（图18-58）。

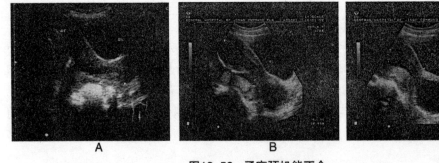

图18-58　子宫颈机能不全

患者，女，30岁，孕20周，孕妇曾妊娠中期流产2次。

超声检查：子宫颈内口及宫颈管扩张，开大约22mm，动态观察，有宫缩时，内口及宫颈管继续扩大，胎囊进入宫颈管内。

三、鉴别诊断

子宫内口的正常变异：在诊断宫颈机能不全时，应注意与子宫内口的正常变异相区别，有些宫内口是展平的、有些宫内口呈小三角形，但并不使宫颈开大，另外一种是短宫颈，不要将短宫颈当成宫颈机能不全，因为这种宫颈内口机能良好，即使仅有20毫米长的宫颈，亦可妊娠至足月（图18-59）。

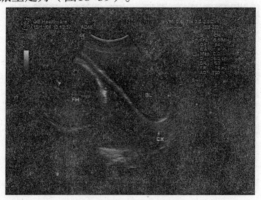

图18-59　短宫颈

此外，膀胱的充盈度亦影响子宫颈的形态。如膀胱过度充盈可压迫宫颈管，使诊断遇到困难，可令病人排出部分尿液，再进行检查，以免误诊或漏诊。

四、临床价值

超声检查诊断本病一般敏感性及特异性均较高，而且对病情程度及病情变化均有临床指导意义。对于有习惯性晚期流产和早产史者在进行超声检查时，除检查胎儿、胎盘、羊水外，应重点观察宫颈内口的情况，发现疑似子宫颈机能不全时应结合临床定期复查，一旦确诊，应及时治疗，以减少习惯性晚期流产和早产的发病率。超声检查不仅是诊断宫颈机能不全的有效手段，也是作为本病环扎术术前定位及术后观察效果的一种良好方法。

第九节　胎死宫内

一、病理与临床

胎儿在宫腔内死亡，称为死胎。引起胎儿死亡的常见原因有胚胎发育异常，脐带扭转打结。产前出血（如前置胎盘、胎盘早期剥离），因上述原因致使胎儿缺血、缺氧死亡。中晚期妊娠胎儿死亡时，胎动停止，未听到胎心声；子宫不继续增大反而缩小，乳房逐渐变小，胀感消失。如胎儿死亡时间较长，孕妇有全身疲乏，食欲不振，阴道少量出血或有腹部下坠等症状。

二、声像图表现

1. 胎心搏动与胎动消失，此为诊断宫内胎儿死亡的最重要的指标，此外胎儿腹主动脉搏动亦消失（图18-60）。

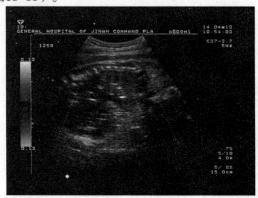

图18-60 胎死宫内

患者，女，34岁，孕6个半月。

超声检查：胎儿无胎心搏动及胎动，彩色多普勒显示，胎儿心脏及腹主动脉无血流信号。

2. 正常活胎，宫腔内胎儿活跃，胎死宫内后，将探头搁置腹部不要移动，观察片刻宫腔内毫无动静，只见子宫被动受母体腹主动脉搏动影响及随产母呼吸上下移动外，宫内一片"寂静"感。

3. 胎儿刚刚死亡时，胎儿形态无变化。

4. 胎儿死亡一段时间后，声像图有下列表现：

（1）子宫各径线均小于相应孕周（图18-61、62）。

（2）胎儿死亡超过4周，脑组织浸软萎缩，胎儿颅腔张力减低而使颅骨重叠或塌陷。

（3）胎儿脊柱弯曲度增大，呈团聚状或成角状（图18-63）。死亡胎儿肋间肌松弛，肋骨失去相互平行排列状态，而是排列紊乱，相互重叠。

（4）胎儿头皮水肿，在颅骨周围出现一晕轮状影像，如果有头皮脱离则见头皮与颅骨之间出现液性暗区。胎儿亦可出现全身水肿。

（5）胎儿颅内或腹腔内结构紊乱不清（图18-64）。

（6）胎儿死后12小时即可产生氮气，使胎体软组织因含气体而呈云雾状白色回声

（图18-65）。

（7）胎盘可有肿胀增厚或萎缩变小，胎盘边缘可脱离子宫壁。

（8）随胎儿死亡时间推移，羊水吸收羊水量减少。

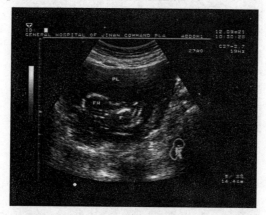

图18-61 胎死宫内

患者，女，25岁，停经四个半月。

超声检查：胎儿结构不清，无胎心搏动及胎动，胎儿明显小于停经月份。

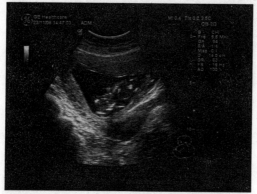

图18-62 胎死宫内（颈背部淋巴管瘤）

患者，女，26岁，停经17周。超声检查：胎儿明显小于停经月份，无胎心搏动及胎动，胎儿颈背部可见囊状回声，内部可见分隔。

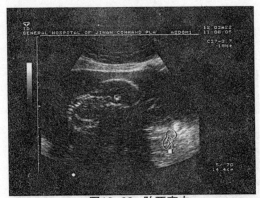

图18-63 胎死宫内

患者女，30岁，孕20周，阴道流血1天，曾有过出血史。

超声检查：宫腔内胎儿已死亡，颅骨变形，脊柱弯曲度增大，呈团聚状。

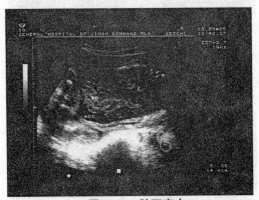

图18-64 胎死宫内

患者，女，27岁，孕7个月。

超声检查：胎儿颅内或腹腔内结构紊乱不清，可见胸、腹腔积液回声，无胎心搏动及胎动。

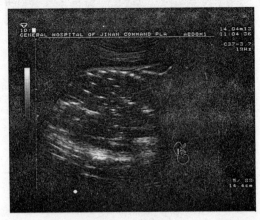

图18-65 胎死宫内

患者，女，34岁，孕6个半月。

超声检查：胎儿颅骨变形，头皮水肿，无胎心搏动及胎动，胎体软组织因含气体而呈云雾状回声。

三、临床价值

超声检查是判断胎儿成活状态的首选方法，而且通过超声检查还可了解胎儿于子宫内死亡的大概时间，对于指导临床采取相应的治疗办法提供有力依据。

第十节　盆腔肿物合并妊娠的超声诊断

超声产前检查子宫腔内胎儿的同时，切勿忘记对子宫本身及盆腔应进行全面检查，以排除盆腔肿物的存在。妊娠早、中期易被发现，妊娠晚期肿物常被庞大的子宫推移、遮挡而被忽略，扫查时应注意以下部位：①子宫直肠窝；②两侧附件区；③子宫前方及宫底上方；④两侧髂窝；⑤子宫肌壁本身。

一、子宫肌瘤合并妊娠

一般情况下子宫肌瘤生长缓慢，变化不大，但在妊娠时随着体内激素水平增加，肌瘤快速增大，瘤体因供血不足而出血坏死，发生红色变性。临床表现为腹痛或局部压痛。

声像图表现

在正常肌层中可见梭形或圆形的低回声结节，边界较清，伴有不同程度的声衰减（图18-66～3-71），当发生红色变性时，瘤内回声衰减不明显，呈花纹状，彩超显示瘤内血流信号稀少，但大多数情况下超声声像难以辨别有无红色变性。多发性肌瘤及肌瘤较大时，可使宫腔伸展受限，胎囊受压变形，容易引起流产或早产。位于子宫前壁的肌瘤或位于其他部位但体积较大的肌瘤可以通过超声检查诊断出来，但是当肌瘤很小，又位于子宫侧壁或后壁时，常常会漏诊。因妊娠中晚期常有子宫收缩，形成肌瘤的假象，需动态观察，后者在数分钟后自然消失。

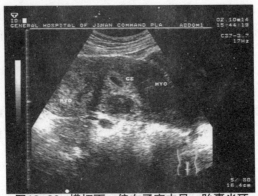

图18-66　横切面：偏左子宫内见一胎囊光环，
胎囊右侧见一实质性衰减包块（肌瘤回声）。

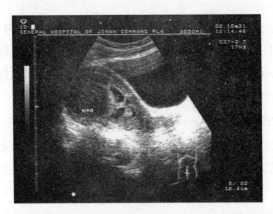

图18-67　孕纵切面：子宫后壁肌瘤，胎囊被挤压至子宫下段，
胎囊变形，胎囊后有出血液性暗区。

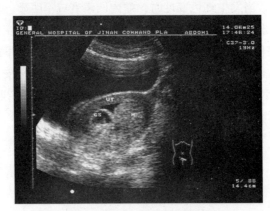

图18-68　妊娠囊旁见黏膜下肌瘤

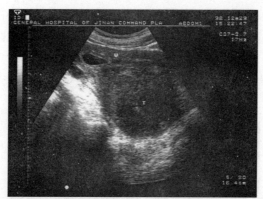

图18-69 纵切面：宫腔内示胎囊回声，子宫颈探及一较大的肌瘤回声。

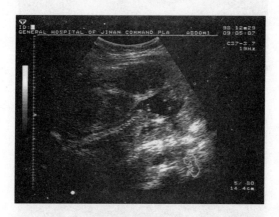

图18-70 孕14周，多发性子宫肌瘤影响宫腔容积，胎儿受挤压、羊水量少。

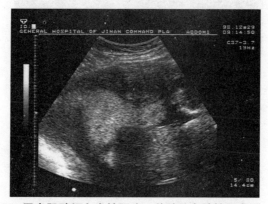

10-71 子宫肌壁间多发性肌瘤，前壁胎盘被挤压变形。

二、附件肿块合并妊娠

附件肿块合并妊娠最多见的是妊娠黄体囊肿和卵巢畸胎瘤，随着肿块位置变动，可能发生蒂扭转，出现急腹症。早期妊娠时附件肿块容易检出，中晚期妊娠由于子宫增大，附件上移，附件肿块可上升至腹腔内、子宫后方，容易造成漏诊，因此临床上应在妊娠早期进行诊断。

附件肿块的超声表现根据肿块的性质而不同，关键是扫查要仔细，不要遗漏病灶，见图18-72、73。

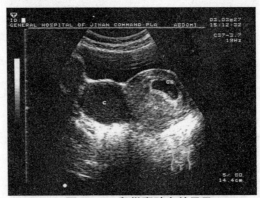

图18-72 卵巢囊肿合并早孕

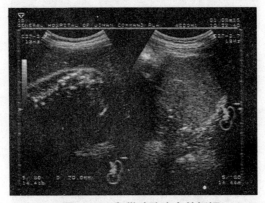

图18-73 卵巢畸胎瘤合并妊娠

参考文献

1. 曹泽毅. 妇科诊治常规. 北京：人民卫生出版社，2014.
2. 李爱斌. 妇产科小手术与检查技术. 北京：北京科学技术出版社，2014.
3. 王立新. 专科护理临床实用指导——妇产科护理. 北京：北京科学技术出版社，2015.
4. 郑修霞. 妇产科护理学. 北京：人民卫生出版社，2015.
5. 杨慧霞. 妊娠合并糖尿病——临床实践指南. 北京：人民卫生出版社，2016.
6. 谢晓英. 妇产科学. 北京：中国医药科技出版社，2016.